Fachwörterbuch für Pflege- und Gesundheitsberufe

Deutsch-Ukrainisch

Словник термінології в сфері медицини та догляду Німецька-українська

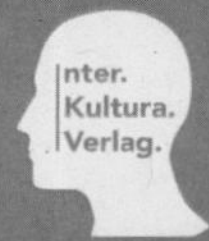

Interkultura Verlag Produktinfos und Shop: interkulturaverlag.de
E-Mail: info@interkulturaverlag.de
Erste Auflage.

Coverbild: © Minerva Studio / Shutterstock.com

Rückseite: © Monkey Business Images / Shutterstock.com

Das Werk, einschließlich aller seiner Teile, ist urheberrechtlich geschützt. Jede Verwertung ist ohne Zustimmung des Verlages und des Autors unzulässig. Dies gilt insbesondere für die elektronische oder sonstige Vervielfältigung, Übersetzung, Verbreitung und öffentliche Zugänglichmachung.
Dies gilt auch für Intranets von Firmen, Schulen und sonstigen Bildungseinrichtungen.

Hinweise für Schulen und Bildungseinrichtungen zur Verwendung von Studienführer:
Seit 2013 sind für analoge und digitale Kopieren für Bildungs- und Schulbuchverlagen sowie den Verwertungsgesellschaften Wert, Bild-Kunst und Musikedition neue Regelungen aufgestellt worden, diese sind folgende:

Digitale Kopien:
- bis 10% max bis zu 20 Seiten
- Quelle muss angeben werden (Autor, Buchtitel, Verlag, Erscheinungsjahr, Seite)
- ein Werk pro Schuljahr und Klasse kann nur einmal eingescannt werden

Analoge Kopien
- bis 10% max bis zu 20 Seiten
- Quelle muss angegeben werden (Autor, Buchtitel, Verlag, Erscheinungsjahr, Seite)
- Kopien für den Schulunterricht (Pflicht-, Wahlpflicht- oder Wahlunterricht) sowie für Prüfungszwecke sind zulässig

Unsere Interessen werden in diesem Zusammenhang von der Verwertungsgesellschaft Wort (VG Wort - Untere Weidenstr. 5 - 81543 München) vertreten.

Bei Fragen zu den Regelungen oder einem höheren Bedarf an Kopien stehen wir Ihnen gerne zur Verfügung.

ISBN 9783962134907

Fachwörterbuch für Pflege- und Gesundheitsberufe
ISBN: 978-3-96213-313-9

 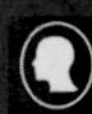

Inhaltsverzeichnis
зміст

ISBN: 978-3-96213-313-9

Groß	Klein	Deutsche Transliteration	Deutsche Transkription
А	а	A a	A a
Б	б	B b	B b
В	в	V v	W w
Г	г	H h	H h
Ґ	ґ	G g	G g
Д	д	D d	D d
Е	е	E e	E e
Є	є	Je je	Je je
Ж	ж	Ž ž	Sch (Zh) sch (zh)
З	з	Z z	Z z
И	и	Y y	Y y
І	і	I i	I i
Ї	ї	Ji ji	Ji ji
Й	й	J j	J j
К	к	K k	K k (statt ks auch x)
Л	л	L l	L l
М	м	M m	M m
Н	н	N n	N n
О	о	O o	O o
П	п	P p	P p
Р	р	R r	R r
С	с	S s	S s (zwischen Vokalen auch ss)
Т	т	T t	T t
У	у	U u	U u
Ф	ф	F f	F f
Х	х	Ch ch	Ch ch
Ц	ц	C c	Ts ts
Ч	ч	Č č	Tsch tsch
Ш	ш	Š š	Sch sch
Щ	щ	Šč šč	Schtsch schtsch (Stsch stsch)
ь	ь	'bzw. j 1 (Weichheitszeichen)	' bzw. j
Ю	ю	Ju ju	Ju ju
Я	я	Ja ja	Ja ja
	'	' (Apostroph) 2	(–)
Ю	ю	Ju ju	Ju ju
Я	я	Ja ja	Ja ja

	Aussprache	Anwendung	Ukrainische Aussprache
A, a	a	Anton	антон
Ä ä	ee	Ärger	ерґер
B, b	be	Berta	берта
C, c	tse	Cäsar	цезар
Ch	tsch	Charlotte	шарлотте
D, d	de	Dora	дора
E, e	e	Emil	еміль
F, f	eff	Friedrich	фрідріхь
G, g	ge	Gustav	ґустав
H, h	ha	Heinrich	хайнріх
I, i	i	Ida	іда
J, j	jott	Julius	юліус
K, k	ka	Kaufmann	кауфманн
L, l	ell	Ludwig	людвіґ
M, m	emm	Martha	марта
N, n	enn	Nordpol	нордполь
O, o	o	Otto	отто
Ö,ö	ö	Ökonom	оконом
P, p	pe	Paula	паула
Q, q	ku	Quelle	квеллє
R, r	err	Richard	річард
S, s	ess	Samuel (amtl.) / Siegfried (gebräuchl.)	замуель / зіґфрід
Sch	sch	Schule	шулє
ß	Eszett		есцетт
T, t	te	Theodor	теодор
U, u	u	Ulrich	ульріхь
Ü,ü	hue	Übermut	убермут
V, v	fau	Viktor	віктор
W, w	we	Wilhelm	вільгельм
X, x	iks	Xanthippe	ксантхіппе
Y, y	üpsilon	Ypsilon	упсілон
Z, z	tsett	Zacharias (amtl.) / Zeppelin (gebräuchl.)	цахаріас / цеппелін

Präfix	Inhaltliche Bedeutung Feldern und Ebene	Übersetzung	Beispiele
a-/an-	un-, ohne	не-, без	anarchisch, asozial, Analphabet
aer-/aero-	Luft	повітря	aerodynamisch, aerob, air (engl./frz.)
ag-/eg-/agog-/ agon-	führen, leiten, Aktion, Führung	проходити, вести, захід, керування	Agonie, Agentur, agil
agor/ egor/ egora	(öffentlich) sprechen, ich sprach, Markt	(публічно) говорити, я говорив, ринок	Allegorie, Kategorie, Agoraphobie
akro	hoch	високо	Akrobat, Akropolis, Akronym
aku-	hören	слухати	akustisch
allo-/all-	ein anderer	один одного	Allonym, Allophon, Allosaurus
amph-/amphi-	um... herum, beidseitig, zwei	навкруги, двосторонній, два	Amphitheater, amphibisch, Amphibie
ana-/ an-	hinauf, hindurch	догори, через(навскрізь)	Analeptikum, Analyse, Anapher
analy-	auflösen	вирішувати	Analyse, analytisch
andro-/andr-	Mann	чоловік	Android, Andrologie, androgyn
antho-	Pflanze	рослина	Anthologie ("Blütenlese"), Chrysantheme, Exanthem
anthropo-	Mensch	людина	anthropologisch, Anthropomorphismus,
anti-	gegen	проти	Antithese, Antialkoholiker, antiautoritär
apo-/ ap-	von, seit	від, з	Apartment, Apoptose, Apostroph
arachno-/arachn-	Spinne	павук	Arachnophobie
arch-	alt, ursprünglich	старий, ставинний	Archetyp, Architekt, archivieren
arithmo-/arithm-	Zahl	число	arithmetisch, Arithmetik
arkt-	Norden; Bär(in), Bärenhüter (Sternbild Bootes)	північ; ведмідь, Сторож Ведмедиці (сузір'я Волопас)	Arktis, Antarktis, Arktur (Stern im Bärenhüter)
ästhes, ästhet	Wahrnehmung	сприйняття	Ästhetik, Synästhesie
astro-/astr-	Stern	зірка	Astrologie, Astronaut, Astrophysik
athl-	Wettkampf, Wettkämpfer	змагання	Athlet, Biathlon

Грецькі префікси

Präfix	Inhaltliche Bedeutung Feldern und Ebene	Übersetzung	Beispiele
atmo-	Dampf, Dunst	пар, випаровування	Atmosphäre
auto-/aut-	selbst	самостійно	Autobiografie, Autogramm, Autonomie
ball-/ bel-/ bol-	werfen	кидати	Ballistik, Balliste
bar-	schwer	важкий	Baryonen, Barysphäre, Barometer
bas-	Sockel, Grundlage	крок, п'єдестал, база	Basis, Base, Diabetes
basil-	König, königlich	король, королівський	Basilikum, Basilisk, Basilika
biblio-	Buch	книга	Bibliografie, Bibliothekar, Bibliophilie
bio-	Leben	життя	Biologie, Biografie, Biotop
brady-	langsam	довго	Bradykardie
bu-	Rind, Ochse	корова, віл	Bulimie, Bukolik, Buiatrik
cheir	Hand	рука	Chirurgie, Chiropraktik, chiral
chem/ chym (auch chyl)	Schütteln, (metall) Gießkunst, Saft	вібрація, (метал) лиття, сік	
chlor/ chloro	grün, hellgrün	зелений, світло-зелений	Chlor, Chlorophyll, Chloroform
chor (1)	Tanzplatz	танцмайданчик	Chor, Choreografie, Choral
chor (2)	Land, Erde	країна, земля	Chore, Chorologie
chrom-, chromato-	Farbe	фарба	chromatisch, Chromatin, Chromosom
chrono-	Zeit	час	Chronometer, Chronografie, chronologisch
dakryo-	Träne	сльоза	Dakryoadenitis, Dakryozystitis
daktylo-	Finger	палец ь	Daktyloskopie, Daktylologie, Daktylus
demo-	Volk	народ	demokratisch, Demoskopie, Demagogie
dendro-	Baum	дерево	Dendrit, Dendrochronologie, Dendrologie
derma-	Haut	шкіра	dermatologisch, Dermatom, Dermatose
dia-	durch	через	Diagnose, diagonal, Diagramm

Грецькі префікси

Präfix	Inhaltliche Bedeutung Feldern und Ebene	Übersetzung	Beispiele
dok-/ dog-	meinen, , Meinung, Ruf, Ruhm	мій, здаватися, думка, репутація, слава	Dogma, Doketismus
dor-/ dos-/ dot-	geben, Gabe, Geschenk	давати, дар, подарунок	Dosis, Dorothea, Dotation
dram-/ drast-	handeln, Handlung, tatkräftig	діяти, дія, енергійний	Drama, drastisch, Dramaturgie
dyn-	Macht, Kraft; können	влада, сила, могти	Dynamik, Dynamo, Dynamit
dys-	schlecht, miss-	погано, приставка на позначення заперечення	Dysfunktion, Dyslexie, Dystopie
ek-/ ex-	infolge von	внаслідок	Ekstase, Eklipse, Ekzem
ekto-	außen	поза	Ektoderm, Ektoparasit, Ektopie
elektr(o)	Bernstein	бурштин	Elektron, Elektrizität
em-/ en-	in, bei, mit	в, біля, з	Empathie, Empore, Emulator
endo-	innen	всередині	Endodermis, Endoskop, endotherm
epi-	über	над	Epizentrum, Epidemie, Epidermis
ergo-/ org-/ urg-	Arbeit, Werk	робота, праця, родові перейми	ergonomisch, Ergotherapie, Orgel
ero-	Liebe	кохання	erotisch, Erotomane
erythro-	rot	червоний	Erythrozyt, Erythem, Erythrin
eu-/ ev-	wohl, gut, richtig, leicht	комфортно, добре, правильно, легко	Euphorie, Euphemismus
exo-	außerhalb	поза	exotisch, exogen, exotherm
gameto-	Pflanze	рослина	Gametophyt
gastro-	Magen	шлунок	Gastroskop, Gastritis, gastronomisch
gen/ genea/ genes/ genet/ gon	Geschlecht, Sippe, entstehen, Entstehung, Nachkommenschaft	стать, рід, виникати, поява, нащадки	Gen, Genozid, Genade
geo-	Erde	земля	Geologe, Geograf, Geowissenschaft
ger	Greis, alter Mann, alt, von hohem Alter	дід, старий чоловік, старий, поважного віку	Geriatrie, Gerontologie, Gerontokratie

Präfix	Inhaltliche Bedeutung Feldern und Ebene	Übersetzung	Beispiele
glaucós	hell, leuchtend, glänzend, graublau	світлий, сяючий, блискучий, сіро-блакитний	Glaukom, Glaukonit
glott, gloss	Zunge, Sprache	язик, мова	Glottisschlag, Glosse, Glossar
gluco-/glyco-/ glyc-	süß	солодкий	Glukose, Glykol
grapho-	schreiben	писати	graphisch, Graphem, Grafiker
gyn-/gynä-	Frau	жінка	Gynäkologe, Gynoid
gyro	Kreis, Kreisel, Drehung	коло, дзиґа, обертання	Gyroskop, Gyrometer, Gyros
halo	Salz	сіль	Halogene
häm-	Blut	кров	Hämoglobin, Hämatologe, Hämatom
här, im Wortinnern: är	nehmen, Wahl	брати, вибори	Häresie, Diärese, Synärese
heg	führen, vorangehen	вести, йти вперед	Hegemonie
heliko-	Windung, Gewinde, Spirale	оберт, вінок, спіраль	Helikopter, Helix, Helikotrema
helio-	Sonne	сонце	Helium, heliotrop, heliozentrisch
hemi-/ mi-	halb	наполовину	Hemisphäre, Migräne
hetero-	anders	інший	heterogen, heterosexuell
hippo-	Pferd	кінь	Hippodrom, Hippologe, Hippopotamus
holo	gesamt, ganz	разом, цілий	Hologramm, Holocaust, Holokratie
homo-	gleich	однаковий	Homöopathe, homogen, homophon
hydr-	Wasser	вода	Hydrant, Hydraulik, Hydrolyse
hygi-	Gesundheit	здоров'я	Hygiene
hygr-	feucht	вологий	Hygroskopie, Hygrometer
hyper-	über	над	Hyperbel, hyperaktiv, Hyperkorrektur
hypno- (1)	Schlaf	сон	hypnotisch
hypo- (2)	unter	під	Hypotonie, Hypophyse

Präfix	Inhaltliche Bedeutung Feldern und Ebene	Übersetzung	Beispiele
ichno-	Spur, Abdruck	слід, відбиток	Ichnogramm, Ichnographe
ichthyo-	Fisch	риба	Ichthyosaurus, Ichthyologe, Ichthyol
id-/ eid-	wahrnehmen, erkennen, erscheinen	сприймати, розпізнавти, виникати	Idee, Ideal, Ideologie
idio-	eigen	власний	Idiopathie, Idiot, Idiom
iso-	gleich	однаковий	isometrisch, isomorph, isotropisch
kako-	schlecht	поганий	Kakophonie, Kakodyl
kalo-/kalli-	schön, gut / Schönheit	красивий, хороший/ краса	kalligrafisch
kardio-	Herz	серце	Kardiologe, Kardiogramm, Kardiograf
kata	von oben nach unten herab	зверху вниз, приставка до дієслова що позначає рух згори вниз	Katakomben, Katabolismus, Katalyse
kata-/ kat-	gegen, infolge	проти, як наслідок	Katalog, Kathegorie
kin-	bewegen	рухатися	Kino, kinetisch, Kinematik
klepto-	stehlen	красти	Kleptomane
klin-	neigen, Bett, Neigung	нахиляти, ліжко, нахил	Klinik, Klima, Klimax
kopro-	Kot	гній	Koprophage, Koprolith
kosmo-	Weltall, Schmuck	всесвіт, прикраса	kosmologisch, Kosmopolit, kosmetisch
kryo-	kalt, Kälte	холодний, холод	Kryotechnik, Kristall
krypt-	verbergen, geheim	приховувати, таємний	Kryptologe, Kryptograf, Krypta
kyno-, zyn-	Hund	собака	zynisch, Kynologie, Kynophobie
leg	lesen, rechnen, reden	читати, рахувати, говорити	Legasthenie, Elegie
lept-	leicht	легкий	leptosom, Lepton, Lepta
lex	Redeweise, Wort	манера говорити, слово	Lexikon, Alexie, Lexem
lith	Stein	камінь	Lithium, Lithografie

Präfix	Inhaltliche Bedeutung Feldern und Ebene	Übersetzung	Beispiele
logo-	Wort, Rede, Sinn	слово, промова, смисл	Logopädie, logisch
lys-	(auf)lösen, Auflösung	вирішувати, вирішення	Lysimeter
makro-	groß	великий	Makromolekül, Makrokosmos
mega-	groß	великий	Megaphon, Megalith
mel(o)	Glied, gegliederte Weise	член, складений спосіб	Melodie, Melodram, Melos
melan-	schwarz, dunkel	чорний, темний	Melanesien, Melanie, melancholisch
meso-	mittig, Mitte	середній, середина	Mesozoikum, Meson, Mesoson
meta (Nr.1)	inmitten, zwischen, mit, zugleich	посередині, між, з, одночасно	metaphysisch, Metamorphose, Metastase
meta (Nr.2)	über, hinaus, höheren Stufe, Ebene	через, з-поза, вищий рівень, рівень	
mikro-	klein	маленький	mikroskopisch, Mikrokosmos
mim-	Nachahmung	наслідування	Mimese, Mimesis, Mimikry
mon(o)	allein, einzig, ein	сам, єдиний, один	Monolog, Monarchie, Monopol
morph-	Gestalt	фігура	Morphologe, Morphem, morphen
nano	Zwerg	гном	Nanotechnologie, Nanowissenschaft
naut	Seemann, Seefahrer, Schifffahrtskunst, -handwerk	моряк, мореплавець, кораблеводіння	Nautilus, Nautik
nekro-	tot, Toter	мертвий, убитий	nekrophob, Nekrophilie
neo-/nea-	neu	новий	Neoklassik, Neokolonialismus, Neandertaler
neuro	Nerv(en)	нерв	Neurologie, Neuralrohr
nomo-	Gesetz	закон	Nomogramm
odo-	Weg	шлях	Odometer
öko-	Haus	дім	ökonomisch, ökologisch, Ökotrophologe
oligo-/ olig (vor Vokalen)	wenig	мало	Oligarchie
ön(o)-	Wein	вино	Önologie

Präfix	Inhaltliche Bedeutung Feldern und Ebene	Übersetzung	Beispiele
onomato-	Name	ім'я	Onomatopoesie
ophthalmo-	Auge, Sehen	око, зірь	Ophthalmologe
opt-/opto-	Auge	око	optisch
ortho-	gerade, aufrecht, richtig	відвертий, прямий, правильний	orthogonal, orthodox, Orthographie
oto-	Ohr	вухо	Otoskop, Otoskopie, Otologie
pädo-	Kind	дитина	pädagogisch, Päderastie, Pädiatrie
palae-/ palä-	alt	старий	Paläonthologe, Paläozoikum
pan-/ panto	jedes, alles, ganz	кожен, все, цілий	Pantheismus, Panslawismus
para-	bei, neben, gegen, wider	у, поряд, через, проти	Paranoia, Parapsychologie
patho-	Leiden	мука	Pathologie, Pathogenese
patr-	Vater, väterlich Landsmann	батько, батьківський, земляк	Patriot, Patriarchat
peri-	um, wegen, über	навколо, через, над	Periode, peripher
petr(o)-	Stein, Fels	каміння, скеля	Petroleum, Petrologie
phän/ phan/ fan	sich zeigen	виявлятися	Phänomen, Phänotyyp, Phantom
pher	tragen	носити	Pheromon
phil-	Freund	друг	philosophisch, philanthropisch, philharmonisch
phleg	Brand, Glut; Schleim	пожежа, спека, слиз	Phlegma, Phlegmone
phon-	Stimme	голос	phonetisch, Phonograph, Phonem
Phos-/photo-	Licht	світло	Photosynthese, Photovoltaik, Phosphor
phren-/ fren-	Zwerchfell (Sitz der Seele)	діафрагма (місце де знаходиться душа)	Phrenologie, frenetisch
phyl-	Stamm, Gattung	стовбур, тип	Phylum, Phylogenese, Phylogenie
phys-	Natur	природа	Physiologe, Physik, Physis
phyto-	Pflanze	рослина	Phytoplankton

Präfix	Inhaltliche Bedeutung Feldern und Ebene	Übersetzung	Beispiele
plas, plast	formen, schaffen	пірат	Plastik, Plasma
pneu-	(bewegte) Luft, Wind, Atem	формувати, створювати	pneumatisch, Pneumatiker, Pneumokokken
poe, pö	machen, schaffen, schöpfen, das Schaffen	(рухоме) повітря, вітер, подих	Poesie, Poet
poikil	variabel, änderungsfähig, verschiedene	робити, створювати, творити, створення	poikilosmotisch
pol	Achse	перемінний, здатний до змін, різний	Pol, Polarität, Polarisation
polemo-	Krieg	вісь	Polemik
polit-	Bürger/ Stadt/ Staat	війна	Politik, Politologie, Polizei
poly-	viel	громадянин, місто, країна	Polymer, Polyethylen, Polytheismus
prax-, prag-, prakt-	tun, handeln, Tat, Handlung, Sache, Ding	багато	Praxis, praktisch, pragmatisch
pro-	für, vor	робити, діяти, вчинок, дія, річ, діло	Prozess, Prozent, Provision
pseudo-	lügen	для, перед	Pseudonym, Pseudophakie
psycho-	Seele	брехати	Psychologe, psychosomatisch
pyr-	Feuer	душа	Pyromane, Pyrotechnik, Pyrit
rhe(o)	fließen; das Fließen		Rheologie, Rheopexie
rhetor	Redner	вогонь	Rhetorik, rhetorisch
rhin	Nase	литися, струмок	Rhinitis, Rhinozeros
rhod(o)	Rose	оратор	Rhododendron, Rhodium
rhythm(o)	geregelte Bewegung, Takt	ніс	Rhythmus, Rhythmik
sark(o)	Fleisch	троянда	Sarkasmus, Sarkophag, Sarkom
sem	Zeichen	регульований рух, такт	Semantik, Semiologie, Semiotik
sep	faulen	м'ясо	Sepsis, Antiseptikum
shiz-, shis-	spalten, Spaltung	розколювати, розрив	Shizophrenie, Schisma
skato-	Kot	гній	Skatol, Skatologie

Präfix	Inhaltliche Bedeutung Feldern und Ebene	Übersetzung	Beispiele
skler	hart, spröde	міцний, крихкий	Sklerose, Sklera
sper	säen	сіяти	Sperma, Spermium, Spermizid
sphär	Ball, Kugel	м'яч, шар	Sphäre
steno-	kurz, knapp	зародок, засів, неуважний	Stenograf
stereo-	fest, hart, starr, räumlich	короткий, тісний	Stereoskopie, Stereophonie
strat-	Decke	міцний, твердий, застиглий, просторовий	Stratosphäre, Stratigrafie
strat-	Heer, Lager, Decke	покривало	Stratosphäre, Stratografie
strep(h)	drehen, wenden	маса, склад, покривало	Streptokokken, Streptomycin
syn-/ sy-/ syl-/ sym-	mit	крутити, повертати	Synthese, Synonym, snychron
tach-	schnell	разом(з)	Tachometer, Tachyonen, Tachykardie
tatt, tax, taktik	ordnen, Ordnung, Anordnung	швидко	Taxonomie, Taktik
tele-	Ferne, Distanz, Abstand	упорядковувати, порядок, розміщення	Teleskop, Telegramm, Teletext
teleo, telo	Ziel, Ende, Ausgang	далечінь, дистанція, відстань	Teleologie, Telotaxis
thanato-	Tod	ціль, кінець, вихід	Thanatologie
theo-	Gott	смерть	Theologe, Theodiezee, Theokrat
thermo-	Wärme, Hitze; Temperatur	бог	Thermometer, Thermostat, Thermokanne
thym	Geist	тепло, спека, температура	Thymus, Thymian
topo-	Ort, Raum	місце, простір	Topologie, Topographie, Toponym
trag-	Bock	баран	tragisch, Tragödie
typ	Schlag, Gestalt, Modell	удар, форма, макет	typisch, Typographie, Typologie
xeno-	Fremder, Gast	незнайомець, гість	xenophob, Xenotransplantation
Zoo-	Lebewesen	живий організм	Zoo, Zoologe
Zyklo-/Kyklo-	Kreis, Ring	коло, кільце	Zyklon, zyklisch, Zyklometer

Грецькі суфікси

Suffixe	Inhaltliche Bedeutung Feldern und Ebene	Übersetzung	Beispiele	Plural Endungen
-alg	Schmerz	біль	Nostalgie, Neuralgie, Ostalgie	
-archat	Beginn, Anfang	початок		
-archat	Führer, Macht, Herrschaft	лідер, влада, панування	Matriarchat, Patriarchat	-e
-archie	führen, herrschen, Führung, Herrschaft,	керувати, пануати, керівництво	Monarchie, Anarchie	-n
'-ase	drehen, wenden	ензим, медичний стан	Streptokokken, Streptomycin	
-asie	mit	хвороба, слабкість	Synthese, Synonym, snychron	
-asis"	Enzym, medizinischer Zustand	сприймати, сприйняття	Cellulase, Peroxidase, Hypochondriasis	-n
-asthenie	Krankheit, Schwäche	ставити, садити, танцювати, стрибати	Legasthenie, Logasthenie, Neurasthenie	-n
-ästhesie	wahrnehmen, Wahrnehmung	народ	Anästhesie, Synästhesie, Parästhesie	-n
-bol/ -bel/ -blem	stellen, setzen, tanzen, springen	шкіра	Parabel, Problem	
-demie	Volk	давати, дар, подарунок	Akademie, Epidemie, Pandemie	-n
-dermis, derm-	Haut	думка, репутація	Endoderm, Exoderm, Mesoderm	-en
-dot	geben, Gabe, Geschenk	діяти, дія, спроможний	Antidot	
-dox	Meinung, Ruf, Ruhm	біг	paradox, orthodox	
-dram	handeln, Handlung, tatkräftig	частка, що об'єднує групу слів	Melodram	
-drom	Lauf, Rennen	піднімати, здіймати, зависати	Aerodrom, Palindrom, Syndrom	-e
eor	heben, anheben, aufheben, schweben	робота, праця	Meteor	
ergie	Arbeit, Werk	назви міст, країн, позначення	Energie, Allergie, Synergie	-n
ese	Ortsnamen/Ländernamen/ Bezeichnung für den Einwohner	створений, породжений	Anamnese, Exegese, Milanese	-n
-gen	hervorbringend, hervorgebracht	народження, створення, походження	fotogen, homogen, heterogen	

Грецькі суфікс

Suffixe	Inhaltliche Bedeutung Feldern und Ebene	Übersetzung	Beispiele	Plural Endunger
-genese	Geburt, Entstehung, Erzeugung, Entstehung	народження, створення, походження	Biogenese, Glucogenese, Embryogenese	-n
-gnose -gnosie-gnosis	Erkenntnis, Wissen, Kenntnis	лінія, усоблення у лінгвістиці	Prognose, Diagnose, Anosgnosie	-n
-gon	Ecke, Winkel	знання	Polygon, Hexagon, Pentagon	-e
-gon(ie)	Entstehen	кут	Agonie, Heterogonie, Orgon	-e; -n
-gramm	Schreiben, Geschriebenes	генезис, виникнення	Autogramm, Anagramm, Telegramm	-e
-graphie, -grafie, -graph, -graf	Schreiben, Schreibung, Darstellung	письмо, щось написане	Biografie, Choreografie, Paragraph	-n; -en
-hedr, (h) eder	Ort zum Sitzen, (Sitz)fläche	письмо, написання, подавання	Katheder, Kathedrale	
-hod/ -od	Weg	місце з сидінням	Anode, Kathode, Diode	
-iatrie	die Heilkunde; der Arzt	шлях	Psychatrie, Pädiatrie, Phoniatrie	-n
-ie/ -ia	-eit, -heit (nominative Endung)	медицина, лікар	Psychologie, Bürokratie, Autonomie	
-ik	das Wesen, die Art von etwas bezeichnen	закінчення іменника	Germanistik, Linguistik, Afghanistik	-
-itis	entzündliche Erkrankung, Entzündung	існування, вид чогось	Arthritis, Zellulitis, Neurodermitis	-
-kardie	Herz	гостре захворювання, загострення	Bradykartie, Tachykardie	-n
-kinese	Bewegung	серце	Psychokinese, Telekinese, Autokinese	-
-kratie	herrschen, Herrschaft, Macht	рух	Demokratie, Autokratie, Aristokratie	-n
-legie	sprechen	панувати, панування, влада	Elegie,	-n
-lekt	sprechen; Redeweise	говорити	Dialekt, Soziolekt, Akrolekt	-e
-lith	Stein	говорити, вид говоріння	Monolith, Chrysolith	
-log	Wort, sprechen	камінь	Dialog, Monolog, Epilog	-e
-logie	Lehre	слово, говорити	Biologie, Psychologie, Soziologie	-n

Грецькі суфікси

Suffixe	Inhaltliche Bedeutung Feldern und Ebene	Übersetzung	Beispiele	Plural Endungen
-lyse	Auflösung, (auf)lösen	навчання	Analyse, Dialyse, Paralyse	-n
-manie	Raserei	розпад	Kleptomanie, Pyromanie, Nymphomanie	-n
-melie	Farbe, Glied	несамовитість	Paramelie	-n
-mer	Teil	колір, склад	Polymer, Zentromer, Monomer	
-meter	messende Geräte, Instrumente, technische Anlagen	частина	Parameter, Zentimeter, Taxameter	-
-metrie	messen, Messung, Vermessung	вимірювальні пристрої, інструменти, технічні установки	Geometrie, Biometrie, Astrometrie	-n
-morph(ie/ smus)	Form, Gestalt	вимірювати, вимірювання	Anthropomorph, Polymorph, Amorph	-en; -n;
-naut/ -nautik	Seemann, Schifffahrtskunst	форма, фігура	Astronaut	
-nomie	Gesetz	моряк, мореплавне мистецтво	Gastronomie, Ökonomie, Astronomie	-n
-nym	Name, Wort	закон	Akronym, Pseudonym, Synonym	-e
-od/ -öd	Lied, Gesang	ім'я, слово	Rhapsodie, Komödie, Tragödie	
-ode	Weg	пісня, спів	Episode, Synode, Diode	-n
-onym	Name	шлях	Synonym, Pseudonym	
-optik	Optik, Sicht	ім'я	Fotooptik, Kameraoptik, Laseroptik	-en
-pädie	erziehen, lehren	оптика, зір	Enzyklopädie, Logopädie, Orthopädie	-n
-parese	die [muskuläre] Schwäche	виховувати, навчати	Monoparese, Paraparese, Protoparese	-n
-pathie	leiden, Leiden	слабкість (м'язів)	Empathie, Sympathie, Apathie	-n
-pex	(ver)festigen, biden, (an) haften	страждати, страждання	Mastopexie, Orchidopexie, Rheopexie	
-phage	fressen	закріплювати, прив'язувати	Zytophage, Bakteriophage, Lymphophage	-n
-phas/ phem/ phet	Anzeige, Äußerung, Gerücht, Sprecher	їсти (щодо тварин)	Prophet, Blasphemie, euphemistisch	
-pher	tragen	оголошення, висловлювання, чутки, мовець	Metapher, Christopher, Peripherie	

Suffixe	Inhaltliche Bedeutung Feldern und Ebene	Übersetzung	Beispiele	Plural Endungen
-philie	Freund, liebend; Freundschaft	друг, дружба	Anglophilie, Nekrophilie, Frankophilie	-n
-phobie	Furcht	страх	Klaustrophobie, Arachnophobie, Zoophobie	-n
-phon/ie	Laut, Ton, Stimme	звук, тон, голос	Mikrophon, Megaphon, Symphonie	-e; -n
-phor(ie)	tragen (auch im übertragenenen Sinn)	носити, витримувати	Euphorie, Dysphorie, Metapher	-n
-phren(ie)	Zwerchfell	діафрагма	Shizophrenie, phrenetisch, Hebephrenie	-n
-phthong	Vokal in der Linguistik	голосний в лінгвістиці	Monophthong, Diphthong	-e
-physe	Drüse, Knochen, Wachstum	залоза, кістка, ріст	Hypophyse, Epiphyse	-n
-phyt	Pflanze	рослина	Sporophyt, Epiphyt, Pteridophyt	-en
-pir	Versuch, Wagnis, Erfahrung; erfahren	спроба, намагання, досвід, дізнаватися	Empirie	
-plas(ie)	Bildung, Neubildung	освіта	Dysplasie, Hpoplasie, Aplasie	-en -n
-plegie	Lähmung der Muskeln	параліч м'язів	Monoplegie, Hemiplegie, Paraplegie	-n
-ploid(ie)	Zustände von Chromosomen und Genomen	стан хромосом та геному	Diploid, Haploid, Homoploid	-n
-pol	verkaufen	продавати	Monopol, Oligopol	
-polis	Stadt	місто	Metropolis, Akropolis, Propolis	-
-pus, pod, ped, pez	Fuß	нога	Oktopus, Tetrapode	
-rhö(e)/ -rhoe	fließen; das Fließen	текти, витік	Diarrhö, Gonorrhoe	
-skop	betrachten	розглядати	Mikroskop, Kaleidoskop, Horoskop	-e
-skop(ie)	Betrachtung	розгляд	Teleskopie, Mikroskopie, Stereoskopie	-n
-som, somat	Körper	тіло	Psychosomatik, Chromosom	
-sophie	Weisheit	феномен хромосомів	Philosophie, Theosophie, Anthroposophie	-n
-spor	Same, Saat; verstreut	мудрість	Diaspora	

Грецькі суфікси

Suffixe	Inhaltliche Bedeutung Feldern und Ebene	Übersetzung	Beispiele	Plural Endungen
-stel, stal, stol	ausrüsten, schicken, Ausrüstung	сім'я, насіння, розпорошений	Apostel, Epistel, Systole	
-stroph	Drehung, Wendung	оснащувати, слати, оснащення	Apostroph, Katastrophe	
-syndrom	zusammen, mit, der Weg, Lauf	поворот	Downsyndrom, Stresssyndrom, Immunsyndrom	-e
-system	Zusammensetzung, System	разом з шлях, біг	Sonnensystem, Betriebssystem, Immunsystem	-e
-tax	Ordnung	склад, система	Parataxe	
-ten, ton, tan, tas, tat	dehnen, spannen; Spannung; gespannt	порядок	Hypotenuse, Isoton	
-thek(e)	Behälter	розтягувати, затискати, тиск, напружений	Apotheke, Videothek, Bibliothek	-en; -n
-them(a)	im Mittelpunkt	контейнери	Anathem, Antithema, Thema	-en
-theorie	Idee zu bestimmten Sachverhalten	в центрі	Relativitätstheorie, Evolutionstheorie, Sprechakttheorie	-n
-therapie	Heilungsmethode	ідея до конкретної ситуації	Aromatherapie, Physiotherapie	-n
-therm	Wärme	цілюща методика	Endotherm, Exotherm, Homoiotherm	-
-thes/ -thet	das Aufstellen	тепло	Synthese, Prothese, Diathese	
-thymie	Geist, seelischer Zustand	формуваня, установка	Dysthymie, Shizothymie, Zyklothymie	-n
-tomie	Schnitt, schneiden, (zer-) teilen	дух, стан душі	Anatomie, Dychotomie, Autotomie	-n
-tonie	Dehnung	розріз, різати, ділити на частини	Monotonie, Hypertonie, Hypotonie	-
-top(ie)	Ort	розтягування, розширення	Biotop, Isotop, Utopie	-e; -n
-trophie	Ernährung	місце	Atrophie, Autotrophie, Heterotrophie	-n
-tropie	Drehung, Wendung	харчування	Allotropie, Heliotropie, Merotropie	-n
-typ	Schlag, Gestalt, Modell	поворот	Stereotyp, Archetyp, Phänotyp	
-typie	Druck	тиск	Archetyp, Prototyp, Stereotyp	-n
-urgie	Handwerk, -kunst	ремесло	Dramaturgie, Chirurgie	-

Latein Präfix	Inhaltliche Bedeutung Feldern und Ebene	Übersetzung	Beispiele
ab- (a-, abs-)	ab-, weg-	від, подалі	absolut, Absolvent, Abstraktion
ad-	heran, hinzu	близько, до цього	Addition, Adjektiv
ad- (ac-, af-, ag-, ap-, at-, as-)	heran, hinzu, dabei	близько, до цього	Adaptation, Adjektiv, Attraktion
aequi-	gleich	рівний	Äquipotential, Äquivalenz, äquifunktional
ambi-	herum, von mehreren Seiten	навколо, з багатьох сторін	ambivalent, Ambiente
ante- (anti-)	voraus, vor-	вперед, перед	Antizipation, Antiquität
bi-	zwei, beide	два, обидва	bipolar, Bizeps
circum-	ringsum	повсюду(навкруги)	Zirkus, Zirkel, Zirkulation
cis-	diesseits	на цій стороні	Cisdanubien, Cispadanische Republik
co-	mit, zusammen	разом	Koalition, Kollege,
con- (co-, col-, com-, cor-)	mit-, zusammen, völlig	з, разом	Konferenz, Konstante, Kontraktion
contra-	gegen	проти	kontraproduktiv
de-	ab-, weg-, herab	від, проти, згори вниз	Deduktion, Definition, Depression
dextro-	rechts	праворуч	Dextrokardie, Dextrose
di-	auseinander	нарізно	Differenz, Distanz
dis- (di-, dif-, dir-)	auseinander, un-, zer-	окремо, частки на позначення заперечення та роз'єднання	Differenz, Distanz, Distribution
ex- (e-, ef-)	aus, heraus, empor-, er-, sehr, ziemlich, ent-	Від, назовні, вгору, дуже, зовсім, цілком	Examen, Exemplar, Exklusion
extra-	außerhalb	зовні	Extrablatt, extrahieren
in-[1] (il-, im-, ir-)	in, an, auf, hinein	в, на, на, всередині	Illusion, Inspektion, Invasion
in-[2] (il-, im-, ir-)	nicht, ohne, un-	заперечення до дієслів, без, заперечення до прикметників та іменників	illegal, Imperfekt, informell
infra-	unterhalb	під	Infrarot, Infraschall, Infrastruktur
inter-	zwischen	між	international, Internet, Intervall

Латинський префікс

Latein Präfix	Inhaltliche Bedeutung Feldern und Ebene	Übersetzung	Beispiele
ntra-	innerhalb	всередині	intraspezifisch, intramuskulär,
uxta- (später uch juxta-)	(dicht) bei, neben	у, поряд	Juxtaposition, Juxtaglomerulärer Apparat, Juxtaorales Organ
aevo-	links	ліворуч	Laevokardiogramm
nega-	groß	великий	Megafon, Megahertz, Megahit
nulti-	viele	багато	Multimillionär, Multivitaminsaft
ion-	nicht	заперечення до дієслів	nonverbal, Nonsens
b- (of-, op-)	entgegen, zu	навпроти, до	Observation, Offensive
mni-	alles, jeder, ganz	все, кожен, цілий	Omnipotenz, Omnipräsenz
er-	durch, umher	через, навкруги	Perfekt, Permanenz, Perforation
eri-	um, wegen, über	навколо, через	Peripherie, Periskop
or-	hin	від	Porto, Portion
ost-	nach, hinter	після, поза	posttraumatisch, posthum
rä-	vor, vorzeitig	перед, передчасний	prähistorisch, Präposition
raeter-	vorbei	повз	Präterismus, Präteritum
ro- (prod-)	vorwärts, vor-, hervor, anstatt, für	вперед, перед, назовні, замість, для	Produkt, Pronomen, Provision
e-	zurück, wieder	назад, знову	Reflex, Revolver
ē-	ohne; beiseite, weg	без, з обох боків, геть	security, Selektion, Separation
emi-	halb	половина	Semifinale, Semikolon, Seminar
esqui-	ein halbmal größer/mehr, in Zusammensetzungen anderthalb	наполовину більше, у складі, півтора	Sesquialter, sesquilinear, Sesquiterpene
ub- (suf-, sug-, ur-, su-, sus-)	unter	під	Subjekt, Subjektivität, Subkultur,
uper-	über	над	Superintendent, Superlativ, Supernova
upra-	oberhalb, darüber	поверх, над цим	Suprafacial, Suprafluidität
ans-	über, hinüber	над, через	Transport, Transformation
ltra-	jenseits, über … hinaus	на тій стороні, за рамки	ultramarin, Ultraschall, Ultraviolett

Визначення роду - середній рід "Das"

Das (Neutrum)	Beispiele	Übersetzung
Genusbestimmung durch Nachsilben		
-lein	Fräulein, Häuslein, Tischlein	жіночка, будиночок, стіл
-chen	Ärmchen, Häuschen, Pferdchen	ручка, будиночок, коник
-ment	Ornament, Argument, Sakrament	орнамент, аргумент, таїнство
-tum	Fürstentum, Altertum, Datum	князівство, античність, дата
-um	Zentrum, Kriterium, Visum	ценрт, критерій, віза
-tel	Hotel, Mittel, Stadtviertel	готель, спосіб, район міста
-in	Adrenalin, Nikotin, Koffein	адреналін, нікотин,кофеїн
-a	Aroma, Asthma, Thema	аромат, астма, тема
-ett	Amulett, Bankett, Omelett	амулет, банкет, омлет
-nis	Zeugnis, Bekenntnis, Begräbnis	посвідчення, визнання, похорон
-o	Auto, Konto	авто, рахунок(в банку)
-ing	Shopping, Meeting, Handling	шопінг, зустріч, підхід
-sal	Rinnsal, Schicksal, Scheusal	цівка, доля, чудовисько

Визначення роду - середній рід "Das"

Das (Neutrum)	Beispiele	Übersetzung
Genusbestimmung durch Bedeutungen		
Wortgruppen		словосполучення
Farbnamen	Rot, Gelb, Blau	назви фарб: червоний, жовтий, синій
Hotelnamen	Ritz, Sheraton, Hilton	назви готелів: Рітц, Шератон, Гілтон
die meisten chemischen Elemente	Eisen, Kupfer, Methan	більшість хімічних елементів: залізо, мідь, метан
Namen von Metallen	Silber, Gold, Platin	назви металів: срібло, золото, платина
Namen von Kinos, Cafés, Gaststätten	Cineplex, UCI, Starbucks	Назви фільмів, кафе, ґастгауси(типовий ресторан для Німеччини): Cineplex(кінотеатр), UCI(кінотеатр), Starbucks(кафе)
Buchstaben	A, J, P	Букви: A, J, P
substantive Infinitive	Essen, Rennen, Schwimmen	субстантивовані інфінітиви: їжа, біг, плавання

Genusbestimmung Die (Femininum)

Визначення роду - жіночий рід "Die"

Визначення роду - жіночий рід "Die"

Die (Femininum)	Beispiele
Genusbestimmung durch Nachsilben Визначення роду за допомогою суфіксів	
-anz	Akzeptanz, Ambulanz, Bilanz
-ei	Arznei, Kanzlei, Partei
-enz	Existenz, Frequenz, Dekadenz
-heit	Angewohnheit, Krankheit, Begebenheit
-ie	Allegorie, Amnesie, Therapie
-keit	Zuständigkeit, Fähigkeit, Ehrlichkeit
-ik	Ästhetik, Dynamik, Politik
-in	Abiturientin, Studentin, Lehrerin
-ion	Abstraktion, Produktion, Option
-ität	Genialität, Individualität, Formalität
-schaft	Gesellschaft, Herrschaft, Wirtschaft
-ung	Anerkennung, Bewertung, Einstellung
-nis	Verdamnis, Erkenntnis, Fahrerlaubnis
-sal	Mühsal, Trübsal
-ur	Temperatur, Makulatur, Konjunktur
-frau	Hotelfachfrau, Bankkauffrau, Jungfrau

-ade	Mansarde, Fassade
-age	Anlage, Zusage, Wehklage
-aille	Taille, Medaille, Emaille
-aise	Polonaise, Ecossaise, Mayonnaise
-ette	Dublette, Kassette, Diskette
-elle	Bodenwelle, Profitquelle, Schnittstelle
-ille	Gleitsichtbrille, Patrouille, Pupille
-ine	Kabine, Lawine, Gardine
-isse	Kulisse, Narzisse
-itis	Bronchitis, Meningitis, Parodontitis
-ive	Lokomotive, Perspektive, Olive
-sis	Basis, Dosis, Physis
-ei	Ei,

Визначення роду - жіночий рід "Die"

Die (Femininum)	Übersetzung	Beispiele
Genusbestimmung durch Bedeutungen		Визначення роду через значення
Namen von Schiffen, Motorrädern, Flugzeugen	Назви кораблів, мотоциклів, літаків: Цессна, Аіда, Гарлей	Cessna, Aida, Harley
Namen von Blumen und Bäumen	Назви квітів та дерев: роза, тюльпан, береза	Rose, Tulpe, Birke
Zigarettennamen	Назви марок цигарок: Вест, Лакі Страйк, Честрефільд	West, Lucky Strike, Chesterfield
substantivierte Zahlen	субстантивовані цифри: вісім, шість, дев'ять	Acht, Sechs, Neun
Flüsse	Річки: Ельба, Дунай, Рур	Elbe, Donau, Ruhr
von Verben abgeleitete Nomen mit -t	Іменники на -t, що походять від дієслів: робота, втеча, розведення	Arbeit, Flucht, Zucht
weibliche Berufsbezeichnung	Професії жіночого роду: лікарка, адвокатка, вчителька	Ärztin, Anwältin, Lehrerin

Die (Femininum)	Übersetzung	Beispiele
Genusbestimmung durch Vorsilben		Визначення роду за допомогою префіксів
Ab-	зменшення, компенсація, попередження	Absenkung, Abfindung, Abmahnung
Unter-	той світ, житло, тунель	Unterwelt, Unterkunft, Unterführung
Zu-	імміграція, проїзд, майбутнє	Zuwanderung, Zufahrt, Zukunft
An-	прибуття, заїзд, звинувачення	Ankunft, Anreise, Anklage

Визначення роду - чоловічий рід "Der"

Der (Maskulinum)	**Beispiele**	**Übersetzung**
Genusbestimmung durch Nachsilben		Визначення роду за допомогою суфіксів
-ant	Diamant, Gigant, Kommandant	Діамант, гігант, командир
-ent	Advent, Assistent, Präsident	Передріздваний піст, асистент, президент
-ich	Dietrich, Pfirsich, Teppich	Відмичка, персик, килим
-ling	Ankömmling, Säugling, Pfifferling	Приїжджий, немовля, лисичка(гриби)
-er	Dachdecker, Herrscher, Fahrer	Покрівельник, правитель, водій
-ismus	Aktionismus, Mechanismus, Dualismus	Акціонізм, механізм, дуалізм
-ist	Antagonist, Idealist, Komponist	Антагоніст, ідеаліст, композитор
-or	Motor, Reaktor, Äquator	Двигун, реактор, екватор
-ner	Rechner, Gärtner, Zeichner	Калькулятор, садівник, кресляр
-ig	Honig, Käfig, Pfennig	Мед, клітка, пфеніг
-ier	Offizier, Pionier, Portier	Офіцер, новатор, портьє
-ör	Eierlikör	Яєчний лікер
-iker	Botaniker, Chemiker, Grafiker	Ботанік, хімік, графік
-ast	Ballast, Gymnasiast, Palast	Баласт, гімназист, палац
-är	Sekretär, Millionär, Legionär	Секретар, мілонер, легіонер
-eur/ör	Ingenieur, Chauffeur, Animateur	Інженер, водій, аніматор
-us	Modus, Aktivismus, Zirkus	Режим(функціонування), активізм, цирк
Genusbestimmung durch Bedeutungen		Визначення роду за значенням слова
Jahreszeiten	Frühling, Sommer, Herbst	Пори року: весна, літо, осінь
Monate	Januar, Frebruar, März	Місяці: січень, лютий, березень
Wochentage	Montag, Dienstag, Mittwoch	Дні тижня: понеділок, вівторок, середа
Himmelsrichtungen	Osten, Süden, Westen	Сторони світу: схід, південь, захід
Wetter, Niederschläge	Schnee, Sturm, Regen	Погода, опади: сніг, буря, дощ

Визначення роду - чоловічий рід "Der"

Der (Maskulinum)	**Beispiele (drei)**	Übersetzung
Genusbestimmung durch Bedeutungen		Визначення роду за значенням слова
alkoholische Getränke	Schnaps, Wein, Likör	Алкогольні напої: горілка, вино, лікер
Automarken	Audi, Volkswagen, Volvo	Автомарки: Ауді, Фольксваґен, Вольво
Flüsse außerhalb Deutschlands	Amazonas, Mississippi, Nil	Річки поза територією Німеччини: Амазонка, Міссісіпі, Ніл
viele benannte Berge	Watzmann, Hochkönig, Montblanc	Більшість назви гір: Вацман, Хохкеніг, Монблан
männliche Personen	Vater, Sohn, Onkel	Особи чоловічого роду: тато, син, дядько
Berufe	Künstler, Techniker, Anwalt	Професії: митець, технік, адвокат
Namen von Zügen	Regionalzug, ICE,	Назви потягів: регіональний потяг, інтенсіті експерс

Genusbestimmung durch Vorsilben		Визначення роду за допомогою префіксів
An-	напад(серцевий), підхід, порядність	Anfall, Ansatz, Anstand
Miss-	помилка, незадовільний стан, невдача	Missgriff, Missstand, Misserfolg
Um-	обхід, околиця, обставина	Umweg, Umkreis, Umstand

Aachener Aphasie-Test, der	Аахенський тест на афазію
Abbruch der Schwangerschaft, der	Штучне переривання вагітності
ABC Feuerlöscher, der	Вогнегасник ABC
ABCD-Hauttest, der	Шкірний тест ABCD
abdecken, sich	покриватися
Abdeckstift, der	Консилер
Abdeckung, die	Укриття, покриття
Abdingung, die	Угода про гонорар між лікарем та приватним пацієнтом
Abdomen, das	Живіт
Abdomenübersichtsaufnahme, die	Оглядова рентгенографія органів черевної порожнини
abdominal/adominell	абдомінальний
Abdominalgravidität, die	Абдомінальна вагітність
Abdrucklöffel, der	Відбиткова ложка
Abduktion, die -en	Абдукція
Abduktionskeil	Клин, що розводить стегна
Abduktoren, die	Відвідні м'язи
Abend, der -e	Вечір
Abenddämmerung, die -en	Сутінки
abends, am Abend	ввечері
Aberration, die	Аберація
abfallen	іти у відходи
Abfallentsorgung, die	Утилізація відходів
Abfindung, die	Відшкодування, компенсація
Abfluss, der	Виділення (мокроти)
Abfolge, die	Порядок, послідовність
Abführmittel, das	Проносний засіб
Abgebrochener Zahn	Зламаний зуб

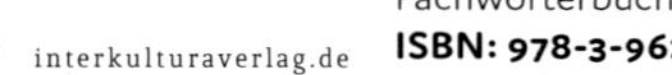

Fachwörterbuch für Pflege- und Gesundheitsberufe Deutsch-Ukrainisch
ISBN: 978-3-96213-490-7

abgegangen	Виділилося, вийшло
abgehen	виходити (з організму), виділятися (з організму)
abgekürzt	скорочений, прискорений
Abgekürzte Beitragszahlung, die	Прискорена сплата страхових внесків
abgeneigt	не схильний (до чогось)
Abgeschlagenheit : Müdigkeit	Втома
abgeschlossene Vertrag, der	Укладений договір
abgetönt	підібраний (за кольоровими тонами)
Abgrenzung, die	Розмежування
abhängig von	в залежності від
Abhängigkeit im Alter	Залежність у похилому віці
Abhängigkeit, die -en	Залежність
ABI-Messung, die	Індекс ABI
Abkürzung, die	Скорочення
ablegen	відмовлятися (від чогось), знімати (одяг, взуття)
Ablehnung Antrag, die/der	Заява про відмову
Ablehnung, die	Відмова
Ablehnungsdiagnosen, die	Діагностика відмов
Ableiten des Harns	Виведення сечі
Ablenkbarkeit, die	Відволікання
abmachen	відокремлювати, видаляти
Abmagerung : Gewichtsabnahme, die	Схуднення
Abmeldebescheininung, die	Довідка про зняття з обліку
Abmeldung von der Gruppenversicherung, die	Відмова від участі у груповому страхуванні
Abmeldung, die	Відмова від участі, зняття з обліку

Abneigung (gegen), die	Неприязнь (до когось)
Abort, der	Аборт
Abrasio uteri (Gebärmutterausschabung, Kürettage), die	Abrasio uteri (вишкрібання матки, кюретаж (матки))
Abrechnung ärztlicher Leistungen, die	Розрахунок за медичні послуги
Abrechnung Chefarzt, die	Розрахунок послуг головного лікаря
Abrechnung Krankenhaus, die	Розрахунок за перебування у лікарні
Abrechnung Krankenhausentgelte, die	Розрахунок лікарняних витрат
Abrechnung Krankenhaustagegeld, die	Розрахунок добових у зв'язку з перебуванням у лікарні
Abrechnung Persönliche Leistung, die	Розрахунок за персональні послуги
Abrechnung Zimmerzuschläge, die	Розрахунок доплати за проживання в кімнаті
Abrechnungsprinzip, das	Принцип розрахунку
Abrechnungsprüfung, die	Перевірка розрахунку
Abredeversicherung, die	Договірне страхування
Absauganlage, die	Витяжна установка
absaugen	відсмоктувати, відкачувати
Absaugkatheter	Відсмоктувальний катетер
Absaugpumpe	Всмоктуючий насос
Abscheu (vor), der/die	Відраза (до)
abschlagen	відтинати, відрубати, відкидати
abschließende Bericht, der	Підсумковий звіт
abschließende Gespräch, das	Заключна бесіда
Abschlussagent, der	Особа, уповноважена на підписання договору
Abschlussbericht, der	Підсумковий звіт

Fachwörterbuch für Pflege- und Gesundheitsberufe Deutsch-Ukrainisch
ISBN: 978-3-96213-490-7

Abschlussgespräch, das	Заключна дискусія
Abschlusskosten, die	Витрати, пов'язані з укладенням страхового договору
Abschlusskostenquote, die	Коефіцієнт витрат, пов'язаних з укладенням страхового договору
Abschürfung, die	Садно
abschwellend	протинабряковий
abseifen	намилювати, мити з милом
Absichern bei Krankheit, das	Страхування на випадок хвороби
Absicherung, die -en	Забезпечення, страхування
Absicht, die -en	Намір, мета
absichtlich	навмисний, спеціально
Absolute Selbstbeteiligung, die	Абсолютна франшиза
Absoluter Selbstbehalt, der	Абсолютна франшиза
absondernd	секретуючий
Absorption, die	Абсорбція
abspülen, sich	змивається
absteigender Dickdarm, der	Низхідна ободова кишка
abstillen	віднімати від грудей (про дитину)
Abstillen, das	Відлучення від грудей
Abstinenz, die	Абстиненція
Abstrich, der	Зішкріб, мазок
Abszess, der	Абсцес
Abteilung, die	Департамент, відділення
Abteilungspflegesatz, der	Тариф за медичне обслуговування у відділенні
Abtötung, die -en	Придушення життєдіяльності, девіталізація
abtreiben	робити аборт
Abtreibung, die	Аборт

Abtretung, die	Поступка, цесія
abtrocknen	витирати (насухо), висушувати, висихати
abtrocknen, sich	витиратися рушником
Abusus, der	Зловживання
Abwägung, die -en	Зважування, обмірковування, оцінювання
Abwasch machen, den	Мити посуд
Abwehrrechte, die	Права на самооборону
Abwehrschwäche, die	Імунодефіцит
Abwehrsystem, das	Захисна система організму
Abweichende Vereinbarung, die	Угода, що відступає від загальних умов договору
Abweichung, die -en	Відхилення, відступ
abwesend	відсутній
Abwesendheit, die	Відсутність
Acetylsalicysäure, die	Ацетилсаліцилова кислота
Achalasie, dę	Ахалазія
Achillessehne, die	Ахіллове сухожилля
Achillessehnenreflex, der	Рефлекс з ахіллового сухожилля
Achillessehnenriss , der	Розрив ахіллового сухожилля
Achillessehnenruptur, die	Розрив ахіллового сухожилля
Achillodynie, die	Аахіллодінія
Achsel, die -n	Пахва
Achselgrube, die -n	Пахвова западина
Achselhaare, die	Волосся в пахвовій зоні
Achselhöhle, die -n	Пахва, пахвова западина
Achselkrücke, die	Отвір пахвової ями
Achselstütze, die	Опора для рук
Achtung, die	Увага

Fachwörterbuch für Pflege- und Gesundheitsberufe Deutsch-Ukrainisch
ISBN: 978-3-96213-490-7

Acne Inversa, die	Акне Інверса
Acryl, das	Акрил
Adamsapfel, der	Гортанний виступ
Adapter, der	Стикувальний вузол
Adaption/Anpassung, die	Адаптація
Adaptionsmodell, das	Модель адаптації
Adaptive Kompressionsbandage, die	Адаптивний компресійний бандаж
Adaptometer, das	Адаптометр
adäquat/angemessen	адекватний
Addison Krankheit, die	Хвороба Аддісона
Addison-Syndrom, das	Синдром Аддісона
Addition, die -en	Додавання
Adelheid von Stösser	Адельхайд фон Штоссер
Adenohypophyse, die	Аденогіпофіз
Ader, die -n	Жила
Aderpresse, die	Турнікет
ADH-Mangel, der	Дефіцит АДГ
Adhärenz, die	Прикріплення (м'язи до кістки тощо)
Adherence	Приєднання, дотримання
ADHS bei Erwachsenen, die	Розлад дефіциту уваги та гіперактивності у дорослих
adipös	той, хто страждає на ожиріння
Adipositas : Gewichtszunahme, das	Ожиріння: збільшення ваги
Adipositas-Operationen, die	Ожиріння: операції
Adipositas, die	Ожиріння
Administrativer Zuschlag bei Trennung von Grund- und Zusatzversicherung, der	Адміністративна надбавка у разі розділення основного та додаткового страхування

Adnexitis, die	Аднексит
Adoleszenz, die	Підлітковий вік
adoptieren	усиновити/удочерити
Adoptivkinder, die	Прийомні діти
Adrenalin, der	Адреналін
adressatengerecht	відповідати цільовій групі
adressatengerechte Erhebung, die	Опитування, що відповідає цільовій групі
Adresse, die -n	Адреса
ADS, das	Синдром дефіциту уваги
Advance Care Planning	Попереднє планування догляду
Advanced Practice Nursing	Просунута практика догляду за хворими
Aerosol, das	Аерозоль
Aerosolbehälter, der	Аерозольний балон
AFP-plus-Test: Triple Test, der	Тест AFP-plus: потрійний тест
Aften	Афти
After, der	Анальний отвір
Afterfurche, die	Міжсіднична складка
Afterjucken (Juckreiz am After), das	Анальный зуд
Afterschave, das	Лосьйон після гоління
Agentur, die	Агентство
Agglutination, die	Аглютинація
Aggregatzustände, die	Агрегатний стан
aggressiv adj.	агресивний
Agrarsozialreform, die	Аграрна соціальна реформа
Ahnung, die -en	Передчуття
AIDS-Test: HIV-Test, der	Тест на СНІД: тест на ВІЛ
AIP, das	Лікар-інтерн

Fachwörterbuch für Pflege- und Gesundheitsberufe Deutsch-Ukrainisch
ISBN: 978-3-96213-490-7

Ajmalin-Test, der	Тест на аймалін
Akinese, die	Акінез
Akne Inversa, die	Інверсні вугрі
Akne vulgaris, die	Вульгарні вугри
Akne-Triade, die	Акне-Тріада
Akne, die	Акне
Akte, die	Акти, вчинки
Aktinische Keratose, die	Актинічний кератоз
Aktion, die	Дія
Aktionsbündnis Patientensicherheit, der	Альянс дій з безпеки пацієнтів
aktiv	активний
Aktive Rückversicherung, die	Активне перестрахування
aktive Sterbehilfe, die	Активна евтаназія
aktive und passive Sterbehilfe	Активна та пасивна евтаназія
Aktivierende Pflege, die	Активний догляд
Aktivierende rehabilitative Pflege, die	Активізація реабілітаційної допомоги
Aktivität, die -en	Активність
Aktivitäten des täglichen Lebens, die	Повсякденна життєдіяльність
Aktivitäts- und Betätigungsanalyse, die/die -n	Аналіз активності та спрацьовування
Aktuar, der	Актуарій (чоловік)
Aktuarin, der/die -e/-nen	Актуарій (жінка)
aktuell	актуальний
aktuellen Themen	актуальні теми
Akupressur, die	Акупресура
Akupunktur (Heilverfahren), die	Акупунктура (метод лікування)

Akustik, die -en	Акустика
Akustikusneurinom, das	Невринома слухового нерва
Akustisches Trauma, das	Акустична травма
akut	гострий (біль)
akute Atemnot, die	Гостра задишка
akute Bauchschmerzen, die	Гострий біль у животі
Akute Gastritis, die	Гострий гастрит
akute psychische Störung, die	Гострий психічний розлад
akute Schmerzen im Brustkorb, die	Гострий біль у грудях
akute Selbstmordgefahr, die	Гостра суїцидальна схильність
Akute und chronische Wunden, die	Гострі та хронічні рани
Akute Verwirrtheit : Verwirrung, die	Гостра сплутаність свідомості : Сплутаність свідомості
Akute, die	Гострота
Akuter Bauch : Bauchschmerzen	Гострий біль у животі
Akuter Durchfall, der	Гостра діарея
akuter Schwindel, der	Гостре запаморочення
Akutes Abdomen : Bauchschmerzen, die	Гострий біль у животі
Akutversorgung, die -en	Невідкладна допомога
Akzeptanz der Basis-Tarife, die	Прийняття базових тарифів
Akzeptierende Drogenarbeit, die	Соціальна робота зі споживачами наркотиків
Alarmtuch, das	Сигналізаційний килимок
Albdrücken, das	Кошмар
Albinismus, der	Альбінізм
Albumen, die	Альбумін
Aldosteron-Überproduktion, die	Надмірне вироблення альдостерону

ISBN: 978-3-96213-490-7

Algebra, die	Алгебра
Algodystrophie, die	Альгодистрофія
Algurie : Schmerzen beim Wasserlösen	Алгурія: болі при сечовипусканні
alkalisch	лужний
Alkane, die	алкани
Alkohol, der	Алкоголь
Alkoholabhängigkeit, die	Алкогольна залежність
alkoholbedingte Erkrankungen, die	Захворювання, пов'язані з алкоголізмом
Alkohole, die	Алкоголь
Alkoholklausel, die	Положення про алкоголь
Alkoholkonsum, der	Споживання алкоголю
Alkoholkrankheit, die	Алкогольна хвороба
Alkoholschmerz, der	Алкогольний біль
Alkoholsucht, die	Алкогольна залежність
Alkoholvergiftung, die	Алкогольне отруєння
Alleinerziehende, die	Мати-одиначка
Allen-Test, der	Тест Аллена
Allergen, die	Алерген
Allergie bei Baby & Kind, die	Алергія у немовлят та дітей
Allergie gegen Hausstaubmilben, die, die	Алергія на пилових кліщів
Allergie gegen Haustiere, die, die	Алергія на домашніх тварин
Allergie gegen Schimmelpilze, die, die	Алергія на плісняві гриби
Allergie gegen Tierhaare, die, die	Алергія на шерсть тварин
Allergie, die	Алергія
Allergietest: Epikutantest, der	Алергопроба: Шкірна проба
allergisch	алергічний

Allergische Haut, die	Алергічна шкіра
Allergische Rhinitis , die	Алергічний риніт
allergischer Schock, der	Алергічний шок
Allergologie, die	Алергологія
Allgemeinarzt, der	Лікар загальної практики
Allgemeinärztliche Behandlung, die	Загальне медичне лікування
Allgemeine Krankenhausleistungen, die	Загальні лікарняні послуги
Allgemeine Ortskrankenkasse (AOK), die	Загальна місцева лікарняна каса (АОК)
Allgemeine Schwäche	Загальна слабкість
Allgemeine Untersuchungsmethoden, die	Загальні методи обстеження
Allgemeine Versicherungsbedingungen (AVB)	Загальні умови страхування (AVB)
Allgemeine Wartezeit, die	Загальний термін очікування
Allgemeiner Beitragssatz gesetzliche Krankenversicherung, der	Загальна ставка внеску на загальнообов'язкове державне медичне страхування
Allgemeiner Beitragssatz soziale Pflegeversicherung, der	Загальна ставка внеску на соціальне страхування у зв'язку з тимчасовою втратою працездатності
Allgemeiner Beitragssatz, der	Загальна ставка внеску
Allgemeines Krankheitsgefühl, das	Загальне хворобливе самопочуття
Allgemeines Pflegeverständnis, das	Загальне уявлення про догляд
allgemeingültig	загальновживаний
Allgemeinmediziner (in), der/die	Лікар загальної практики
Allokation, die	Розподіл
Allokative und distributive Gründe, die	Розподільчі та дистрибутивні причини

ISBN: 978-3-96213-490-7

Allopathie, die	Аллопатія
Alltag, der	Повсякденне життя
Alltagskontext, der -e	Загальний контекст
Alopecia areata	Гніздова алопеція
Alopezie : Haarausfall, die	Алопеція: випадіння волосся
Alp, der -e	Задуха (уві сні)
Alpha-1-Antitrypsin-Mangel, der	Дефіцит альфа-1-антитрипсину
Alptraum, der	Поганий сон
ALS, die	Бічний аміотрофічний склероз
alt adj.	старий
Alte Menschen und ihre Angehörigen situationsgerecht anleiten	консультувати людей похилого віку та їхніх родичів відповідно до ситуації
alte Menschen, die	Люди похилого віку
Altendorf, das	Альтендорф
Altenheim, das -e	Будинок для людей похилого віку
Altenpflege, die	Догляд за людьми похилого віку
Altenpflegeausbildung, die -en	Професійна підготовка по догляду за людьми похилого віку
Altenpflegegesetz, das	Закон про догляд за людьми похилого віку
Altenpflegehelfer, der	Помічник по догляду за людьми похилого віку
Altenpfleger, der	Медичний працівник з догляду за людьми похилого віку
altenpflegerischer Arbeit, die	Нобота по догляду за людьми похилого віку
Altenpflegestation, die	Будинок для людей похилого віку
Altenwohnheim, das	Будинок для людей похилого віку
Alter ist nicht gleich Alter	Вам стільки років, на скільки Ви себе відчуваєте
Alter, das	Старість

Alter, das -	Вік
altern	старіти
Altern als Veränderungsprozess, das	Старіння як процес змін
Altern aus biologischer Sicht, das	Старіння з біологічної точки зору
Altern, das	Старіння
Alternative Heilmethoden, die	Альтернативна медицина
Alternative Krankenversicherung, die	Альтернативне медичне страхування
Alternative Krebstherapien, die	Альтернативні методи лікування раку
Alternative Medizin, die	Нетрадиційна медицина
Alternative Therapien, die	Альтернативні методи лікування
Alternative Versicherungsmodelle, die	Альтернативні моделі страхування
Alternativmedizin in der Schweiz, die	Нетрадиційна медицина в Швейцарії
Alternativmedizin, die	Нетрадиційна медицина
Alternativtherapien, die	Альтернативні методи лікування
altersabhängig	залежний від віку
Altersabhängige Makuladegeneration, die	Вікова макулодистрофія
Altersangabe, die	Зазначення віку
Altersangst, die	Занепокоєння щодо віку
Altersdemenz, die	Старечa деменція
Altersdepression, die	Старечa депресія
Altersdurchschnitt, der -e	Середній вік
Altersepilepsie, die	Старечa епілепсія
Altersflecken und Sonnenflecken, die	Старечі плями і сонячні плями

Fachwörterbuch für Pflege- und Gesundheitsberufe Deutsch-Ukrainisch
ISBN: 978-3-96213-490-7

Altersgrenze für gesetzlich Versicherte, die	Граничний вік для тих, хто має обов'язкове медичне страхування
Altersheim, das	Будинок для людей похилого віку
Altersrückstellung, die	Пенсійне забезпечення
altersschwach	старезний
Altersschwerhörigkeit, die	Стареча приглухуватість
Alterssichtigkeit, die	Стареча далекозорість
Altersstandardisierung, die -en	Стандартизація за віком
Altersstimme, die -n	Віковий голос
Altersstufe, die	Вікова група
Altersteilzeit, die	Частковий вихід на пенсію
Alterstypische Erkrankungen, die	Хвороби, характерні для віку
Altersvergesslichkeit, die	Вікова забудькуватість
Altersweitsichtigkeit, die	Стареча далекозорість
Alterungsrückstellung, die	Пенсійне забезпечення
Alterungsrückstellungsquote, die	Коефіцієнт пенсійного забезпечення
Altsein-Kranksein, das	Старість - Хвороба
Altsein, das	Старість
Alveolen, die	Альвеоли
Alveolitis, die	Альвеоліт
Alzheimer - die Stadien, der	Хвороба Альцгеймера - стадії
Alzheimer Krankheit, die	Хвороба Альцгеймера
Alzheimer, der	Хвороба Альцгеймера
am Anfang	на початку
am bestimmten Tag	в даний день
am Ende	в кінці
am ersten Mai	першого травня
am folgenden Tag	на наступний день

am hellen Tag	серед білого дня
am Tage nach	на наступний день
am Vorabend, am Tag vor	напередодні ввечері, напередодні
Amalgam-Zahnfüllung, die	Пломбування зубів амальгамою
Amblyopie, die	Амбліопія
Ambu-Beutel, der	Мішок Амбу
ambulant	амбулаторний
Ambulant betreute Wohngemeinschaften, die	Амбулаторні спільноти підтриманого проживання
Ambulante Behandlung, die	Амбулаторне лікування
ambulante Betreuung, die	Амбулаторно-поліклінічна допомога
Ambulante Ergänzungsversicherung, die	Амбулаторне додаткове страхування
Ambulante Leistungen und Behandlungen, die	Амбулаторні послуги та лікування
Ambulante Leistungen, die	Амбулаторні послуги
ambulante Patient, der	Амбулаторний пацієнт
Ambulante Pflege, die	Амбулаторне лікування
Ambulante Pflegedienst, der	Амбулаторне обслуговування
Ambulante spezialfachärztliche Versorgung, die	Амбулаторна спеціалізована допомога
Ambulante Suchthilfe, die	Амбулаторна наркологічна допомога
Ambulante Versorgung, die	Амбулаторне обслуговування
Ambulante Zusatztarife, die	Амбулаторні додаткові тарифи
Ambulanter Altenpflegedienst, der	Амбулаторне обслуговування людей похилого віку
Ambulanter Bereich, der	Амбулаторна зона
Ambulanter Pflegedienst, der	Амбулаторне обслуговування
Ambulantes Operieren, das	Амбулаторна операція
Ambulanz, die	Амбулаторія

ISBN: 978-3-96213-490-7

Ambulatorium, das	Амбулаторія
American Journal of Nursing	Журнал American Journal of Nursing
Aminosäuren, die	Амінокислоти
Amnesie, die	Амнезія
Amnioskopie, die	Амніоскопія
Amniozentese: Fruchtwasseruntersuchung, die	Амніоцентез
Amöbenruhr, die	Амебна дизентерія
Ampulle, die	Ампула
Amputation, die	Ампутація
Amputationsverletzung, die	Ампутаційна травма
Amtliche Gebührenordnung für Ärzte (GOÄ), die	Офіційна шкала тарифів для лікарів (GOÄ)
Amtsarzt, der	Окружний лікар
amüsant	кумедний, потішний
Amyotrophe Lateralsklerose, die	Бічний аміотрофічний склероз
an Diabetes leiden	страждати на діабет
an eine bestimmte Stelle legen	покласти в певне місце
an eine Stelle legen, sich	лягти на одне місце
Anabolismus, der	Анаболізм
anaerob	анаеробний
Anaerobier, der	Анаероб
anal	анальний
Analbeschwerden (Afterbeschwerden), die	Дискомфорт в області анального отвору
Analblutung : Blut im Stuhl, die	Анальна кровотеча: кров у калі
Analfissur, die	Анальна тріщина
Analgesie, die	Аналгезія
Analgetikum, das	Знеболювальний засіб

analgetisch	знеболюючий
analog	аналогічний
Analogpräparate, die	Аналогові препарати
Analprolaps, der	Ректальний пролапс
Analtampon, der	Анальний тампон
Analyse des Pflegeprozesses, die	Аналіз процесу надання допомоги
Analyse, die -n	Аналіз
Analysemethoden, die	Методи аналізу
Analyseverfahren, das	Процедура проведення аналізу
Analytik, die	Аналітика
analytische Chemie, die	Аналітична хімія
Anämie, die	Анемія
anämisch	анемічний
Anamnese (Pflege), die	Анамнез (догляд)
Anamnese, die	Анамнез
Anamnesegespräch, das	Збір анамнезу
Anaphylaktischer Schock, der	Анафілактичний шок
Anästhesie, die	Анестезія
Anästhesiepflege, die	Анестезіологічна допомога
Anästhesiologie, die	Анестезіологія
Anästhesist (in), der/die	Анестезіолог
Anästhetika, die	Анестетики
Anatomie und Physiologie, die	Анатомія та фізіологія
Anatomie, die -n	Анатомія
anatomische Nomenklatur, die	Анатомічна номенклатура
anbieten	пропонувати
Anbieter/in, der/die -/-nen	Надавач послуг
Anblick, der -e	Вигляд

ISBN: 978-3-96213-490-7

anbrechen	надламувати, відламувати шматок
Andere Modelle, die	Інші моделі
ändern	змінити
anderthalb Stunden	півтори години
Androgenetische Alopezie, die	Андрогенетична алопеція
Andrologie, die	Андрологія
Aneurysma, das	Аневризма
Anfall, der	Приступ
anfallsartiges Auftreten, das	Судомні напади
Anfallskrankheit : Krampfanfall, die	Судомний розлад
Anfang Oktober	Початок жовтня
Anfang, der; -(ä) e	Початок
anfangen	починати
Anfechtung, die	Заперечування, оскарження
anfertigen	виготовляти
anfeuchten	зволожувати
Anforderung, die	Запит, вимога
Anforderungen an Pflegende, die	Вимоги до осіб, які здійснюють догляд
Anforderungen und Arbeitsschwerpunkten, die	Вимоги та напрямки роботи
Anforderungs-Ressourcen-Modell, das	Модель "Вимоги-Ресурси"
Anforderungsmodell, das -e	Модель вимог
angeben	вказати
angeboren	вроджений
angeborene Behinderung, die	Вроджена інвалідність
Angeborene Leiden, das	Вроджені захворювання
angeborene Missbildungen , die	Вроджені деформації

Angeborene Schwerhörigkeit, die	Вроджена втрата слуху
Angebot, das -e	Пропозиція
Angebote für Menschen mit kognitiver Beeinträchtigung	Пропозиції для людей з когнітивними порушеннями
Angebote von Krankenkassen	Пропозиції від медичних страхових компаній
Angehörige/r, die/der -/-n	Родичі, рідні та близькі
Angehörigengruppe, die	Група родичів
Angelegenheit, die jemandem am Herzen liegt	Справа, близька до чийогось серця
angemessen	відповідний
angenehm	приємний
angeschlagen fühlen, sich	приймати щось на свій рахунок
Angesicht, das -er	Обличчя
angestrebt	бажаний
angestrebte Ziele, die	Бажані цілі
angewandt	прикладний
Angina pectoris : Herzschmerzen, die	Стенокардія: біль у серці
Angiografie (Angiographie), die	Ангіографія
Angiokardiographie, die	Ангіокардіографія
Angiologie, die	Ангіологія
Angst haben vor	боятися чогось
Angst, die; -(ä) e	Страх, тривога
Angsterkrankungen, die	Тривожні розлади
ängstlich	тривожний
ängstlicher Patient, der	Тривожний пацієнт
Angststörungen : Angst, die	Тривожні розлади : Тривога
Angststörungen, die	Тривожні розлади

Fachwörterbuch für Pflege- und Gesundheitsberufe Deutsch-Ukrainisch
ISBN: 978-3-96213-490-7

Angsttherapie, die	Лікування тривожності
anhaltend	стійкий
Ankle-Brachial-Index, der	Гомілково-плечовий індекс
Ankleidezimmer, das -	Роздягальня
Ankylose, die	Анкілоз
Ankylosierende Spondylitis, die	Анкілозуючий спондиліт
Anlagebedingter Haarausfall, der	Випадіння волосся через генетичні фактори
Anlagen, die	Здібності, схильності
Anlaufschmerz, der	Біль на початку руху
Anleiten, beraten und Gespräche führen	інструктувати, консультувати та вести бесіди
Anleitung in der Pflege, die	Керівництво по догляду за хворими
Anleitung, die -en	Інструкція, інструктаж
Anleitungs- und Schulungsprozesse, die/die	Процес проведення інструктажу та навчання
Anleitungsprozesse, die	Процес проведення інструктажу
Anliegen, das	Бажання, звернення
anmachen	увімкнути
Anmut, die	Грація
anmutig	витончений
Annahmeerklärung, die	Заява про прийняття
Annahmepflicht, die	Обов'язок прийняття
Anonyme Alkoholiker, der	Анонімні алкоголіки
Anorak, der	Анорак
Anorexia nervosa, die	Нервова анорексія
Anorexie, die	Анорексія
anorganische Chemie, die	Неорганічна хімія
anpassen	пристосовуватися

Anpassung, die	Адаптація
Anpassungs- und Regulationsmechanismen, die	Механізми адаптації та регуляції
Anpassungsprozesse, die	Адаптаційні процеси
Anpassungsversicherung, die	Страхування негативних результатів
Anrechnungsbetrag, der	Сума нарахувань
Anrechnungszeiten, die	Періоди нарахувань
Anreicherungsverordnung, die -en	Регулювання насичення
Anreize, die	Стимули
Anschlussheilbehandlung (AHB), die	Заключна реабілітація (AHB)
Anschlussrehabilitation, die	Подальша реабілітація
Anschlussversicherung, die	Подальше страхування
anschwellen	набрякати
Anspannung (Psychologie), die	Напруженість (Психологія)
Anspannung, die	Напруження
ansprechbar	доступний для мовного контакту
anspruchsvoll	вимогливий
anständig	пристойний
ansteckend	інфекційний
Anstoßkappe, die	Захисна каскетка
anstrengen, sich	напружуватися
anstrengend	виснажливий
Anstrengung, die -en	Зусилля
antagonistisch	антагоністичний
anterior	передній
Anthrax, der	Сибірська виразка
Anthroposophische Medizin, die	Антропософська медицина

Fachwörterbuch für Pflege- und Gesundheitsberufe Deutsch-Ukrainisch
ISBN: 978-3-96213-490-7

Anti-Dekubitusmatratze, die	Протипролежневий матрац
Anti-Schuppen-Shampoo, das	Шампунь проти лупи
Anti-Thrombosestrümpfe, die	Антитромбозні панчохи
Antibiogramm, das	Fнтибіотикограма
Antibiotika, die	Антибіотики
Antidepressiva, die	Антидепресанти
Antidiabetika, die	Протидіабетичні засоби
Antidot, das	Антидот
Antifalten	Проти зморшок
Antifaltencreme, die	Крем проти зморшок
Antigen, das	Антиген
Antihistaminikum, das	Антигістамінний засіб
Antihomotoxische Therapie, die	Антигомотоксична терапія
Antikoagulation, die	Антикоагуляція
Antikonzeption, die	Антиконцепція
Antikörper, der	Антитіло
Antikörpertest, der	Тест на антитіла
Antikörpertherapie, die	Терапія антитілами
Antiphlogistika, die	Протизапальні препарати
Antisepsis, die	Антисептика
Antiseptikum, das	Антисептик
antiseptisch	антисептичний
Antlitz, das -e	Jбличчя
Antrag, der -(ä) e	Заявка
Antragsablehnung, die	Відхилення заявки
Antragsannahme, die	Прийом заявок
Antragsbindefrist, die	Дедлайн подачі заявок
Antragsgestaltung, die -en	Оформлення заявки

Antragstellung, die	Подання заявки
Antriebslosigkeit, die	Млявість
antworten	відповідати
Anurie : Vermindertes Wasserlassen, die	Анурія: зменшення сечовипускання
Anus, der	Анус
Anwandlung, die -en	Припадок
Anwartschaftsdeckungsverfahren, das	Накопичення внесків соціального страхування для виплати пенсій
Anwartschaftsversicherung (AWV), die	Страховка обґрунтованої претензії на отримання пенсії, медичної страховки тощо
Anweisung, die	Вказівка, інструкція
anwenden	застосовувати
Anwendung, die	Застосування
Anwendungsbeobachtung, die	Спостережне дослідження
Anzahl, die -en	Кількість
Anzeige eines Versicherungsfalles, die	Повідомлення про страховий випадок
Anzeigepflicht bei Wechsel in die Private Krankenversicherung, die	Обов'язок розкриття інформації при переході на приватне медичне страхування
Anzeigepflicht, die	Обов'язок розкриття інформації
Anzeigepflichtverletzung, die	Порушення обов'язкового повідомлення
Aorta abdominalis, die	Черевна аорта
Aorta, die	Аорта
Aortenaneurysma, das	Аневризма аорти
Aortenerweiterung, die	Розширення аорти
Aortenklappe, die	Аортальний клапан
Aortenklappenstenose, die	Стеноз аортального клапана
Apathie, die	Апатія

Fachwörterbuch für Pflege- und Gesundheitsberufe Deutsch-Ukrainisch
ISBN: 978-3-96213-490-7

Aphasie : Sprachstörungen, die	Афазія: розлади мовлення
Aphasiologie, die	Афазіологія
Aphonie, die	Афонія
Aphthen, die	Афти
Apley-Zeichen, das	Симптом Apley
Apnoe, die	Апное
Apoplex, der	Інфаркт головного мозку
Apoplexie, die	Гостре порушення мозкового кровообігу
Apotheke, die -n	Аптека
Apothekenabschlag (Rabatt), der	Аптечна знижка
Apothekeneinkaufspreis, der	Закупівельна ціна аптеки
Apothekenpflicht, die	Обов'язок продажу лікарського засобу тільки через аптеки
Apotheker (in), der/die	Фармацевт
Appendektomie, die	Апендектомія
Appendix vermiformis, die	Апендикс
Appendix, der	Апендикс
Appendizitis, die	Апендицит
Appetit, der	Апетит
Appetitlosigkeit, die	Втрата апетиту
Appetitmangel, der	Знижений апетит
Appetitverlust, der	Втрата апетиту
Applied Kinesiology, die	Прикладна кінезіологія
Applikation, die	Застосування
applizieren	застосувати
Approbation, die	Апробація
April, der -e	Квітень
Aprilscherz, der -e	Першоквітневий жарт

Aqua, das	Вода
Äquivalenzprinzip, das	Принцип еквівалентності
Arbeit, die -en	Робота
Arbeiten, das	Робота
Arbeiter Samariter Bund, der	Спілка Робітничих Самаритян Німеччини
Arbeiter, der	Робітник
Arbeiterwohlfahrt (AWO), die	Благодійний фонд допомоги робітникам
Arbeitgeber, der	Роботодавець
Arbeitgeberanteil, der	Страховий внесок роботодавця
Arbeitgeberbescheinigung, die	Сертифікат роботодавця
Arbeitgeberwechsel, der	Зміна роботодавця
Arbeitgeberzuschuß zur Krankenversicherung, der	Дотація роботодавця на медичне страхування
Arbeitgeberzuschuß zur PPV, der	Надбавка роботодавця до фонду обов'язкового страхування на випадок потреби в сторонньому догляді
Arbeitgeberzuschuss, der	Надбавка роботодавця
Arbeitnehmer über JAEG, die	Працівник, чия заробітна плата перевищує річний ліміт заробітку.
Arbeitnehmer, der	Працівник
Arbeitnehmeranteil, der	Страховий внесок найманого працівника
Arbeits- oder Verkehrsunfall, der	Нещасний випадок на виробництві або дорожньо-транспортна пригода
arbeitsam adj.	працьовитий
Arbeitsamt, das	Біржа праці
Arbeitsbedingungen, die	Умови праці
Arbeitseinkommen, das	Трудовий дохід
Arbeitsentgelt, das	Заробітна плата
Arbeitsfeld, das -er	Сфера діяльності
Arbeitsfeldanalyse, die -n	Аналіз сфери діяльності

ISBN: 978-3-96213-490-7

Arbeitsförderung, die	Стимулювання зайнятості
Arbeitsgemeinschaft der Obersten Landesgesundheitsbehörden (AOLG), die	Робоча група вищих державних органів охорони здоров'я
Arbeitsgemeinschaften der Krankenkassen, die	Робочі групи лікарняних кас
Arbeitshandschuh, der	Робочі рукавички
Arbeitskittel, der	Робочий халат
Arbeitskleidung, die	Робочий одяг
Arbeitsleben, das	Трудове життя
Arbeitslosigkeit, die	Безробіття
Arbeitsplatz, der -(ä) e	Робоче місце
Arbeitsplatzanalysen, die	Аналіз робочих місць
Arbeitsprozess, der -e	Процес роботи
Arbeitsrecht, das	Трудове право
Arbeitsschutz, der	Охорона праці
Arbeitssessel, der	Робоче крісло
Arbeitssystem, das -e	Система роботи
Arbeitstechniken, die	Техніка роботи
Arbeitsunfähigkeit - Nachweis, die	Підтвердження непрацездатності
Arbeitsunfähigkeit, die	Непрацездатність
Arbeitsunfähigkeitsbescheinigung, die	Довідка про непрацездатність
Arbeitsunfall, der; -(ä) e	Нещасний випадок на виробництві
Arbeitsverhältnis, das	Трудові відносини
Arbeitsvertrag, der	Трудовий договір
Arbeitsweise, die	Режим роботи
Arbeitswelt, die	Світ праці
Arbeitszeit, die	Робочий час

ärgern	дратувати
ärgern, sich	гніватися
Argumentation, die -en	аргументація
argwöhnisch	підозрілий
Arm, der -e	Рука
Armbeuge, die -n	Ліктьовий згин
Armlagerungsschiene, die	Шина для підтримки руки
Armschlinge, die	Пов'язка для фіксації руки
Armschmerzen, die	Біль у руці
Aromapflege, die	Ароматичний догляд
Aromatherapie, die	Ароматерапія
Aromen, die	Аромати
Arschloch, das	Вилупок
Arteria, die	Артерія
Arterie, die -n	Артерія
Arterienverkalkung, die	Артеріосклероз
Arteriitis temporalis, die	Артеріїт скроневої артерії
Arteriographie: Angiographie, die	Артеріографія: ангіографія
Arteriolen, die	Артеріоли
Arteriosklerose, die	Артеріосклероз
Arthralgie : Gelenkschmerzen, die	Артралгія: біль у суглобах
Arthritis, die	Артрит
Arthrographie, die	Артрографія
Arthrose, die	Артроз
Arthroskopie, die	Артроскопія
Artifizielle Sphinkter, der	Штучний сфінктер
Artikulation, die -en	Артикуляція
Artikulator, der	Артикулятор

Fachwörterbuch für Pflege- und Gesundheitsberufe Deutsch-Ukrainisch
ISBN: 978-3-96213-490-7

Arznei- und Heilmittelbudget, das	Бюджет на медикаменти та засоби захисту
Arznei- und Verbandmittel, das	Лікарські засоби та перев'язувальні матеріали
Arznei, die -en	Медицина
Arzneiformen, die	Лікарські форми
Arzneikunde, die	Фармакологія
arzneilich, (Adj.)	лікарський
Arzneimittel-Rabattverträge, die	Договори на знижку на лікарські засоби
Arzneimittel-Richtlinie, die	Директива про лікарські засоби
Arzneimittel-Versandhandel, der	Посилкова торгівля фармацевтичними препаратами
Arzneimittel-Zulassung, die	Реєстрація лікарських засобів
Arzneimittel, das	Лікарські засоби
Arzneimittelabgabe, die	Відпуск лікарських засобів
Arzneimittelallergie, die -n	Медикаментозна алергія
Arzneimittelbegriff, der	Поняття лікарських засобів
Arzneimittelbudget-Ablösungsgesetz (ABAG), das (das)	Закон про заміну бюджетних коштів на ліки
Arzneimittelexanthem, die	Лікарська екзантема
Arzneimittelgesetz, das -e	Закон про лікарські засоби
Arzneimittelgruppen, die	Групи лікарьских засобів
Arzneimittelhersteller, der -	Виробник лікарського засобу
Arzneimittelkennzeichen, das	Етикетка лікарського засобу
Arzneimittelkommission der Deutschen Ärzteschaft, die	Комісія з питань контролю за ліками Німецької медичної асоціації
Arzneimittelkunde, die	Фармакологія
Arzneimittelliste mit Tarif (ALT), die	Перелік лікарських засобів із зазначенням тарифу
	Закон про реорганізацію ринку лікарських засобів

Arzneimittelpreisverordnung, die	Постанова про ціни на лікарські засоби
Arzneimittelrabattverträge, die	Договори про знижку на лікарські засоби
Arzneimittelrecht, das	Фармацевтичне законодавство
Arzneimittelsicherheit, die	Безпека лікарських засобів
Arzneimittelsubstitution, die	Заміна ліків
Arzneimittelversorgung, die	Медикаментозне забезпечення
Arzneimittelversorgungs-Wirtschaftlichkeitsgesetz, das	Закон про ефективність лікарських засобів
Arzneimittelwirkung, die	Вплив лікарського засобу
Arzneimittelzulassung, die	Реєстрація лікарських засобів
Arzneistoffgruppen, die	Групи лікарських засобів
Arzt / Ärztin, der/die	Лікар/лікарка
Arzt im Praktikum, der	Лікар в інтернатурі
Arzt- und Arzthaftungsrecht, das	Закон про відповідальність лікаря та медичне законодавство
Arzt-Patient-Beziehung, die	Взаємовідносини між лікарем і пацієнтом
Arzt, der	Лікар
Arztanordnung, die	Припис лікаря
Arztberuf, der -e	Медична професія
Arztdichte, die	Забезпеченість лікарськими кадрами
Ärzte mit verfahrensbezogener Zusatzausbildung, die	Лікарі з додатковою технологічною підготовкою
Ärzte- und Zahnärztekammer, Landes(zahn)ärztekammer, die	Медичні та стоматологічні палати, регіональні (стоматологічні) медичні палати
Ärztekammer, die -n	Медична палата
Ärztekrepp, das	Креп медичний
Ärzteschaft, die -en	Лікарський персонал
Arztgutachten, das	Медичний висновок

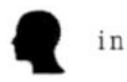
interkulturaverlag.de
Fachwörterbuch für Pflege- und Gesundheitsberufe Deutsch-Ukrainisch
ISBN: 978-3-96213-490-7

Arzthaftungsprozess, der -e	Процес притягнення лікаря до відповідальності
Arzthaftungsrecht, das	Закон про медичну відповідальність
Arzthelferin, die -nen	Помічниця лікаря
Arzthonorar, das -e	Гонорар лікаря
Ärztin, die -nen	Лікарка
Arztkosten, die	Витрати на лікарську консультацію та лікування
Arztleistungen, die	Послуги лікаря
ärztlich (Adj.)	медичний
Ärztliche Behandlung, die	Медичне лікування
ärztliche Betreuung, die	Медичне обслуговування
ärztliche Eingriffe, die	Медичні втручання
Ärztliche Sachleistungen, die	Медичні послуги в натуральній формі
Ärztliche Tätigkeitsfelder	Медичні напрямки діяльності
ärztliche Unterlagen zu einer Person, die	Медична документація, що стосується особи
Ärztliche Untersuchung, die	Медичний огляд
ärztliches Attest, das	Медична довідка
Ärztliches Hilfspersonal, das	Допоміжний медичний персонал
Ärztliches Zentrum für Qualität in der Medizin, das	Медичний центр якості медицини
Arztnetz/Arztnetzwerk, das	Медична мережа/мережа лікарів
Arztpraxis, die -praxen	Медична практика
Arztrechnung, die -en	Рахунок від лікаря
Arztregister für Vertragsärzte, der	Реєстр лікарів, які працюють за договором із медичною страховою компанією
Arztregister, das	Реєстр лікарів, які працюють у лікарняних касах

Arztregister/Bundesarztregister, der	Медичний реєстр/федеральний медичний реєстр
Arztsekretärin, die -nen	Медичний секретар
Arztvorbehalt, der	Застереження лікаря
Arztwahl Attestkosten, die	Витрати на медичну довідку при виборі лікаря
Arztwahl, die	Вибір лікаря
Arztwahl, freie, die	Свобода вибору лікаря
Asche, die -n	Попіл
Ascorbinsäure, die	Аскорбінова кислота
Ascorbinsäuremangel, der	Дефіцит аскорбінової кислоти
Asepsis, die	Асептика
aseptisch	асептичний
Aspekt, der -e	Аспект
Aspekte der Ernährung, die	Аспекти харчування
Asperger Autismus, der	Аутизм Аспергера
Asperger-Syndrom, das	Синдром Аспергера
Aspergillose, die	Аспергільоз
Asphyxie, die	Асфіксія
Aspiration (Verschlucken), die	Аспірація (ковтання)
Aspiration, die	Аспірація
Assessment-Instrument, das	Інструмент оцінки
Assessment, das -s	Оцінка
Assessmentinstrumente, die	Інструменти оцінки
Assessmentklassifikationen, die	Класифікації оцінок
Assistenzärztin, die	Лікар-асистент
Assistenzhund, der	Собака-поводир
Assistenzmodell nach Willem Kleine Schaars	Модель допомоги за Віллемом Кляйне Шаарсом

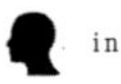
interkulturaverlag.de
Fachwörterbuch für Pflege- und Gesundheitsberufe Deutsch-Ukrainisch
ISBN: 978-3-96213-490-7

Assistenzpraxis, die	Практика надання допомоги
Assistep	Пристрій для людей з обмеженими фізичними можливостями, який може використовуватися для підйому і спуску по сходах.
assistieren	асиступати
assistierte Entbindung, die	Пологи із залученням асистенту
Asthma bei Erwachsenen, das	Астма у дорослих
Asthma bei Kindern, das	Астма у дітей
Asthma bronchiale	Бронхіальна астма
Asthma bronchiale bei Baby, das	Бронхіальна астма у немовлят
Asthma bronchiale, das	Бронхіальна астма
Asthma in Zahlen, das	Астма в цифрах
Asthma, das	Астма
Asthmaanfall, der	Напад астми
Asthmasprays, die	Спреї від астми
Astigmatismus, der	Астигматизм
asymptomatisch	безсимптомний
Aszites, der	Асцит
Aszitespunktion(Bauchhöhlenpunktion), die	Пункція асциту (пункція черевної порожнини)
Atelektase, die	Ателектаз
Atem- und Stimmstörungen, die	Порушення дихання та голосу
Atem, der	Дихання
Atemapparat, der -e	Дихальна система
Atemaussetzer, der	Порушення дихання
Atembeschwerden, die	Задуха
Atembeutel, der -	Дихальний мішок
Atemformen, die	Форми дихання

Atemfrequenz, die -en	Частота дихання
Atemgeräusch, das -e	Дихальний шум
Atemgrenzwert, der -e	Максимальна вентиляція легенів (межа дихання)
Atemgymnastik, die -en	Дихальна гімнастика
Ateminsuffizienz, die -en	Респіраторна недостатність
Atemlähmung, die -en	Параліч дихальних органів
atemlos	бездиханний
Atemmechanik, die	Механіка дихання
Atemminutenvolumen, das -ina	Хвилинний об'єм дихання
Atemnot, die -nöte	Задишка
Atemregulation, die -en	Регуляція дихання
Atemschutzmaske, die	Фільтрувальна захисна маска
Atemskala, die	Шкала дихання
Atemstillstand, der -stände	Зупинка дихання
Atemstimulierende Einreibung, die	Втирання, що стимулює дихання
Atemtest 13C, der	Дихальний тест 13C
Atemtherapie, die -n	Дихальна терапія
Atemtiefe, die -n	Глибина дихання
Atemtrakt, der -e	Дихальні шляхи
Atemtypen, die	Типи дихання
Atemvolumen, das	Об'єми дихання
Atemvolumina, die	Дихальні об'єми
Atemweg, der	Дихальний шлях
Atemwegserkrankungen, die	Захворювання органів дихання
Atheist, der -en	Атеїст
ätherischen Öle, die	Ефірна олія
ätherisches Öl, das	Ефірна олія

ISBN: 978-3-96213-490-7

Atherom, das	Атерома
Atherosklerose, die	Атеросклероз
Ätiologie maligner Tumoren, die	Етіологія злоякісних пухлин
Ätiologie, die	Етіологія
atmen	дихати
Atmung, die	Дихання
Atmungskette, die -n	Дихальний ланцюг
Atmungsorgane, die	Органи дихання
Atmungsphysiologie, die	Фізіологія дихання
Atmungssystem, das -e	Респіраторна система
Atmungssystem, das -e	Дихальна система
Atom- und Molekülbau, der	Атомна та молекулярна будова
Atomaufbau, der	Атомна будова
Atopische Dermatitis, die	Атопічний дерматит
Atrioventrikularknoten, der	Атріовентрикулярний вузол
Attacke, die	Напад
Attest, der	Довідка
Audiometrie, die	Аудіометрія
Audioschuh	Прилад для підключення зовнішніх аудіопристроїв до завушного слухового апарату
auf den Boden fallen	впасти на землю
auf die Dauer	на тривалий строк
auf die Erde fallen	впасти на землю
auf ein bestimmtes Ziel ausgerichtet	спрямовані на конкретну ціль
auf einem Auge schlecht sehen	погано бачити на одне око
auf jeden Fall	у будь-якому випадку

auf jmdn., etwas eine gute Wirkung haben	добре впливати (на когось, на щось)
auf und ab gehen	ходити вгору-вниз
Aufbau und Durchführung	Структура та реалізація
aufbauen	будувати, ґрунтуватися
Aufbautraining, das -s	Загальна фізична підготовка
Aufbereitung, die -en	Збагачення, первинне оброблення
aufbrausen	розлютитися, гарячкувати
aufdrehen	підкручувати, накручувати
auffällig	яскравий
Aufgaben, die	Завдання
Aufgabengebiet, das -e	Область завдань
aufgebläht	роздутий
aufgebläht fühlen, sich	відчувати здуття живота
Aufgeblähter Bauch	Здуття живота
aufgenommen	зафіксований, зареєстрований
aufgewählt	обраний
aufgeweicht	пом'якшений
aufhören	зупинятися
Aufklärung, die -en	Роз'яснення
Aufklärungs-, Beratungs- und Auskunftspflicht der Kranken- und Pflegekassen, die	Обов'язок лікарняних кас та кас довгострокового страхування інформувати, консультувати та надавати інформацію
Aufklärungspflicht, ärztliche, die	Обов'язок давати медичне роз'яснення
Aufklärungspflicht, die	Обов'язок давати роз'яснення
Aufklärungsprogramme, die	Інформаційна програма
Auflage für Untersuchungsliege, die	Вимоги до оглядової кушетки
auflösen	розчиняти, розв'язувати

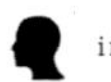
interkulturaverlag.de
Fachwörterbuch für Pflege- und Gesundheitsberufe Deutsch-Ukrainisch
ISBN: 978-3-96213-490-7

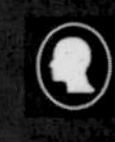

Auflösung, die	Розчинення, розв'язування
aufmerksam betrachten, etwas	уважно на щось дивится
aufmerksam sein	бути уважним
Aufmerksamkeit eingeschränkt	Обмежена увага
Aufmerksamkeit, die	Увага
Aufmerksamkeitsdefizit-/ Hyperaktivitätsstörung (ADHS), das	Синдром дефіциту уваги та гіперактивності (ADHS)
Aufmerksamkeitsdefizit-Hyperaktivitätsstörung, die	Синдром дефіциту уваги та гіперактивності
Aufmerksamkeitsstörung, die	Синдром дефіциту уваги
aufmuntern	підняти настрій
Aufnahme, die	Прийом, реєстрація
Aufnahmebogen, der	Анкета для реєстрації
aufnehmen	приймати, вносити
aufpassen	бути уважним
Aufrechnung, die	Взаємозалік
Aufrechterhaltung, die -en	Підтримка
Aufregung, die	Хвилювання
aufrichten, sich	випростатися
Aufrichter, der	Надліжкова трапеція
Aufrichtigkeit, die	Щирість
Aufsicht, die	Нагляд
Aufsichtsbehörde der Krankenkassen, die	Орган нагляду за діяльністю лікарняних кас
Aufsichtsbehörden, die	Контролюючі органи
aufstehen	вставати
aufsteigender Dickdarm, der	Висхідна ободова кишка
Aufstoßen, das	Відрижка

auftragen	наносити, доручати
Auftragsforschung, die -en	Виконання наукових досліджень за договорами
Auftrennung, die -en	Розтин (кровоносних судин при знекровленні)
aufwachen	прокидатися
Aufwachraum, der	Післяопераційна палата
aufwachsen	рости
Aufwärmen, das	Підігрівання, розминка
aufwärmen, sich	розігрітися
Aufwärmung, die	Підігрівання, розминка
aufzeichnen	записувати
Aufzeichnung der Hirnströme: Elektroenzephalographie, die	Запис мозкових хвиль: електроенцефалографія
Aufzeichnung, die -en	Запис
Augapfel, der	Очне яблуко
Auge, das -en	Око
Augemigräne, die	Очна мігрень
Augen zusammenkneifen , die	Примружувати очі
Augenarzt / Augenärztin, der/die	Лікар-офтальмолог
augenärztlich, (Adj.)	офтальмологічний
Augenblick, der -e	Мить, момент
augenblicklich (Adj.)	миттєво
Augenbraue, die -n	Брова
Augenbrauenpinzette, die	Пінцет для брів
Augenbrauenstift, der -e	Олівець для брів
Augendiagnostik, die	Діагностика очей
Augendusche, die	Станція для промивання очей
Augenentzündung, die	Запалення очей

ISBN: 978-3-96213-490-7

augenfällig (Adj.)	очевидний
Augenfarbe, die -n	Колір очей
Augenfehler, der -	Дефект очей
Augenflimmern (Flimmerskotom), das	Мерехтіння в очах
Augenheilkunde, die	Офтальмологія
Augenhintergrundspiegelung, die	Офтальмоскопія
Augenhöhle, die -n	Очна ямка
Augeninnendruck-Messung, die	Вимірювання внутрішньоочного тиску
Augeninnendruck, der	Внутрішньоочний тиск
Augeninnendruckmessung: Tonometrie, die	Вимірювання внутрішньоочного тиску: тонометрія
Augenirritation, die	Подразнення очей
Augenklappe, die -n	Пов'язка на око
Augenklinik, die -en	Офтальмологічна клініка
Augenkrankheit, die -en	Захворювання очей
Augenkrankheiten bei Diabetes, die	Захворювання очей при цукровому діабеті
Augenlaser OP, die	Лазерна хірургія ока
Augenlasern, das	Очний лазер
Augenlid, das -er	Повіка
Augenmaß, das	Окомір
Augenmassage, die	Масаж очей
Augenmuskeln, die	Очні м'язи
Augenoptiker, der	Оптик (чоловік)
Augenoptikerin, die -nen	Оптик (жінка)
Augenpflaster, das	Пластир на око
Augenprothese, die -n	Протезування очей
Augenreizstoff, der -e	Сльозогінна речовина

Augenringe, die	Кола під очима
Augenrötung : Rotes Auge, die	Почервоніння очей
Augensalbe, die -n	Очна мазь
Augenschatten, die	Тіні для повік
augenscheinlich (Adj.)	очевидний
Augenschmerz, der -en	Біль в очах
Augenschwäche, die	Слабкість очей
Augenspiegel, der	Офтальмоскоп
Augenspiegelung (Ophthalmoskopie), die	Офтальмоскопія (огляд очей)
Augenspiegelung, die	Офтальмоскопія
Augenspülung, die	Промивання очей
Augentonometrie, die	Тонометрія ока
Augentrockenheit, die	Сухість очей
Augentropfen, die	Очні краплі
Augenuntersuchung, die	Обстеження зору
Augenwasser, das	Краплі для очей
Augenwimper, die -n	Вія
Augenzucken, das	Сіпання очей
Augmentative Leistungen, die	Аугментативні послуги
August, der -e	Серпень
aus dem Bett springen	Вскакування з ліжка
aus dem Schlaf auffahren	прокидатися зі сну
aus dem Stegreif reden	виступати експромтом
aus den Augen verlieren	випускати з уваги
ausarbeiten	розробляти
ausatmen	видихати
Ausbildung, die -en	Професійна підготовка

Fachwörterbuch für Pflege- und Gesundheitsberufe Deutsch-Ukrainisch
ISBN: 978-3-96213-490-7

Ausbildungsstätte, die	Учбовий центр
Ausbildungssystem, das -e	Система професійної підготовки
Ausbildungsvergütung, die	Оплата професійної підготовки
Ausbleiben einer Regelblutung, das	Відсутність менструального циклу
Ausblick, der	Вигляд
Ausdauer- und Belastungstraining, das -s	Тренування витривалості та тренування з навантаженням
Ausdauer, die	Витривалість
Ausdauertestverfahren, das -	Випробування на витривалість
Ausdauertraining, das -s	Тренування на витривалість
Ausdauertrainingsprogramme, die	Програми тренувань на витривалість
Ausdrucksfunktion, die -en	Виражальна функція
Auseinandersetzung, die -en	Протистояння
Auseinzelung, die	Виокремлення
Ausfluss aus dem Ohr, der	Виділення з вуха
Ausfluss, der	Виділення
ausführen	робити
ausführlich schildern	детально описати
ausführliche Gespräch, das	Детальна розмова
Ausgabenentwicklung im Gesundheitswesen, die	Динаміка видатків у секторі охорони здоров'я
ausgerüsten	обладнувати
ausgerüstete Fahrzeug, das	Укомплектований транспортний засіб
ausgewählt	обраний
ausgewählte Beispiele, die	Окремі приклади
ausgewählte Bevölkerungsgruppen, die	Окремі групи населення
Ausgewählte Medien, die	Вибрані ЗМІ

Ausgewählte Tätigkeits- und Praxisfelder, die	Окремі сфери діяльності та практики
ausgewogen	збалансований
ausgewogene Ernährung, die	Збалансоване харчування
Aushandlungsprozesse, die	Переговорні процеси
Aushilfen, die	Допомога
Auskugeln der Schulter, das	Вивих плеча
Auskultation, die	Аускультація
Auskunft, die	Інформація
Auskunftspflicht bei Krankheit, die	Обов'язок надавати інформацію у разі хвороби
Ausländische Arbeitnehmer, die	Іноземні працівники
Auslandsaufenthalt, der	Перебування за кордоном
Auslandsleistungen, die	Пільги за кордоном
	Медичне страхування для виїзду за кордон
Auslandsschutz, der	Страхування подорожуючих за кордон
Auslandsstudium, das	Навчання за кордоном
ausleeren	спорожняти
Auslösung, die -en	Приведення у дію
Ausnahme, die	Виняток
auspacken	розпакувати
ausreichend	достатній
ausrichten	вирівнювати
Ausruf, der	Вигук
ausrufen	вигукувати
ausruhen, sich	відпочивати
ausruhen, sich	відпочити
Aussage, die	Заява

Fachwörterbuch für Pflege- und Gesundheitsberufe Deutsch-Ukrainisch
ISBN: 978-3-96213-490-7

Aussagekraft, die	Інформативність
Aussatz, der	Проказа
Ausschabung, die	Вискоблювання
Ausscheidung, die -en	Виділення
Ausscheidungsorgane, die	Органи виділення
Ausscheidungsurografie, die	Екскреторна урографія
Ausscheidungsurogramm, das	Екскреторна урограма
ausschlafen	виспатися
Ausschlag am Bauch, der	Висип на животі
Ausschlag am ganzen Körper, der	Висип по всьому тілу
Ausschlag am Hals, der	Висип на шиї
Ausschlag am Kinn, der	Висип на підборідді
Ausschlag im Gesicht, der	Висип на обличчі
Ausschlag, der	Висип
ausschlagen	висипати
Ausschluß von Behandlern, der	Відсторонення практикуючих лікарів
Ausschlüsse, die	Виключення
ausschneiden	вирізати
Ausschneidung, die	Вирізання
Ausschwitzung, die	Ексудація
aussehen	виглядати
Aussehen, das	Зовнішній вигляд
Außenbandriss am oberen Sprunggelenk, der	Розрив бічної зв'язки верхнього гомілковостопного суглоба
Außenknöchelband, der	Зовнішня зв'язка гомілковостопного суглоба
Außenknöchelbruch, der	Зовнішній перелом гомілковостопного суглоба
Außenseitermethoden, die	Зовнішні методи

Außenwirtschaft, die	Зовнішньоекономічна діяльність
äußer	зовні
außer Atem	задихатися
außer sich sein	бути несповна розуму
äußere adj.	зовнішній
äußere Gebörgang, der	Зовнішній слуховий прохід
Äußere, das	Зовнішність
äußerer Muttermund, der	Зовнішня шийка матки
äußeres Ohr, das	Зовнішнє вухо
Außergewöhnliche Belastung, die	Надзвичайний стрес
Aussprache, die -n	Вимова
ausspülen	споліскувати
Ausstattung, die -en	Оснащення
Aussteuer, die -n	Скасування допомоги
Aussteuerung bei Krankengeld, die	Скасування допомоги по тимчасовій непрацездатності
Aussteuerung, die	Скасування допомоги
Austritt, der	Вихід, вибуття
Auswahl, die	Відбір
Auswahlentscheidungen, die	Рішення про відбір
Auswärtsgedrehtes Augenlid, das	Вивернута повіка
auswechseln	змінювати
ausweichend antworten	викручуватися
Ausweis, der -e	Посвідчення особи
Auswerten, das	Оцінка
Auswertung, die -en	Оцінка
Auswertungsverfahren, das -	Метод інтерпретації
Auswirkung, die -en	Вплив

Fachwörterbuch für Pflege- und Gesundheitsberufe Deutsch-Ukrainisch
ISBN: 978-3-96213-490-7

Auswurf Untersuchung: Sputumuntersuchung, die	Дослідження мокротиння
Auszahlung Versicherungsleistungen, die	Виплата страхових відшкодувань
ausziehen, sich	роздягатися
Auszubildende, der	Стажер
Aut idem	Заміна запропонованого лікарського препарату більш дешевим
Aut-idem-Regelung, die	Постанова Aut idem (Заміна запропонованого лікарського препарату більш дешевим)
Autismus, der	Аутизм
Autistische Störung, die	Аутистичний розлад
Autogenes Training, das	Аутогенне тренування
Autonomie, die -n	Автономія
Autopsie: Obduktion, die	Розтин
Autorität, die -en	Авторитет
Autotrophie, die	Автотроф
AV-Block, der	Атріовентрикулярна блокада
Axiome, die	Аксіома
Axon Reflex-Test, der	Аксоно-рефлекторний тест
Axon, das	Аксон
Ayurveda, der/das	Аюрведа
Babinski-Zeichen, das	Симптом Бабинського
Babyhaube, die	Дитяча шапочка
Babyphon, das	Радіоняня
Babyschuhe, die	Дитяче взуття
Babysitterdienste, die	Послуги няні
Babytrage, die	Переноска для немовлят
Babytragekorb, der	Кошик-переноска для немовлят

Babywickeltisch, der	Пеленальний столик
Backe, die -n	Щока
Backenzahn, der	Корінний зуб
Bad nehmen, ein	Прийняти ванну
Bad, das; -(ä) er	Ванна
Badeanzug, der	Костюм для плавання
Badehose, die	Плавки для плавання
Bademantel, der; -(ä)	Халат
baden	купатися
Badeofen, der	Ванна піч
Badesalz, das	Сіль для ванн
Badesitzbank, die	Лавка у ванній кімнаті
Badetag, der	Купальний день
Badetuch mit Kapuze, das	Рушник банний з каптуром
Badetuch, das	Банний рушник
Badewanne, die -n	Ванна
Badezimmer, das -	Ванна кімната
BAG-Prämien, die	Страхові внески федерального відомства охорони здоров'я
Bagatellarzneimittel, das	Тривіальні ліки
Bakerzyste, die	Кіста Бейкера
Bakterie, die/ das -n	Бактерія
bakteriell (Adj.)	бактеріальний
Bakterielle Vaginose, die	Бактеріальний вагіноз
Bakterien- und Pilzgruppen, die	Групи бактерій і грибів
Bakterienkrieg, der -e	Бактеріальна війна
Bakterienkultur und Mikroskopie, die	Бактеріальний посів та мікроскопія
Bakterienkultur, die -en	Культура бактерій

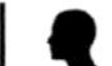
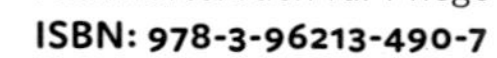
Fachwörterbuch für Pflege- und Gesundheitsberufe Deutsch-Ukrainisch
ISBN: 978-3-96213-490-7

bakterientötend (Adj.)	бактерицидний
Bakterienträger, der -	Носій бактерій
Bakteriologe, der -n	Бактеріолог
bakteriologisch, (Adj.)	бактеріологічний
Bakterium, das ...ien	Бактерія
Balanitis, die	Баланіт
bald darauf	невдовзі після того, як
bald zur Verfügung	незабаром в наявності
Balken, der	Мозолисте тіло
Ballen, der	Подушечка
Balneotherapie, die	Бальнеотерапія
Band, das	Бандаж
Bandage, die	Пов'язка
bandagieren	накладати бандаж
Bänder, die	Бандажі
Bänderdehnung, die	Розтягнення зв'язок
Bänderriss am Knie, der	Розрив зв'язок колінного суглоба
Bänderriss Knie-Seitenband, der	Розрив бічної зв'язки колінного суглоба
Bänderriss, der	Розрив зв'язок
Bänderzerrung, die	Розтягнення зв'язок
Bandscheibe, die -n	Міжхребцевий диск
Bandscheiben-Operation, die	Хірургія міжхребцевих дисків
Bandscheibenschaden, der ...schäden	Грижа міжхребцевого диска
Bandscheibenvorfall, der	Грижа міжхребцевого диска
Bank, die	Банк
Barausgleich, der	Розрахунок готівкою
Barmherzigkeit, die	Співчуття

Barorezeptorreflex, der	Барорецепторний рефлекс
Barrierefrei und barrierearm	спеціалізований для осіб з обмеженими можливостями
Barrieren, die	Бар'єри
Bart, der; (ä) e	Борода
Barthaare, die	Волосся на бороді
Barthel-Index, der	Індекс Бартела
Basale Stimulation, die	Базальна стимуляція
Basaliom, das	Базальноклітинна карцинома
Basalzellkarzinom, das	Базальноклітинна карцинома
Basalzellkrebs, der	Базальноклітинний рак
Base, die -n	База
Basedow-Krankheit, die	Хвороба Грейвса
Basis, die -en	База
Basisfallwert, der	Базова ставка вартості медичної послуги за один випадок лікування
Basiskenngrößen, die	Базові ставки
Basispflegesatz, der	Базова ставка догляду
Basisprämie, die	Базова премія
Basisstoffklassen, die	Основні класи речовин
Basistarif, der	Базовий тариф
Basiszusatztarif, der	Базовий додатковий тариф
Bau, der	Структура
Bauch, der ;-(ä) e	Живіт
Bauchbinde, die -n	Бандаж для живота
Bauchchirurgie, die	Абдомінальна хірургія
Bauchfalte, die	Черевна складка
Bauchfell, das -e	Черевна порожнина
Bauchfelldialyse, die	Перитонеальний діаліз

Fachwörterbuch für Pflege- und Gesundheitsberufe Deutsch-Ukrainisch
ISBN: 978-3-96213-490-7

Bauchfellentzündung, die -en	Перитоніт
Bauchhöhle, die -n	Черевна порожнина
Bauchhöhlenentzündung, die	Перитоніт
Bauchhöhlenpunktion (Aszitespunktion), die	Пункція черевної порожнини (пункція при асциті)
Bauchhöhlenschwangerschaft, die -en	Абдомінальна вагітність
bauchig (Adj.)	абдомінальний
Bauchkrämpfe, die	Спазми в животі
Bauchlagerung, die	Прон-позиція
Bauchlandung, die -en	Посадка "на живіт"
bäuchlings auf dem Bett liegen	лежачи на животі на ліжку
bäuchlings, Adv.	на животі
Bauchmuskel, der -n	М'язи живота
Bauchnabel, der	Пупок
Bauchraum, der	Черевна порожнина
Bauchschmerz, der -en	Біль у животі
Bauchspeicheldrüse, die -n	Підшлункова залоза
Bauchspeicheldrüsenentzündung, die	Панкреатит
Bauchspeicheldrüsenkrebs, der	Рак підшлункової залози
Bauchspiegelung (Laparoskopie), die	Ендоскопія органів черевної порожнини (лапароскопія)
Bauchwand, die	Черевна стінка
Bauchwassersucht, die	Абдомінальна водянка
Bauchweh, das -s	Біль у животі
Bauklötze staunen	вирячити очі від подиву
Baumwolle, die	Бавовна
Baupläne, die	Креслення

BCG-Impfung, die	Вакцинація БЦЖ
beabsichtigen	мати намір (щось зробити)
Beamte Belichtungstabellen, die	Таблиці витримки посадових осіб
Beamte, der	Кандидат на посаду державного службовця
Beamtenanwärter, der	Медичне страхування посадових осіб
Beamtenkrankenkasse, die	Лікарняна каса для посадових осіб
	Медичне страхування посадових осіб
Beamtenöffnungsaktion, die	Початок роботи державного службовця
beängstigend	тривожний
Bearbeiten, das	Редагування
Bearbeitung, die -en	Обробка
Bearbeitungskennzeichen, das	Індикатор обробки
Beatmung im Heim, die	Штучна вентиляція легенів у домашніх умовах
Beatmung, die	Штучна вентиляція легенів
Beatmungsgerät, das	Апарат штучної вентиляції легенів
Beatmungsmaske, die	Маска для штучної вентиляції легенів
Beatmungspflicht, die	Обов'язок проведення штучної вентиляції легенів
beben	тремтіти
Becher, der	Склянка, келих
Bechterew Morbus, der	Анкілозуючий спондиліт
Bechterew-Krankheit, die	Хвороба Бехтерева
Bechterew-Mendel-Reflex, der	Рефлекс Бехтерева-Менделя
Bechterew-Reflex, der	Рефлекторний анкілозуючий спондилоартрит
Becken, das	Таз
Beckenboden, der	Тазове дно
Beckenbodeninsuffizienz, die -en	Недостатність тазового дна

ISBN: 978-3-96213-490-7

Beckenbodentraining, das	Тренування тазового дна
Beckenbruch, der	Тазова грижа
Beckenendlage, die	Тазове передлежання
Beckenfraktur, die	Перелом тазу
Beckenknochen, der	Тазова кістка
Beckenkrümmung, die	Викривлення тазу
Beckenschmerzen, die	Тазовий біль
Bed Mover	Пристрій для пересування ліжок
Bedarf, der -e	Потреба
Bedarfs- und Adressatenanalysen, die/die	Аналіз потреб та адресатів
Bedarfsanalyse, die -n	Оцінка потреб
Bedarfsermittlungsinstrumente, die	Інструменти оцінки потреб
Bedarfsgegenstände, die	Споживчі товари
Bedarfsplanung Ärzte, Zahnärzte, die	Планування попиту на лікарів, стоматологів
Bedarfsplanung Krankenversicherung, die	Планування попиту на медичне страхування
Bedarfsplanung, die	Планування потреб
Bedenken, das	Обмірковування
Bedenken, das -	Обмірковування
bedeutend	значний
Bedeutung des Pflegeprozesses, die	Значення процесу догляду
Bedeutung, die -en	Значення
bedingt	умовний
Bedingungen, die	Умови
bedingungslos	безумовний
bedrückt	пригнічений

Bedside-Test, der	Приліжковий тест
Bedürfnis, das	Потреба
beeilen, sich	поспішати
beeinflussend	впливаючий
Beeinflussung, die -en	Вплив
Beeinträchtigung, die -en	Порушення
beenden	закінчувати
Beendigung Versicherungsschutz, die	Припинення страхового захисту
Beendigung Versicherungsverhältnis, die	Припинення страхових відносин
beerdigen	хоронити
Beerdigung, die -en	Похорон
Beerdigungsinstitute, die	Похоронні бюро
Befinden, das	Самопочуття
Befindlichkeitsstörung, die	Порушення емоційного самопочуття
Befragungs- und Beobachtungsdaten, die	Дата інтерв'ю та спостереження
Befreiung der Versicherungspflicht, die	Звільнення від обов'язкового страхування
Befreiung studentische Krankenversicherung, die	Звільнення від медичного страхування студентів
Befreiung Versicherungspflicht, die	Звільнення від обов'язкового страхування
Befreiung von der Versicherungspflicht der Rentner, die	Звільнення від обов'язкового страхування пенсіонерів
Befreiung von der Versicherungspflicht, die	Звільнення від обов'язкового страхування
Befreiung von Zuzahlungen, die	Звільнення від додаткових оплат

ISBN: 978-3-96213-490-7

Befreiungsmöglichkeit für Rentner, die	Можливість звільнення пенсіонерів від обов'язкового страхування
Befreiungsmöglichkeiten für Studenten, die	Можливості звільнення студентів від обов'язкового страхування
Befreiungsrecht in der Pflegeversicherung, das	Право на звільнення від страхування на випадок потреби в догляді
Befruchtung, die	Запліднення
Befund bei Beginn der Behandlung,der	Результати обстеження на початку лікування
Befund, der	Результат дослідження
Befundbezogene Festzuschüsse, die	Фіксована надбавка щодо результатів досліджень
Befundbezogener Festzuschuss Zahnersatz, der	Фіксована надбавка щодо результатів досліджень на зубне протезування
Befunde, die	Результати обстеження
Befunderhebung, die -en	Огляд результатів дослідження
Befundung, die	Висновки
begehen	робити, вчиняти
begehren	бажати
begeistert	захоплений
Beginn bei Gruppenversicherungen, der	Початок групового страхування
Beginn der Krankenversicherung, der	Початок медичного страхування
Beginn der Mitgliedschaft, der	Початок членства
Beginn der Versicherung, der	Початок страхування
Beginn des Versicherungsschutzes, der	Початок страхового покриття
Beginn Versicherungsschutz, der	Початок страхового захисту
beginnen	починати
begleiten	Супровід

Begleiterin, die	Супутниця
Begleiterscheinung, die	Супутнє явище
Begleitetes Wohnen in Familien	Супроводжуване проживання в сім'ях
begnügen mit, sich	задовольнятися
begraben	хоронити
Begräbnis, das -se	Поховання
Begrenzung, die -en	Обмеження
Begriff „Behinderung"Der	Термін "інвалідність"
Begründung, die -en	Обґрунтування
begutachten	надавати висновок
Begutachtungsfristen, die	Терміни проведення оцінки
behaglich	комфортний
behalten	зберігати
Behälter, der	Контейнер
behandeln	лікувати
behandeln, sich	лікуватися
behandelnde Arzt, der	Лікуючий лікар
Behandlung Krankenversicherung, die	Лікування при медичному страхуванні
Behandlung von Wunden, die	Лікування ран
Behandlung, die	Лікування
Behandlungsbedarf, der	Потреба в лікуванні
Behandlungsbeginn, der	Початок лікування
Behandlungsergebnisse, die	Результати лікування
Behandlungsfall, der	Випадок лікування
Behandlungsfehler, der	Помилка в лікуванні
Behandlungskonzepte, die	Концепції лікування
Behandlungskosten, die	Витрати на лікування

Fachwörterbuch für Pflege- und Gesundheitsberufe Deutsch-Ukrainisch
ISBN: 978-3-96213-490-7

Behandlungslampe, die	Лікувальна лампа
Behandlungsmaßnahme, die	Заходи лікування
Behandlungsmethode, die	Методи лікування
Behandlungspflege, die	Здійснення медичного догляду
Behandlungspflicht, die	Обов'язок хворого звертатися до лікаря для проходження курсу лікування
Behandlungsprinzipien, die	Принципи лікування
Behandlungsschein, der	Талон
Behandlungsschürze, die	Лікувальний фартух
Behandlungstechniken, die	Техніки лікування
Behandlungstermin, der	Термін лікування
Behandlungstray, der	Медичний лоток
Behandlungsverfahren, das -	Процедура лікування
Behandlungsvertrag, der	Договір на лікування
Behandlungszimmer, das	Процедурний кабінет
Behandlungszweige, die	Лікувальні відділення
beharrlich	настирливий
Behebung, die	Усунення
Behinderte Menschen in Deutschland	Люди з обмеженими можливостями в Німеччині
Behinderte Menschen, die	Люди з обмеженими можливостями
Behinderte, der	Особа з обмеженими можливостями
Behindertenwohnheim, das	Будинок для людей з обмеженими можливостями
Behinderung, die -en	Інвалідність
behutsam	обережний
bei Bewusstsein	свідомо
Bei der medizinischen Diagnostik und Therapie mitwirken	брати участь в медичній діагностиці та терапії

Bei der Wohnraum- und Wohnumfeldgestaltung unterstützen	сприяти оформленню та дизайну житлового простору
bei diesem Anblick	побачивши це
bei diesen Worten	при таких словах
bei einbrechender Nacht	з настанням ночі
bei einem Kranken wachen	доглядати за хворою людиною
bei jmdm. einhaken, sich	когось взяти під руку
bei Tag und Nacht	вдень і вночі
bei Tagesanbruch	на світанку
Beibehaltung, die	Збереження
Beihilfe Beamte, die	Субсидії державним службовцям
Beihilfe, die	Допомога, доплата, субсидія
Beihilfeablösungsversicherung, die	Страховий поліс на виплату допомоги
Beihilfeberechtigte, der	Пільговик
Beihilfeergänzung, die	Додаткова допомога
Beihilfekrankenversicherung, die	Допомога в медичному страхуванні
Beihilfesätze, die	Ставка допомоги
beiläufig oder nebenbei gesagt	випадково або мимохіть сказане
Beileid, das	Співчуття
beim Wort fassen	вірити на слово
Bein, das -e	Нога
Beinarterienverschluss, der	Оклюзія артерії ноги
Beinen sein, Zentrale Venenkatheter (ZVK)	впевнено стояти на ногах
Beinknochen, das -e	Кістки ніг
Beinmuskulatur, die	М'язи ніг
Beinödeme, die	Набряк ніг
Beinprothese, die	Протез ноги

Fachwörterbuch für Pflege- und Gesundheitsberufe Deutsch-Ukrainisch
ISBN: 978-3-96213-490-7

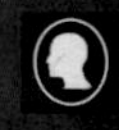

Beinschiene, die	Шина на ногу
Beinschmerzen, die	Біль у ногах
Beinvenenthrombosen, die	Тромбози вен на ногах
Beipackzettel, der	Вкладиш до упаковки
Beispiel, das -e	Приклад
beißen	кусати
Beistand, der	Підтримка
Beistelltisch, der	Приставний столик
Beitrag an die Kosten eines Spitalaufenthalts, der	Внесок на покриття витрат на перебування в стаціонарі
Beitrag GKV, der	Внесок при обов'язковому медичному страхування
Beitrag PKV, der	Внесок при приватному медичному страхуванні
Beiträge im Alter, die	Внески у похилому віці
Beiträge zur Arbeitslosenversicherung, die	Внесок на страхування на випадок безробіття
Beitragsanpassung (BAP), die	Коригування внеску
Beitragsanpassungsklausel, die	Положення про коригування внесків
Beitragsbemessungsgrenze (BBG), die	Верхня межа нарахування внесків
Beitragsbemessungsgrundlage, die	База для нарахування внесків
Beitragsberechnung in der gesetzlichen Krankenversicherung,, die	Розрахунок внесків на загальнообов'язкове державне медичне страхування
Beitragsbonus für Arbeitgeber, der	Бонус за внесок для роботодавців
Beitragseinzug, der	Збір внесків
Beitragsentwicklung, die	Розвиток внесків
Beitragserhöhung, die	Збільшення внесків
Beitragsfälligkeit, die	Дата сплати внеску

Beitragsfreie Mitversicherung in der GKV, die	Безвнескове співстрахування в обов'язковому медичному страхуванні
Beitragsfreie Mitversicherung von Kindern in der PKV, die	Безвнескове співстрахування дітей в приватному медичному страхуванні
Beitragsfreiheit, die	Звільнення від сплати внесків
Beitragsgruppen, die	Група обов'язкових платежів
Beitragskalkulation, die	Розрахунок внеску
Beitragslast, die	Зобов'язання щодо внеску
Beitragsnachweis, der	Підтвердження внеску
Beitragspflichtige Einnahmen, die	Доходи, що підлягають оподаткуванню внесками
Beitragsrechnung, die -en	Виписка про внески
Beitragsrückerstattung (BRE), die	Повернення внесків
Beitragsrückzahlung, die	Повернення внесків
Beitragssatz für Künstler, der	Ставка внеску для творчих працівників
Beitragssatz, allgemeiner und ermäßigter, der	Ставка внеску, загальна та знижена
Beitragssatz, der	Розмір членського внеску
Beitragssatzstabilität, die	Стабільність ставок внесків
Beitragssenkung, die	Зниження ставки внеску
Beitragsstabilität, die	Стабільність внесків
Beitragssteigerung, die	Збільшення внеску
Beitragstragung, die	Ставка внеску
Beitragsüberwachung, die	Моніторинг внесків
Beitragsverrechnung, die	Залік внеску
Beitragsvorwegabzug, der	Авансове утримання внесків
Beitragszahler, der -	Платник внеску
Beitragszahlung, die	Сплата внеску
Beitragszuschlag, der	Доплата до внеску

Fachwörterbuch für Pflege- und Gesundheitsberufe Deutsch-Ukrainisch
ISBN: 978-3-96213-490-7

Beitragszuschuss für freiwillig Krankenversicherte, der	Доплата до внеску для добровільно застрахованих осіб
Beitragszuschuss für Rentner, der	Надбавка до внеску для пенсіонерів
Beitragszuschuss Landwirte, der	Надбавка до внеску для фермерів
Beitragszuschuss zur Krankenversicherung der Rentner, der	Надбавка до внеску на медичне страхування пенсіонерів
Beitragszuschuss zur Pflegeversicherung der Rentner, der	Надбавка до внеску на страхування пенсіонерів у зв'язку з довгостроковим доглядом
Beitragszuschuss, der	Субсидія на внески
beklagen	скаржитися
beklagen, sich	скаржитися
Beklemmung, die	Відчуття стиснення
Belastung, die -en	Стрес
Belastungs-EKG, das	Стрес-ЕКГ
Belastungsformen, die	Види стресу
Belastungsgrenze, die	Граничне напруження
Belastungsreaktionen, die	Стресові реакції
Belastungsschmerzen, die	Біль від стресу
Belastungssteuerung, die -en	Контроль навантаження
Belegarzt, der	Лікар стаціонару
Belegarztspital, das	Лікарня для лікарів загальної практики
Belegbett, das	Зайняте ліжко
Belegungsmanagement, das	Відділ із розміщення хворих
Belegungspläne, die	Схема розміщення хворих
beleibt	повний
Beleibtheit, die	Повнота
beleidigen	ображати
beleidigend	образливий

Beleidigung, die -en	Образа
Bell-Phänomen, die	Феномен Белла
Belohnung, die -en	Винагорода
bemerken, erkennen	помічати, визнавати
bemerken, feststellen	помічати, виявляти
Bemessungsgrenze, die	Масштаб обчислення
bemühen, sich	намагатися
bemühen, sich	напружуватись
benachrichtigen	повідомляти
Benachteiligung, die -en	Недолік
benigne	доброякісний
Benigne Prostatahyperplasie, die	Доброякісна гіперплазія передміхурової залози
Benigne symmetrische Lipomatose Launois-Bensaude	Доброякісний симетричний ліпоматоз Лануа-Бенсо
benommen	запаморочений
Benommenheit, die	Заціпенілість
benötigen	потребувати
benutzen	використовувати
beobachten	спостерігати
Beobachtung, die	Спостереження
Beobachtungsergebnisse, die	Результати спостереження
Beobachtungsstudien, die	Обсерваційні дослідження
bequem	зручний
Berater, der	Радник
Beratung und Anleitung, die	Консультування та настанови
Beratungs- und Servicemanagement, das -s	Консультування та управління послугами
Beratungsangebote, die	Консультаційні послуги

ISBN: 978-3-96213-490-7

Beratungsansätze, die	Підходи до консультування
Beratungsgespräche mit alten Menschen und ihren Angehörigen	Консультації з людьми похилого віку та їхніми родичами
Beratungskompetenz, die -en	Досвід консультування
Beratungsmodelle, die	Моделі консультування
Beratungsprozesse, die	Процеси консультування
Beratungsstellen für Versicherte - Ombudsfrau Krankenkasse, die	Консультаційні центри для застрахованих осіб – Медичний страховий омбудсмен
Beratungsverlauf, der -(ä) e	Процес консультування
Berechnung des Energie- und Flüssigkeitsbedarfs, die	Розрахунок потреби в енергії та рідині
Berechnung, die -en	Розрахунок
berechtigt	справедливий
Bereich, der -e	Сфера
Bereinigung, die	Врегулювання
bereit legen, sich	приготуватися
bereiten, sich	підготуватися
bereitmachen, sich	готуватися
Bereitschafts-, Notfalldienste, die	Чергова служба за викликом, служба невідкладної допомоги
Beriberi, die	Бері-бері
berichten	повідомляти
Berner Bildungszentrum Pflege	Бернський освітній центр у сфері догляду
berücksichtigen	взяти до уваги
Berücksichtigung, die -en	Зважання
Beruf und Familie, der/die	Професія та сім'я
Beruf, der -e	Професія
beruflich	професійний
berufliche Belastungen, die	Професійні стреси

beruflicher	професійний
Berufsallergien - Bäckerasthma und Friseurekzem, die	Професійні алергії - астма пекаря та екзема перукаря
Berufsanfänger, das	Початківці кар'єри
Berufsausübungsgemeinschaft, die	Професійне товариство
Berufsausübungsrecht, das	Право на професійну діяльність
Berufsbekleidung, die	Професійний одяг
Berufsbild Hausarzt, das	Посадові обов'язки сімейного лікаря
Berufscodex, der	Професійний кодекс
Berufsfelder, die	Галузі професійної діяльності
berufsfeldspezifische Handlungskompetenz, die -en	Професійна галузева компетентність
Berufsgenossenschaft, die	Професійне об'єднання
Berufsgeschichte und -entwicklungen, die	Професійна історія та розвиток
Berufsgeschichte, die -n	Професійна історія
Berufskrankheit, die	Професійне захворювання
Berufsordnung, ärztliche, die	Кодекс професійної етики, медичне розпорядження
Berufsorganisation, die -en	Професійна організація
Berufspädagogik, die	Педагогіка професійної освіти
Berufspflichten, die	Професійні обов'язки
Berufspolitik, die	Професійна політика
Berufspraxis, die -ktiken/-en	Професійна практика
Berufsrecht, das	Професійне право
berufsrechtlich	професійно-правовий
Berufsständische Krankenkassen, die	Професійні лікарняні каси
Berufsunfähigkeit, die	Професійна непрацездатність

Fachwörterbuch für Pflege- und Gesundheitsberufe Deutsch-Ukrainisch
ISBN: 978-3-96213-490-7

Berufsunfall Krankenversicherung, die	Медичне страхування від нещасного випадку на виробництві
Berufsverband, der -(ä) e	Професійне об'єднання
Berufsverbände, die	Професійні асоціації
Berufswelt, die -en	Професійний світ
Berufungsausschuss, der	Апеляційний комітет
beruhigen, sich	заспокоюватися
Beruhigungsmittel, das	Заспокійливе
Beschädigungen, die	Пошкодження
Beschaffenheit, die	Властивість
beschäftigen mit	мати справу з
Beschäftigungsangebot, das	Пропозиція щодо працевлаштування
bescheiden	скромний
Bescheidenheit, die	Скромність
beschimpfen	обзивати
beschleunigten Puls haben	мати прискорений пульс
beschleunigter Herzschlag	Прискорене серцебиття
Beschleunigungstrauma, das	Травма прискорення
beschließen	вирішувати
beschneiden	обрізати
Beschneidigung, die	Обрізання
Beschneidung beim Mann, die	Обрізання у чоловіків
beschreiben	описувати
Beschreibung, die -en	Опис
beschuldigen	звинувачувати
Beschwerde, die	Скарга
beschweren, sich	скаржитися
Beseitigung, die	Видалення, усунення

Besenreiser, die	Судинна сіточка
besinnungslos	безглуздий
Besitzstandspflegegeld, das	Допомога по догляду за хворим
Besitzstandswahrung, die	Захист закріплених прав
Besondere Wartezeit Krankenversicherung, die	Медичне страхування в період спеціального очікування
Besonderheiten der Arzneimitteltherapie im Alter, die	Особливості медикаментозної терапії в літньому віці
Besorgnis, die -se	Стурбованість
besorgt	стурбований
besorgt sein	бути стурбованим
besprechen, sich	обговорюється
Besprechungszimmer, das	Кімната для переговорів
besser werden	одужати
Besserung, die	Одужвання
beständig	сталий
beständig sein	бути постійним
Bestandteile, die	Компоненти
Bestattung, die -en	Поховання
bestellen	призначати
bestimmen	визначити
bestimmt	конкретний
bestimmte Menge, die	Певна кількість
bestimmte Position des Körpers bei Erstversorgung, die	певне положення тіла при наданні першої медичної допомоги
bestimmte Zeit auf etwas verwenden	витрачати на щось певний час
bestimmten Maß erreichen, den	досягти певного рівня
Bestimmung, die -en	Призначення, постанова

Fachwörterbuch für Pflege- und Gesundheitsberufe Deutsch-Ukrainisch
ISBN: 978-3-96213-490-7

Bestrahlung, die	Опромінення
bestürtzt sein	приголомшений
bestürzen	приголомшувати
bestürzt	приголомшений
Bestürzung, die	Збентеження
Besucherzeiten, die	Години відвідування
Betätigung, die -en	Діяльність
Betäubungsmittel, das	Знеболювальний засіб
betragen	складати
Betragen, das	Поведінка
betreffen	стосуватися
betreffend	конкретний
betreuen, sich	піклуватися, доглядати
Betreuer/in, die	Опікун
betreute Wohnen, das	Стаціонарне лікування
Betreutes Wohnen in den eigenen vier Wänden	Супроводжуване проживання у власних чотирьох стінах
Betreutes Wohnen, das	Супроводжуване проживання
Betreuung in häuslicher Gemeinschaft, die	Догляд в домашній громаді
Betreuung, die -en	Догляд
Betreuungsleistungen, die	Послуги з догляду
Betreuungsrecht, das	Право на опіку
Betreuungsschlüssel, der	Кількісне співвідношення між дітьми та виховательками
Betreuungssystem, das -e	Система догляду
Betreuungsverfügung, die	Директива про догляд
Betreuungsvollmacht, die	Довіреність на здійснення догляду
Betrieb, der -e	Компанія

betrieblich	виробничий
betriebliche Altersvorsorge (bAV), die	Професійне пенсійне забезпечення
Betriebliche Direktversicherung, die	Пряме страхування компаній
Betriebliche Gesundheitsförderung, die	Пропаганда здорового способу життя на підприємстві
betriebliche Sportprogramme	Спортивні програми компанії
Betriebliches Gesundheitsmanagement, das -s	Управління охороною здоров'я в компанії
Betriebsarzt, der	Виробничий лікар
Betriebskrankenkasse (BKK), die	Лікарняна каса на підприємстві
Betriebsprüfung, die	Аудит компанії
Betriebsstättenfall, der	Нещасний випадок на виробництві
Betriebsunfall Krankenversicherung, die	Медичне страхування від нещасного випадку на виробництві
Betriebswirtschaftslehre, die	Бізнес-адміністрування
Betroffene, der/die	Постраждалі
Betrübnis, die	Скорбота
Betrug, der; -(ü) e	Обман
betrügen	обманювати
betrügerisch	шахрайський
betrunken	п'яний
Betrunkenheit, die	Пияцтво
Bettlägerigkeit, die	Постільний режим
Bettlaken, die	Простирадло
Bettnässen, die	Нетримання сечі
Bettpfanne, die	Качка
Bettschüssel, die	Підкладне судно
Beugemuskel, der	М'яз-згинач

ISBN: 978-3-96213-490-7

beugen	згинати
Beugesehnenverletzung an der Hand, die	Травма сухожилля згинача кисті
Beugung, die	Згинання
Beule, die	Гуля
beunruhigen	насторожувати
Beurteilung, die -en	Оцінка
Beurteilungsgespräch, das -e	Атестаційна бесіда
Bevölkerung, die -en	Населення
Bevölkerungsansatz, der -(ä) e	Популяційний підхід
Bevölkerungsgruppen, die	Групи населення
Bevollmächtigte, die/der	Уповноважений
bevorzugen	надавати перевагу
bewältigen	справлятися
Bewältigung, die -en	Подолання
Bewältigungsstrategie, die	Стратегія вирішення (проблем, конфліктів)
bewegen	рухати
beweglich	рухомий
Beweglichkeit, die	Мобільність
Beweglichkeits- und Koordinationstraining, das -s	Тренування з мобільності та координації
Beweglichkeitstraining, das -s	Тренінг з мобільності
Bewegung und Berührung	Рух і дотик
Bewegung, die -en	Рух
Bewegungsanalyse, die -n	Аналіз руху
Bewegungsapparat, der -e	Опорно-рухова система
Bewegungsdrang, der	Рухове збудження
Bewegungseinschränkung, die	Обмеження руху

Bewegungsentwicklung, die -en	Розвиток руху
bewegungsfähig	мобільний
Bewegungsfähigkeit, die	Здатність рухатися
Bewegungsgleichungen, die	Рівняння руху
Bewegungskoordination, die -en	Координація руху
Bewegungslehre, die	Теорія руху
Bewegungsmangel, der	Відсутність руху
Bewegungsprogramme, die	Програми руху
Bewegungsschmerzen, die	Біль при русі
Bewegungssteuerung, die -en	Керування рухом
Bewegungsstörungen, die	Рухові розлади
Bewegungssystem, das -e	Система руху
Bewegungstherapie, die	Рухова терапія
Bewegungstherapiegerät, das	Тренажер для занять лікувальною фізкультурою
Bewegungsunfähigkeit, die	Нездатність рухатися
bewerten	оцінювати
Bewertung, die -en	Оцінка
Bewertungsausschuss (Erweiterter), der	Оціночний комітет (у розширеному складі)
Bewertungsmaßstab zahnärztlicher Leistungen (BEMA), die	Стандарт оцінки стоматологічних послуг
Bewohner, der	Резиденти
bewundern	захоплюватися
Bewunderung, die	Захоплення
bewusst sein	знати про
bewusstlos	без свідомості
bewusstlos sein	перебувати без свідомості

Fachwörterbuch für Pflege- und Gesundheitsberufe Deutsch-Ukrainisch
ISBN: 978-3-96213-490-7

Bewusstlosigkeit, die	Втрата свідомості
Bewusstlosigkeit/Ohnmacht, die, die	Втрата свідомості/непритомність
Bewusstsein, das	Свідомість
Bewusstseinsstörung oder Koma, die/ das	Порушення свідомості або кома
Bewusstseinsstörung, die	Порушення свідомості
Bewusstseinstrübung, die	Затьмарення свідомості
Bewusstseinsverlust, der	Втрата свідомості
Bewusstseinszustand, der	Стан свідомості
Bezeichnung, die -en	Призначення
Beziehungen, die	Відносини
Beziehungsaufbau, der	Побудова відносин
Beziehungsgestaltung, die -en	Вибудовування взаємовідносин
Beziehungsgestaltung, die -en	Формування відносин
Beziehungsstrukturen, die	Структури взаємовідносин
Bezirksausschuss, der	Районний комітет
bezogen	пов'язаний
Bezug, der; -(ü) e	Доходи, утримання, платня
Bezugsfächer, die	Предмети посилання
Bezugsgröße, die	Базова величина
Bezugspersonenpflege, die	Догляд пацієнта разом з доглядальником
Bezugspflege, die	Лікарняний догляд із прикріпленням доглядальника
Bias, die	Упередженість
biegen	згинати
biegsam	гнучкий
Biegsamkeit, die	Гнучкість
Bienengiftallergie, die	Алергія на бджолину отруту

bifokal	біфокальний
bifokale Glas, das	Біфокальне скло
Bifurkationsnadel, die	Біфуркаційна голка
Bilanzen, die	Розрахункові дані
bilateral	білатеральний
bilden	утворювати
Bildgebendes Verfahren, das	Техніка візуалізації
bildnerisch	живописний
Bilharziose, die	Білґарція
Billigungsklausel, die	Застереження Біллінгса
Billings-Methode: Schleimprobe, die	Метод Біллінгса: проба мокротиння
Binde, die	Бандаж, бинт
Bindefrist, die	Термін дії
Bindegewebe, das	Сполучна тканина
Bindegewebsheilung, die -en	Загоєння сполучної тканини
Bindehaut, die	Кон'юнктива
Bindehautentzündung, die	Кон'юнктивіт
Bindung, die -en	Зв'язок
Bindungsfrist, die	Період дії покриття
Bindungsstörungen, die	Розлад прив'язаності
Binge Eating Disorder, der	Розлад харчової поведінки
Binge-Eating, das	Запійне вживання їжі
Bioanalytik, die	Біоаналітика
Biochemie, die	Біохімія
biochemische Methoden, die	Біохімічні методи
Bioenergetische Medizin, die	Біоенергетична медицина
Biofeedback, das	Зворотній зв'язок

ISBN: 978-3-96213-490-7

Biofunktionalität, die	Біофункціональність
Biografiearbeit als Dialog	Робота над біографією в режимі діалогу
Biografiearbeit bei Menschen mit Demenz	Робота над біографією з людьми з деменцією
Biografiearbeit, die	Робота над біографією
Biografiebogen, der	Бланк біографічної довідки
Biografische Perspektive, die	Біографічний аспект
Biographie, die -n	Біографія
Biographiebericht, der	Біографічний звіт
biographische Erfahrungen, die	Біографічний досвід
Biologie, die	Біологія
Biologiemodell, das	Біологічна модель
Biomechanik, die -en	Біомеханіка
biomedizinische (r) Analytiker (in), der/die	Біомедичний аналітик
biomedizinische Modell, das -e	Біомедична модель
Biomoleküle, die	Біомолекули
biophysikalische Analyse, die -n	Біофізичний аналіз
Biopsie (Gewebeprobe), die	Біопсія (зразок тканини)
Biopsiezange, die	Біопсійні щипці
Biopsychosoziale Medizin, die	Біопсихосоціальна медицина
Bioresonanztherapie, die	Біорезонансна терапія
Biosimilar, das	Біосиміляр
Biostatistik, die -en	Біостатистика
Bioverfügbarkeit, die	Біодоступність
Bipolare Störung, die	Біполярний розлад
bis in den hellen Tag hinein schlafen	спати серед білого дня
Bisex-Tarife, die	Тарифи окремо для чоловіків та жінок

Fachwörterbuch für Pflege- und Gesundheitsberufe
Deutsch-Ukrainisch: **ISBN: 978-3-96213-490-7**

Biss, der	Укус
Bisswunde, die	Рана від укусу
bitter	гіркий
Bizeps, der	Біцепс
Bizeps, die	Біцепс
Bizepssehnenriss, der	Розрив сухожилля біцепса
Bizepssehnenruptur, die	Розрив сухожилля біцепса
Blähbauch, der	Здуття
Blähung, die	Метеоризм
Blähungen, die	Дмучка
Blankoformular, das	Бланк
Bläschendrüse, die	Пухирчаста залоза
Blase (Bulla, Hautblase), die	Пухир (булла, шкірний пухир)
Blase auf der Haut, die	Пухир на шкірі
Blase, die	Сечовий міхур
Blasendruckmessung, die	Вимірювання тиску в сечовому міхурі
Blasenentzündung, die	Інфекція сечового міхура
Blasenkatheter, der	Катетер для сечового міхура
Blasenkrebs, der	Рак сечового міхура
Blasenschmerzen, die	Біль у сечовому міхурі
Blasenschwäche : Harnverlust, die	Слабкість сечового міхура: нетримання сечі
Blasenschwäche, die	Слабкість сечового міхура
Blasenspiegelung (Zystoskopie), die	Цистоскопія (дослідження сечового міхура)
Blasensteine, die	Камені в сечовому міхурі
Blasentumor, der	Пухлина сечового міхура
Blasenverweilkatheter, der	Постійний катетер для сечового міхура
blass adj.	блідий

Fachwörterbuch für Pflege- und Gesundheitsberufe Deutsch-Ukrainisch
ISBN: 978-3-96213-490-7

blass werden	бліднути
blasse Haut, die	Бліда шкіра
blau anlaufen	посиніти (напр., від холоду)
blauäugig	блакитноокий
blaue Fleck, der	Гематома
blaue Flecken, die	Синці
blaue Lippen, die	Сині губи
Blausucht : blau anlaufen, die	Ціаноз: посиніння
Bleaching, das	Відбілювання
bleibende Zahn, der	Постійний зуб
bleich	блідий
bleich sein	бути блідим
Blendempfindlichkeit : Lichtscheue, die	Чутливість до яскравого світла: світлобоязнь
Blepharitis, die	Блефарит
Blick, der -e	погляд
blind	сліпий
Blinddarm, der	Сліпа кишка
Blinddarmentzündung, die	Апендицит
blinde Person, die	Незряча людина
Blindenhilfsmittel, das	Допомога для сліпих
Blindenhund, der	Собака-поводир
blinder Fleck, der	Фізіологічна скотома
Blindheit, die	Сліпота
blinzeln	моргнути
blühend	квітучий
Blumberg-Zeichen, das	Симптом Блюмберга
Blut abnehmen	брати кров на аналіз

Blut am After, das	Кров у задньому проході
Blut im Auge, das	Кров в очах
Blut im Ohr, das	Кров у вусі
Blut im Sperma, das	Кров у спермі
Blut im Stuhl, das	Кров у калі
Blut im Urin, das	Кров у сечі
Blut kontaminiert	заражена кров
Blut spucken	спльовувати кров
Blut- und Abwehrsystem, das -e	Кров і система захисту
Blut-Hirn-Schranke, die	Гематоенцефалічний бар'єр
Blut, das	Кров
Blutabnahme: Blutentnahme, die	Забір крові
Blutader, die -n	Кровоносна вена
Blutanalyse: Blutentnahme, die	Аналіз крові: забір крові
Blutapfelsine, die -n	Блутапфельсин
blutarm, (Adj.)	анемічний
Blutarmut durch Folsäuremangel, die, der	Анемія внаслідок дефіциту фолієвої кислоти
Blutarmut, die	Анемія
Blutaustausch, der -e	Кровообмін
Blutbad, das ...bäder	Кровопролиття
Blutbahnen, die	Кровоносні русла
Blutbank, die ...bänke	Банк крові
blutbeschmiert, (Adj.)	закривавлений
Blutbild, das -er	Аналіз крові
Blutbild: Blutentnahme, die	Аналіз крові: забір крові
blutbildende	кровотворний
Blutbildung, die	кровотворення

Fachwörterbuch für Pflege- und Gesundheitsberufe Deutsch-Ukrainisch
ISBN: 978-3-96213-490-7

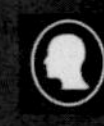

Blutblase, die -n	Кров'яний пухир
Blutdruck hoch bei Kindern und Jugendlichen, der	Підвищений артеріальний тиск у дітей та підлітків
Blutdruck messen, das	Вимірювання артеріального тиску
Blutdruck niedrig, der	Низький артеріальний тиск
Blutdruck senkend, der	Падаючий артеріальний тиск
Blutdruck, der -e; -(ü) e	Артеріальний тиск
Blutdruck, zu hoher, der	Занадто високий артеріальний тиск
Blutdruckkrisen, die	Гіпертонічні кризи
Blutdruckmanschette, die	Манжета для вимірювання артеріального тиску
Blutdruckmedikament, das	Ліки від артеріального тиску
Blutdruckmessgerät, das	Тонометр для вимірювання артеріального тиску
Blutdruckmessung - Langzeit, die	Добове моніторування артеріального тиску
Blutdruckmessung, die -en	Вимірювання артеріального тиску
Blutdruckregulation, die -en	Регулювання артеріального тиску
Blutdruckschwankungen, die	Коливання артеріального тиску
blutdrucksenkend (Adj.)	гіпотензивний
Blutdrucksenker, der	Засіб від підвищеного тиску
Blüte, die -n	Квітка
Blutegel, der -	П'явка
bluten	кровоточити
bluten (hat)	кровотеча (мати)
Blütenblatt, das ...blätter	Пелюстка
blutend	кровоточивий
Blütenkelch, der -e	Квіткова чашечка
Blütenstand, der, ...stände	Суцвіття
Blütenstaub, der ...stäube	Пилок

Blütenstempel, der -	Маточка
Blutentnahme, die -n	Забір крові
Blutentnahmen durchführen , die	Взяття зразків крові
Blutenzug, der	Знекровлення
Bluter, der -	Кровотеча
Bluterbrechen : Blutiges Erbrechen, das	Гематемезис: кривава блювота
Bluterbrechen (Hämatemesis), das	Блювання кров'ю (гематемезис)
Bluterguss, der; ...güsse	Крововилив
Bluterkrankheit, die	Гемофілія
Blütezeit, die, -en	Час цвітіння
Blutfarbstoff, der	Гемоглобін
Blutfette, die	Ліпіди крові
Blutfettwerte erhöht, die	Підвищений рівень жиру в крові
Blutfleck, der -e	Кривава пляма
Blutgasanalyse (BGA), die	Аналіз газів крові (BGA)
Blutgefäß, das; -(ä) e	Кровоносна судина
Blutgefäße, die	Кровоносні судини
Blutgeld, das	Компенсація за шкоду
Blutgerinnsel, das	Згусток крові
Blutgerinnung hemmende Substanz, die	Речовина, що інгібує згортання крові
Blutgerinnung, die -en	Згортання крові
blutgierig, (Adj.)	кровожерливий
Blutgruppe, die -n	Група крові
Blutgruppenbestimmung, die -en	Визначення групи крові
Blutgruppensysteme, die	Системи груп крові
Blutgruppenuntersuchung, die -en	Аналіз на групу крові

ISBN: 978-3-96213-490-7

Bluthochdruck, der -e; ...drücke	Підвищений артеріальний тиск
Bluthusten (Hämoptyse), das	Кашель з кров'ю (кровохаркання)
blutig, (Adj.)	кривавий
Blutiger Auswurf : Bluthusten	Кров'янисте мокротиння : кровохаркання
blutiger Durchfall, der	Кривава діарея
Blutiges Erbrechen	Кривава блювота
blutjung, (Adj.)	юний
Blutkapillare, die -n	Кровоносний капіляр
Blutklümpchen, das -	Тромб
Blutklumpen, der -	Згустки крові
Blutkörperchen, das -	Кров'яні тільця
Blutkrankheiten, die	Захворювання крові
Blutkrebs, der	Рак крові
Blutkreislauf, der	Кровообіг
blutleer, (Adj.)	безкровний
Blutleere, die	Анемія
Blutmenge, die -n	Кількість крові
Blutorange, die -n	Сицилійський апельсин
Blutparasit, der -en	Кров'яний паразит
Blutplasma, das	Плазма крові
Blutplättchen, das -	Тромбоцити крові
Blutprobe, die -n	Зразок крові
Blutrache, die	Кровна помста
blutreinigend, (Adj.)	кровоочисний
Blutreinigung, die -en	Очищення крові
blutrünstig, (Adj.)	кровожерливий
blutsaugend, (Adj.)	кровосисний

Blutschwamm, der	Доброякісне розростання судин
Blutsenkung, die -en	Реакція осідання еритроцитів, РОЕ
Blutserum, das ...seren	Сироватка крові
Blutspende, die	Донорство крові
Blutspender/ in, die -nen	Донор крові
Blutstammzelltransplantation, die	Трансплантація стовбурових клітин крові
Blutstrom, der -(ö) e	Кровотік
Blutstropfen, der -	Крапля крові
Blutstuhltest: Hämoccult-Test, der	Аналіз калу на кров: Тест на гемокультуру
Bluttat, die -en	Кривавий злочин
Bluttest, der	Аналіз крові
Bluttransfusion (Blutübertragung), die	Переливання крові
Blutübertragung, die -en	Переливання крові
Blutung, die -en	Кровотеча
Blutungen am Ende der Schwangerschaft, die	Кровотеча в кінці вагітності
Blutungen außerhalb der Regel, die	Кровотеча поза менструальним циклом
Blutungsstörungen, die	Порушення згортання крові
blutunterlaufen (Adj.)	із синцями
Blutuntersuchung, die	Аналіз крові
Blutuntersuchung: Blutentnahme, die	Аналіз крові: забір крові
Blutverdünnung, die	Розрідження крові
Blutvergiessen, das	Кровопролиття
Blutvergiessen, ohne	без крові
Blutvergiftung, die -en	Зараження крові
blutverschmiert (Adj.)	закривавлений

Fachwörterbuch für Pflege- und Gesundheitsberufe Deutsch-Ukrainisch
ISBN: 978-3-96213-490-7

Blutwäsche, die -n	Гемодіаліз
Blutwurst, die ...würste	Кров'яна ковбаса
Blutzerfall, der	Кров'яна діарея
Blutzirkulation, die -en	Кровообіг
Blutzucker-Messgerät, das	Глюкометр
Blutzucker, der	Глюкоза в крові
Blutzuckermessung, die	Вимірювання рівня вмісту цукру в крові
Blutzuckerspiegel, der	Рівень цукру в крові
Blutzuckerwert, der	Рівень цукру в крові
Blutzuckerwert, zu niedriger	Занадто низький рівень цукру в крові
Bobath-Konzept, das	Концепція Бобат
Boden, der	Підлога
Body, der	Тіло
Bodyplethysmographie: Ganzkörperplethysmographie, die	Боділлетизмографія: плетизмографія всього тіла
Bodyshaming, das	Бодішеймінг
Böhler-Zeichen, das	Симптом Белера
Bohrer, der	Дриль
Boiler, der	Бойлер
Bonus für gesundheitsbewusstes Verhalten, der	Бонус за дбайливе ставлення до здоров'я
Bonus-/Vorteilsprogramme, der	Бонусні/пільгові програми
Bonus-Malus-Regelung, die	Система бонусів/премій
Bonusheft, das	Бонусний зошит
Bonusmodell, das	Бонусна модель
Bonusprogramm, das	Бонусна програма
Bonusregelung, die	Бонусна система
Bonussystem, das -e	Бонусна система

Bonustarif, der	Бонусний тариф
Bonusversicherung, die	Бонусне страхування
Borderline-Störung, die	Межовий розлад особистості
Borderline-Syndrom, das	Межовий синдром
Borderline, das	Межа
Borreliose, die	Боррельоз
bösartiger Tumor, der	Злоякісна пухлина
böse	злий
böse adj.	злий
böse sein	бути злим
Böse, das	Зло
Bösewicht, der -e	Лиходій
boshaft	нечестивий
Bosheit, die -en	Зловмисність
Botulismus, der	Ботулізм
Boutonneuse-Fieber, das	Лихоманка Бутоннеза
BPH	Доброякісна гіперплазія передміхурової залози
brachial	плечовий
Brachium	Плечова кістка
brachte mit	привезені з
Brackets, die	Брекети
Braden-Skala, die	Шкала Брейдена
Bradykardie, die	Брадикардія
Brailleschrift, die	Шрифт Брайля
brandmarken	зганьбити
Brandsalbe, die	Мазь від опіків
Brandwunde, die	Опік

ISBN: 978-3-96213-490-7

Bräuche, die	Звичаї
brauchen	потребувати
Brauenbürste, die	Щіточка для брів
Braune Flecken auf den Zähnen, die	Коричневі плями на зубах
Braune Flecken auf der Haut, die	Коричневі плями на шкірі
Brause, die	Душ
Brausebad, das; -(ä) er	Душ
Braut, die; -(ä) e	Наречена
Brautführer, der -	Свідок
Bräutigam, der -e	Наречений
Brautkleid, das -er	Сукня нареченої
Brech-Durchfall durch Noroviren, der, die	Діарея з блюванням, викликана норовірусами
brechen	блювати
Brechreiz : Übelkeit, der	Нудота
Brechreiz beim Husten	Нудота при кашлі
Brei, der	Каша
Breischluck, der	Рентгеноскопія з контрастуванням стравоходу барієм
Breite, die -n	Ширина
Brennen beim Wasserlösen : Schmerzen beim Wasserlösen	Печіння при сечовипусканні: біль при сечовипусканні
Brennen in der Brust, das	Печіння в грудях
Brennen in der Scheide (Scheidenbrennen)	Печіння у піхві (вагінальне печіння)
brennend	палаючий
Brennende Augen, die	Пекучі очі
Brennende Schmerzen, die	Пекучий біль
brennender Stich, der	Пекучий укус

Briefträgerkissen, das	Подушка для абдукції руки
Brille, die -n	Окуляри
Brillen und Kontaktlinsen, die	Окуляри та контактні лінзи
Brillenband, das	Ремінець окулярів
Brillenetui, das	Футляр для окулярів
Brillengestell, das	Оправа для окулярів
Brillenputztuch, das	Серветка для чищення окулярів
Bronchialasthma, das	Бронхіальна астма
Bronchialkarzinom, das	Карцинома бронхів
Bronchialkrebs, der	Рак бронхів
Bronchialsekret Untersuchung: Sputumuntersuchung, die	Дослідження бронхіальної секреції: дослідження мокротиння
Bronchialtoilette, die	Дихальний туалет
Bronchie, die	Бронха
Bronchiektasen, die	Бронхоектази
Bronchien, die	Бронхи
Bronchitis, die	Бронхіт
Bronchoalveoläre Lavage, die	Бронхоальвеолярний лаваж
Bronchophonie, die	Бронхофонія
Bronchoskopie, die	Бронхоскопія
Bronchospasmolysetest, der	Тест на бронхоспазмоліз
Bronchuskarzinom, das	Карцинома бронхів
Brucellose, die	Бруцельоз
Bruch, der	Перелом
Bruchband, das	Бандаж при грижі
Brüche und ihre Behandlung, die	Переломи та їх лікування
Brüchige Fingernägel, die	Ламкість нігтів
Brücke (Zahnbrücke), die	Мостовидний протез (зубний міст)

Fachwörterbuch für Pflege- und Gesundheitsberufe Deutsch-Ukrainisch
ISBN: 978-3-96213-490-7

Brücke, die	Міст
Brückenschwester, die	Медсестсра із багаторічним професійним досвідом
Brudzinski-Zeichen, das	Симптом Брудзинського
Brust, die; -(ü) e	Груди
Brustbeere, die -n	Зізіфус справжній
Brustbein, das -e	Грудна кістка
Brustdrüse, die -n	Молочна залоза
brüsten, sich(mit)	чванитися
Brustenge : Herzschmerzen, die	Стенокардія: біль у серці
Brustentzündung weibliche, die	Запалення молочної залози у жінок
Brustfell (Pleura), das (die)	Плевра
Brustfell, das	Грудна плевра
Brustfellentzündung, die	Плеврит
Brustkind, das -er	Грудна дитина
Brustkorb, der ...körbe	Грудна клітка
Brustkrebs - Feinnadel-, Stanz- und Vakuumbiopsie, die	Рак молочної залози - тонкоголкова, пункційна та вакуумна біопсія
Brustkrebs bei Männern, der	Рак грудей у чоловіків
Brustkrebs Mammakarzinom, der	Рак молочної залози
Brustkrebs, der	Рак грудей
Brustkrebssterblichkeit, die	Смертність від раку молочної залози
Brustmuskel, der	Грудні м'язи
Brustpumpe, die	Молоковідсмоктувач
Brustraumspiegelung: Thorakoskopie, die	Ендоскопія органів грудної клітки: торакоскопія
Brustrekonstruktion, die	Реконструкція молочної залози
Bruströntgen: Mammographie, das/die	Рентген молочної залози: мамографія

Brustschmerzen und Schmerzen beim Atmen, die	Біль у грудях та біль при диханні
Brustschmerzen, die	Біль у грудях
brustschwimmen	плавати стилем "брас"
Brustselbstuntersuchung, die	Самообстеження молочних залоз
Brustspannen (Mastodynie), das	Болючість молочних залоз (мастодинія)
Bruststraffung (Mastopexie), die	Підтяжка грудей (мастопексія)
Brusttasche, die -n	Нагрудна кишеня
Brusttumorknoten, der	Пухлинний вузол молочної залози
Brustultraschall: Mammasonographie, die	УЗД молочних залоз: мамографія
Brustumfang, der ...umfänge	Обхват грудей
Brüstung, die -en	Парапет
Brustvergrößerung (Mammaaugmentation), die	Збільшення грудей
Brustverkleinerung (Mamma-Reduktion), die	Зменшення грудей
Brustwarze, die -n	Сосок
Brustwirbel, der	Грудний відділ хребта
Brustwirbel, die	Грудний відділ хребта
Brustwirbelsäule, die	Грудний відділ хребта
Brustzysten, die	Кісти молочної залози
Brutkasten, der	Інкубатор
Bube, der -n	Хлопчик
buckelig	горбатий
bücken, sich	нахилитися
bücken, sich	нахилятися
Budgetierung, die	Підготовка бюджету
Bulimie, die	Булімія

Fachwörterbuch für Pflege- und Gesundheitsberufe Deutsch-Ukrainisch
ISBN: 978-3-96213-490-7

Bund der Versicherten, der	Федерація застрахованих осіб
Bundes-Gesundheitssurvey	Федеральне опитування щодо стану здоров'я
Bundesagentur für Arbeit, die	Федеральна служба зайнятості
Bundesamt für Gesundheit (BAG), das	Федеральне відомство охорони здоров'я
Bundesamt für Privatversicherungen (BPV), das	Федеральне управління приватного страхування
Bundesamt für Sozialversicherung (BSV), das	Федеральне відомство соціального страхування
Bundesämter und Verbände, die	Федеральні відомства та асоціації
Bundesanstalt für Finanzdienstleistungsaufsicht (BaFin), die	Федеральне відомство з нагляду за фінансовим сектором
Bundesärztekammer (BÄK), die	Федеральна медична асоціація Німеччини
Bundesärztekammer/ Bundeszahnärztekammer, die	Федеральна медична асоціація / Федеральна стоматологічна асоціація
Bundesarztregister, das	Федеральний медичний реєстр
Bundesaufsichtsamt, das	Федеральне відомство з нагляду
Bundesausschuss, gemeinsamer (G-BA), der	Об'єднаний федеральний комітет
Bundesgesetz über den Versicherungsvertrag (VVG), das	Федеральний закон про договір страхування
Bundesgesetz über die Unfallversicherung (UVG), das	Федеральний закон про страхування від нещасних випадків
Bundesgesundheitsamt, das	Федеральне відомство охорони здоров'я
Bundesinstitut für Arzneimittel und Medizinprodukte, das	Федеральний інститут лікарських засобів та медичних виробів
Bundesknappschaft, die	Товариство із соціального страхування гірників
Bundesmantelvertrag, der	Федеральний договір відступлення від первинних вимог з придбанням нових в іншій правовій формі

Bundesministerium für Arbeit und Soziales, das	Федеральне міністерство праці та соціального захисту
Bundesministerium für Gesundheit, das	Федеральне міністерство охорони здоров'я
Bundespflegesatzverordnung, die	Федеральна постанова про тарифи на поточні витрати в стаціонарних медичних установах
	Федеральна палата психотерапевтів
Bundesschiedsamt, das	Федеральне арбітражне відомство
Bundessozialhilfegesetz (BSHG)	Федеральний закон про соціальну допомогу
Bundesverband der Arzneimittel-Hersteller, der	Федеральна асоціація фармацевтичних виробників
Bundesverband der Pharmazeutischen Industrie, der	Федеральна асоціація фармацевтичної промисловості
Bundesvereinigung Deutscher Apothekerverbände, die	Федеральна асоціація німецьких фармацевтів
Bundesvereinigung für Prävention und Gesundheitsförderung, die	Федеральна асоціація профілактики та зміцнення здоров'я
Bundesversicherungsamt, das	Федеральне відомство страхування
Bundesversicherungsanstalt für Angestellte, die	Федеральне відомство страхування найманих працівників
Bundeswehr, die	Бундесвер
Bundeszentrale für gesundheitliche Aufklärung (BzgA), die (die)	Федеральний центр медичної освіти
Bundeszentrale, die	Федеральний центр
Bundeszuschuss, der	Федеральна субсидія
Bürgerentlastungsgesetz (BEG), das	Закон про цивільну допомогу
bürgerliches Recht, das	Цивільне право
Bürgerversicherung, die	Страхування громадян
Burn-out, das -s	Вигорання

Fachwörterbuch für Pflege- und Gesundheitsberufe Deutsch-Ukrainisch
ISBN: 978-3-96213-490-7

Burnout-Syndrom, das	Синдром емоційного вигорання
Bürste, die -n	Щітка
bürsten	чистити щіткою
Busen, der	Груди
Businessplan, der -(ä) e	Бізнес-план
Bypass bei Herzkranzgefäßerkrankungen	Шунтування при ішемічній хворобі серця
Bypass-Operation, die	Операція шунтування
Bypass, der	Шунтування
C-Bogen (Röntgengerät), der	Пересувний рентгенівський апарат
Cafeteria, die	Кафетерій
Capitium (Kleidung), das	Капітій (одяг)
Carbonsäuren, die	Карбонові кислоти
Carbonylchemie, die	Карбонільна хімія
Card für Privatversicherte, die	Картка для приватно застрахованих осіб
Cardiotokographie: Kardiotokographie, die	Кардіотокографія
Carditis, die	Кардит
Care Value Chain, die	Ланцюжок створення цінності у сфері догляду
Care-Ethik, die	Етика догляду за пацієнтами
Caring, das -s	Турбота
Caritas, die	Благодійна організація Римо-католицької церкви (Карітас)
Caritasstationen, die	Відділення Карітасу
Carotis-Sonographie: Karotis-Doppler, die, der	УЗД сонних артерій: доплерографія сонних артерій
Case Management, das	Управління справами
Cast (Medizin), der	Гіпс (медицина)
Cephalgie : Kopfschmerzen, die	Цефалгія: головний біль

Cerebellum, das	Мозочок
cerebral	церебральный
Cerebrum, das	Головний мозок
Certified Disability Management Professional	Сертифікований фахівець з управління інвалідністю
Cervicalstütze, die	Шийний бандаж
Cervix uteri, die	Шийка матки
Chaddoc-Zeichen, das	Синдром Чеддока
Chagas-Krankheit, die	Хвороба Шагаса
Chalazion, das	Халязіон
Change Management, das -s	Управління змінами
Change- und Schnittstellenmanagement, das -s	Менеджмент змін, управління суміжними галузями
Changemanagement, das -s	Менеджмент змін
Charakter, der -e	Характер
Charakterisierung, die -en	Характеристика
Charakteristika, die	Характеристика
Check-up, der	Обстеження
Checkpoints, die	Пункти пропуску
Chefarzt-Abrechnung, die	Розрахунок від головного лікаря
Chefarzt, der	Головний лікар
Chelat-Therapie, die	Хелатотерапія
Chemikalien, die	Хімічні речовини
chemische Element, das	Хімічний елемент
Chemometrik, die	Хемометрика
Chemosynoviorthese, die	Хемосиновіортез
Chemotherapeutika, die	Хіміотерапевтичні препарати
Chemotherapie, die	Хіміотерапія

Fachwörterbuch für Pflege- und Gesundheitsberufe Deutsch-Ukrainisch
ISBN: 978-3-96213-490-7

Chêneau-Korsett, das	Корсет Шено
Chikungunya-Fieber, das	Лихоманка Чикунгунья
China-Restaurant-Syndrom, das	Синдром китайського ресторану
Chinesischer Leberegel, die	Китайський печінковий сисун
Chiropraktik, die	Хіропрактика
Chiropraktiker, der	Мануальний терапевт
Chirurg (in), der/die	Хірург
Chirurgie, die	Хірургія
chirurgische Drainage, die	Хірургічне дренування
chirurgische Eingriff in den Organismus, der	Хірургічне втручання в організм
chirurgische Station, die	Хірургічне відділення
Chlamydien Infektion, die	Хламідійна інфекція
Chlor, das	Хлор
Cholangitis, die	Холангіт
Cholelithiasis, die	Жовчнокам'яна хвороба
Cholera, die	Холера
Cholesterin, das	Холестерин
Cholesterinspiegel, der	Рівень холестерину
Cholesterinspiegel, erhöht, der	Підвищений рівень холестерину
Cholesterinwerte erhöht, die	Підвищений рівень холестерину
Cholezystitis, die	Холецистит
Chondrom, das	Хондрома
Chondropathia patellae, die	Хондропатія колінних чашечок
Chondrosarkom, das	Хондросаркома
Chordozentese: Nabelschnurpunktion, die	Хордоцентез: Прокол пуповини
Chorea Huntington, die	Хвороба Хантінгтона

Chorionbiopsie: Chorionzottenbiopsie, die	Біопсія хоріона: забір ворсин хоріона
Christliche Zeitrechnung, die	християнський календар
Chromatographie, die	Хроматографія
Chromosomen, die	Хромосоми
Chromosomendefekte, die	Хромосомні дефекти
Chromosomenstruktur, die -en	Будова хромосом
Chronic Fatique Syndrom CFS, das	Синдром хронічної втоми CFS
Chronifizierung, die -en	Хронізація
Chronikerregelung, die	Хронічне регулювання
chronisch	хронічний
Chronisch entzündliche Darmerkrankung, die	Хронічні запальні захворювання кишечника
Chronisch krank	Хронічно хворі
Chronisch obstruktive Lungenerkrankung, die	Хронічне обструктивне захворювання легень
chronische Erkrankung, die -en	Хронічне захворювання
chronische Erkrankungen, die	Хронічні захворювання
Chronische Gastritis, die	Хронічний гастрит
Chronische Krankheiten, die	Хронічні захворювання
Chronische Müdigkeitssyndrom, das	Синдром хронічної втоми
Chronische Myeloische Leukämie, die	Хронічний мієлоїдний лейкоз
Chronische Nierenerkrankungen, die	Хронічні захворювання нирок
Chronische Niereninsuffizienz, die	Хронічна ниркова недостатність
Chronische Schmerzen, die	Хронічний біль
Chronische Schulterschmerzen, die	Хронічний біль у плечі

Fachwörterbuch für Pflege- und Gesundheitsberufe Deutsch-Ukrainisch
ISBN: 978-3-96213-490-7

chronische Wunden, die	Хронічні рани
Chronischer Durchfall, der	Хронічна діарея
Chronischer Husten, der	Хронічний кашель
Chronischer Schnupfen, der	Хронічний риніт
Chronisches Erschöpfungssyndrom, das	Синдром хронічної втоми
Chvostek-Zeichen, das	Симптом Хвостека
Citratzyklus, der -en	Цитратний цикл
Claudicatio intermittens, die	Шкутильгання з перебоями
Clavicula, die	Ключиця
Claviculafraktur, die	Перелом ключиці
clever adj.	розумний
Clinical Reasoning, das	Клінічне обґрунтування
Clonorchiasis	Клонорхоз
Cluster-Kopfschmerzen : Kopfschmerzen, die	Кластерний головний біль: головний біль
Cluster-Kopfschmerzen, die	Кластерний головний біль
Clustertherapie, die	Кластерна терапія
Co-Produzent, der -en	Співвиробник
CO_2 Feuerlöscher, der	Вогнегасник CO2
Cochlea-Implantat (auch: Elektronische Hörprothese, Innenohrimplantat, CI), das	Кохлеарний імплант (також: електронний слуховий протез, імплант внутрішнього вуха, CI)
Cochrane Collaboration, die	Кокранівське співробітництво
Cold-perssure-Test, der	Випробування на холодостійкість
Colitis ulcerosa, die	Виразковий коліт
Collum femoris, die	Стегнова кістка
Collum uteri, die	Шийка матки
Colon ascendens, das	Висхідна ободова кишка

Colon descendens, das	Нисхідна ободова кишка
Colon irritabile, das	Подразнена товста кишка
Colon sigmoideum, das	Сигмовидна кишка
Colon transversum, das	Поперечно-ободова кишка
Colon-Therapie, die	Терапія товстої кишки
Coloskopie, die	Колоноскопія
Coma Vigile, das	Коматозний стан
Commotio cerebri, die	Струс мозку
Communities, die	Громади
Comparis-Note, die	Порівняльна таблиця
Compliance (Medizin), die	Комплаєнс (медицина)
Compliance, die	Відповідність
Computer, der	Комп'ютер
computerbasiertes Aufzeichnen, das	Комп'ютерний запис
Computertomografie (CT, Computertomographie), die	Комп'ютерна томографія
Computertomografie des Herzens (Kardio-CT), die	Комп'ютерна томографія серця
Computertomografie: Computertomographie, die	Комп'ютерна томографія
Condylomata acuminata	Гострокінцеві кондиломи
Confounding Bias, die	Упередженість, що збиває з пантелику
Confounding, das	Збентеження
Conn-Syndrom, das	Синдром Конна
Consumer Behavior, das	Поведінка споживачів
Controlling, das	Управлінський облік
Copingstrategien, die	Стратегії подолання
Cor pulmonale, das	Легеневе серце

Fachwörterbuch für Pflege- und Gesundheitsberufe Deutsch-Ukrainisch
ISBN: 978-3-96213-490-7

Cornea, die	Рогівка
Coronargefäße, die	Коронарні судини
Coronaviren Infektion, die	Коронавірусна інфекція
Corporate Identity, die -s	Фірмовий стиль
Cortison, das	Кортизон
COSMO (Psychologische Studie)	COSMO (психологічне дослідження)
Couperose, die	Купероз
Cowper-Drüse, die	Куперова залоза
Craniosacrale Therapie, die	Краніосакральна терапія
Creme, die -s	Крем
Creutzfeldt-Jakob-Krankheit, die	Хвороба Крейтцфельдта-Якоба
Crohn-Erkrankung, die	Хвороба Крона
CT-Bild, das	Знімок комп'ютерної томографії
CT-Scan: Computertomographie, die	КТ: комп'ютерна томографія
CT: Computertomographie,	КТ: комп'ютерна томографія
Cullen-Zeichen, das	Синдром Каллена
Cushing-Syndrom, das	Синдром Кушинга
Cutis, die	Шкіра
Cystis, die	Цистит
Cystische Fibrose, die	Муковісцидоз
Cystitis, die	Цистит
D-Xylose-Test, der	Тест на D-ксилозу
Dahocken, das	В положенні навпочіпки
Dalrymple-Zeichen, das	Симптом Дальримпля
Damenbinde, die	Гігієнічна прокладка
Damm, der	Промежина
Dämmerung, die -en	Сутінки

Fachwörterbuch für Pflege- und Gesundheitsberufe
Deutsch-Ukrainisch: **ISBN: 978-3-96213-490-7**

Dammschnitt, der	Розріз промежини
Dankbarkeit, die	Подяка
danken	дякувати
Darm, der; -(ä) e	Кишечник
Darmausgang, der ...ausgänge	Шлунково-кишковий тракт
Darmbakterie, die -n	Кишкові бактерії
Darmbein, das	Клубова кістка
Darmblutung, die -en	Кишкова кровотеча
Darmeinlauf, der ...einläufe	Клізма
Darmentleerung, die -en	Випорожнення кишечника
Darmentzündung, die	Запалення кишечнику
Darmerkrankung, die -en	Кишкове захворювання
Darmfistel, die -n	Кишковий свищ
Darmflora, die	Кишкова флора
Darmgase, die	Кишкові гази
Darmgeräusche, die	Звуки кишечника
Darmgrippe, die -n	Кишковий грип
Darmkatarrh, der -e	Катар кишечника
Darmkrebs - Stuhltests, der-die	Рак кишечника – аналіз калу
Darmkrebs, der -e	Рак кишечника
Darmkrebsfrüherkennung (Video), die	Рання діагностика раку кишечника (відеодіагностика)
Darmleiden, das -	Захворювання кишечника
Darmnetz, das -e	Кишкова мережа
Darmparasit, der -en	Кишковий паразит
Darmpolypen, die	Поліпи кишечника
Darmreinigung, die -en	Очищення кишечника
Darmrohr, das -e	Кишкова трубка

Fachwörterbuch für Pflege- und Gesundheitsberufe Deutsch-Ukrainisch
ISBN: 978-3-96213-490-7

Darmsaite, die -n	Кишкова струна
Darmschleimhaut, die	Слизова оболонка кишечнику
Darmspiegelung - Mastdarm (Rektoskopie), die-der	Колоноскопія - пряма кишка (ректоскопія)
Darmspiegelung Vorbereitung, die	Підготовка до колоноскопії
Darmspiegelung, die -en	Колоноскопія
Darmsteifung, die -en	Ригідність кишечника
Darmtätigkeit, die -en	Діяльність кишечника
Darmträgheit : Verstopfung, die	Атонія кишечника: запор
Darmtuberkulose, die -n	Туберкульоз кишечника
Darmverschlingung, die -en	Заворот кишок
Darmverschluß, der ...verschlüsse	Кишкова непрохідність
Darmvorfall, der ...vorfälle	Випадіння кишечника
Darmwand, die ...wände	Випадання кишок
Das Äußere. Die Bewegungen	Зовнішні рухи
Das Badezimmer	Ванна кімната
Das Fleisch und die Knochen	Плоть і кістки
das Wort richten an	звернутися з промовою до
das Wort schwebt mich auf der Zunge	Слово крутиться на язиці
Dasher (Software)	Dasher (програмне забезпечення)
Dasitzen, das	Присутність
Daten, die	Дані
Datenanalyse und -visualisierung, die, die	Аналіз та візуалізація даних
Datenaustausch und -beschaffung, der, die	Обмін та збір даних
Datenerhebung, die -en	Збір даних
Datenquellen, die	Джерела даних

Datenrecherche, die -n	Дослідження даних
Datenschutz, der	Захист даних
Datenschutzklausel, die	Положення про захист даних
Datentransparenz, die	Прозорість даних
Datum der Untersuchung, das	Дата проведення обстеження
Dauer, die	Тривалість
Dauerbeitragsnachweise, die	Свідоцтво про постійний внесок
dauerhafte Haarentfernung, die	Перманентна епіляція
Dauerkatheter, der	Постійний катетер
Dauerkopfschmerzen, die	Постійний головний біль
dauern	постійний
Dauerwelle, die	Перманентна завивка
Daumen, der -	Великий палець
Daumenlutschen, das	Смоктання великого пальця
Debit Direct, das	Прямий дебет
Debridement, das	Дебридмент
Decision Analysis, die	Аналіз рішень
Decke, die	Покриття
Deckenleuchte, die	Стельовий світильник
Deckungssumme, die -n	Сума покриття
Defäkation, die	Дефекація
Defibrillator, der	Дефібрилятор
Definition Biografiearbeit	Визначення біографічного твору
Definition der Begriffe, die	Визначення термінів
Definition, die -en	Визначення
Degeneration, die	Дегенерація
Dehnungsstreifen, die	Розтяжки
Dehydratation, die	Зневоднення

ISBN: 978-3-96213-490-7

dehydrieren	зневоднювати
Dekontamination, die	Деконтамінація
dekontaminieren	знезаражувати
Dekubitalgeschwür, die	Декубітальна виразка
Dekubitus, der	Пролежнева виразка
Dekubitusmatratze, die -n	Протипролежневий матрац
Dekubitusprophylax	Профілактика пролежнів
Dekubitusrisiko, das	Ризик пролежнів
Delegation ärztlicher Leistungen, die	Делегування медичних послуг
Delegationsverfahren, die	Процедура делегування
Delegieren	Делегування
Deliktische Pflichtverletzung, die -en	Деліктне порушення зобов'язань
Delir	Делірій
Delir : Verwirrung, die	Делірій: плутанина
Delirium, das	Гарячкове марення
Dellwarzen, die	Контагіозні молюски
Deltamuskel, der	Дельтовидний м'яз
Deltamuskel, der	Дельтоподібний м'яз
dem Name nach	по імені
Dementia Care Mapping	Картування догляду при деменції
Demenz : Vergesslichkeit, die	Деменція: забудькуватість
Demenzerkrankung, die	Деменція
Demenzkranken, die	Хворі на деменцію
Demenzpflege, die	Догляд при деменції
Demografie, die -n	Демографічна ситуація
Demografiefaktor, der	Демографічний фактор

demografisch	демографічний
demografische Entwicklung, die -en	Демографічний розвиток
Demographischer Wandel, der	Демографічна зміна
Demokratie, die -n	Демократія
Demut, die	Смирення
demütig	смиренно
Dengue-Fieber, das	Лихоманка Денге
Denkmal, das; -(ä) er	Пам'ятник
Denkschule, die -en	Школа мислення
Dentalhygieniker, der	Зубний гігієніст
Deodorant / Deo, das/das	Дезодорант
Deodorant, das	Дезодорант
Depression, die -en	Депресія
depressiv	депресивний
Depressive Episode, die	Депресивний епізод
deprimiert sein	перебувати в депресії
der Totengräber, der -	Могильник
Derivate, die	Похідні
Derma, das	Шкіра
Dermapunktur, die	Шкірна пункція
Dermatitis solaris, die	Сонячний дерматит
Dermatitis, die	Дерматит
Dermatologe, Dermatologin, der/die	Дерматолог
Dermatologie, die	Дерматологія
Dermatose, die	Дерматози
Dermis, die	Дерма

Fachwörterbuch für Pflege- und Gesundheitsberufe Deutsch-Ukrainisch
ISBN: 978-3-96213-490-7

Descensus uteri	Опущення матки
Desensibilisierung, die	Десенсибілізація
Desinfektion, die	Дезінфекція
Desinfektionsmittel, das	Дезінфікуючий засіб
Desinfektionstuch, das	Серветка дезінфікуюча
desinfizieren, sich	дезінфікувати
Destillation, die -en	Дистиляція
destruktiv adj.	деструктивний
Detail, das	Детальна інформація
Determinanten, die	Детермінанти
deutlich	чітко
deutlich machen, sich	роз'яснити
Deutsch	Німецька
Deutsche Gesellschaft für Fachkrankenpflege und Funktionsdienste, die	Німецьке товариство спеціалізованого догляду та функціональних послуг
Deutsche Gesellschaft für Gesundheitsökonomie e.V. (dggö), die	Німецьке товариство економіки охорони здоров'я
Deutsche Gesellschaft für Pflegewissenschaft, die	Німецьке товариство науки про догляд
Deutsche Gesellschaft für Sozialmedizin und Prävention, die	Німецьке товариство соціальної медицини та профілактики
Deutsche Gesellschaft für Suchtpsychologie, die	Німецьке товариство психології залежності
deutsche Gesundheitssystem, das	Система охорони здоров'я Німеччини
Deutsche Hochschule für Gesundheit und Sport, die	Німецький університет здоров'я та спорту
Deutsche Krankenhausgesellschaft e.V., die	Німецька асоціація лікарень

Deutsche Rentenversicherung Knappschaft-Bahn-See, die	Німецьке пенсійне страхування Knapp-schaft-Bahn-See
Deutsche Rote Kreuz (DRK), das	Німецький Червоний Хрест
Deutsche Verbindungsstelle Krankenversicherung - Ausland, die	Німецьке бюро зв'язку щодо медичного страхування за кордоном
Deutscher Apothekerverband, der	Німецька фармацевтична асоціація
Deutscher Hausärzteverband e.V., der	Німецька асоціація лікарів загальної практики
Deutscher Pflegerat, der	Німецька медична рада
deutsches Gesundheitssystem, das -e	Система охорони здоров'я Німеччини
Deutsches Institut für Medizinische Dokumentation und Information e.V. (DIMDI), das	Німецький інститут медичної документації та інформації
Deutsches Krankenhausinstitut e.V., das	Німецький лікарняний інститут
Deutsches Netzwerk Versorgungsforschung	Німецька мережа з дослідження медичних послуг
Deutschland, das	Німеччина
Dextrose, die	Декстроза
Dezember, der -	Грудень
Diabetes insipidus, der	Нецукровий діабет
Diabetes mellitus bei Baby & Kind, der	Цукровий діабет у немовлят та дітей
Diabetes mellitus Typ 1, der	Цукровий діабет 1 типу
Diabetes mellitus Typ 2, der	Цукровий діабет 2 типу
Diabetes mellitus Typ I und II, die	Цукровий діабет I та II типу
Diabetes mellitus, der	Цукровий діабет
Diabetes, die	Діабет
Diabetes, Sicher reisen mit	безпечно подорожувати з діабетом

Fachwörterbuch für Pflege- und Gesundheitsberufe Deutsch-Ukrainisch
ISBN: 978-3-96213-490-7

Diabeteserkrankung, die	Захворювання на цукровий діабет
Diabetiker (in), der/die	Діабетик
Diabetiker-Sprechstunde, die	Діабетична консультація
Diabetikerwarnhund, der	Діабетична ковбаса
Diabetische Ketoazidose, die	Діабетичний кетоацидоз
Diabetische Retinopathie, die	Діабетична ретинопатія
Diabetisches Fußsyndrom, das	Синдром діабетичної стопи
Diabetologie, die	Діабетологія
Diadochokinese-Test, der	Тест на діадохокінез
Diagnose und Ablehnungsdiagnose, die	Діагностика та діагностика відхилень
Diagnose- und Therapiemanagement, das -s	Управління діагностикою та терапією
Diagnose-Dokumentation, die	Діагностична документація
Diagnose, die	Діагностика
Diagnoseschlüssel, der	Ключ для діагностики
Diagnosestellung, die -en	Встановлення діагнозу
Diagnosis Related Groups (DRGs), die	Діагностично-споріднені групи
Diagnostik, die -en	Діагностика
Diagnostische Methoden, die	Методи діагностики
diagnostische Prozesse, die	Діагностичні процеси
diagnostischer Test, der -s	Діагностичний тест
Diakonie, die	Дияконія
Diakoniestation, die	Місце церковно-благодійної служби
Dialektik, die -en	Діалектика
Dialog, der -e	Діалог
Dialyse (Blutwäsche), die	Діаліз (очищення крові)
Diamantschleifer, der	Алмазний різець

Diaphragma, das	Діафрагма
Diarrhoe : Durchfall, die	Діарея
Diastole, die -n	Діастола
Diät-Beratung, die	Поради щодо дієти
Diät, die	Дієта
Diätberatung, die	Консультація щодо дієти
Diätberatungsstellen der Krankenkassen, die	Центри дієтичного консультування лікарняних кас
Diäten, die	Дієти
Diätetik, die	Дієтологія
Diätologe, Diätologin, der/die	Дієтолог
dicht	щільний
Dichtegradientenzentrifugation, die	Градієнтне центрифугування
dick	товстий
Dickdarm, der	Товстий кишечник
Dickdarmerkrankung entzündliche, die	Запальні захворювання товстої кишки
Dickdarmkrebs, der	Рак товстої кишки
dicke Person, die	Товста людина
Dicker Hals	Товста шия
Die Anfänge der Geriatrie	Витоки геріатрії
die Augen abwenden von	відвести очі від
die Augen niederschlagen	опустити очі
Die Eigenschaften des Menschen in der Gesellschaft	Особливості людини в суспільстві
die Fußsohle, die	Підошва стопи
Die Geburt und die Taufe	Народження й хрещення
die Gruft, die; -(ü) e	Могила

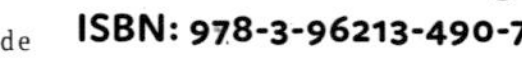

Fachwörterbuch für Pflege- und Gesundheitsberufe Deutsch-Ukrainisch
ISBN: 978-3-96213-490-7

die Lunge dient zum Atmen	Легені забезпечують дихання
Die Situation des Betroffenen	Ситуація, в якій опинився пацієнт
Die unangenehmen Gefühle	Неприємні відчуття
Dieb, der -e	Злодій
Diebstahl, der; -(ä) e	Крадіжка
Dienst am späten Abend, der	Пізня вечірня служба
Dienst, der	Сервіс
Dienstag, der -e	Вівторок
dienstfertig	готовий до обслуговування
Dienstfertigkeit, die	Послужливість
Dienstherr, der	Бос
Dienstleister, der	Постачальник послуг
Dienstleistungen, die	Послуги
Dienstleistungsmanagement, das -s	Управління послугами
Dienstleistungsmarketing, das	Маркетинг послуг
Dienstleitungstheorie, die -n	Теорія управління послугами
Dienstordnung, die	Регулювання послуг
Dienstreise-Unfallversicherung, die	Страхування від нещасних випадків під час службових поїздок
Differentialgleichung, die -en	Диференціальне рівняння
Differenzierung, die -en	Диференціація
diffus	дифузний
Diffuse Alopezie, die	Дифузна алопеція
Diffusion, die -en	Дифузія
Diffusions-Tensor-Bildgebung, die	Дифузійно-тензорна томографія
Digital Thermometer, der	Цифровий термометр
Digital-rektale Untersuchung: Rektale Untersuchung, die	Цифрове ректальне дослідження: ректальне дослідження

Digitale Gesundheitsanwendung, die -en	Цифровий медичний додаток
Digitales Ausräumen, das	Цифрове очищення
Dilatation, die	Розширення
Dimension, die -en	Вимір
Dimethylether-Propan-Gemisch, das	Суміш диметилового ефіру з пропаном
Dioptrie, die	Діоптрія
Diphtherie, die	Дифтерія
diplomierte Gesundheits- und Krankenpflegeperson, die	Дипломований медичний працівник та медична сестра
Direct Payments	Прямі платежі
direkte und indirekte Altersstandardisierung, die -en	Пряма та непряма вікова стандартизація
Direktmarketing, das	Прямий маркетинг
Direktvertrag, der	Прямий договір
Direktvertrage, der	Прямі договори
Discus intervertebralis, der	Диск міжхребцевий
Disease Management, das -s	Управління захворюваннями
Disease Mongering, das	Розповсюдження хвороб
Disease-Management-Programme (DMP), das	Програми управління хворобами
Diskriminierung, die -en	Дискримінація
Diskurs, der	Дискурс
Diskurse, die	Дискусія
Diskurstheorie, die -n	Теорія дискурсу
Diskushernie, die	Грижа міжхребцевого диска
Diskusprolaps, der	Випадіння міжхребцевого диска
Diskussion, die -en	Обговорення
Dislokation, die	Дислокація

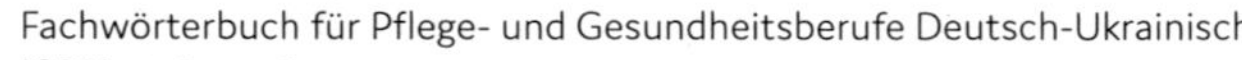
Fachwörterbuch für Pflege- und Gesundheitsberufe Deutsch-Ukrainisch
ISBN: 978-3-96213-490-7

Dismantling-Studie, die	Демонтажне дослідження
Dissoziale Persönlichkeitsstörung und Psychopathie, die	Дисоціативний розлад особистості та психопатія
Dissoziative Störungen, die	Дисоціативні розлади
Distale Fibulafraktur, die	Перелом дистального відділу малогомілкової кістки
distale Radiusfraktur, die	Перелом дистального відділу променевої кістки
Distanz, die	Відстань
Distorsion, die	Спотворення
Distributionspolitik, die	Дистрибуційна політика
District Nurse, die	Дільнична медсестра
Disziplinarausschuss, der	Дисциплінарний комітет
Diurese, die	Діурез
Diuretika, die	Діуретик
diuretisch	сечогінний
Diversität, die	Різноманітність
Diversitymanagement, das -s	Управління різноманіттям
Divertikulitis, die	Дивертикуліт
Divertikulose, die	Дивертикульоз
Dix-Hallpike-Manöver, das	Маневр Дікса-Холпайка
DNA-Test für Vaterschaftsnachweis, der	ДНК-тест на встановлення батьківства
DNA, die	ДНК
DNS-Test, der	ДНК-тест
Dokument, das	Документ
Dokumentation, die	Документація
Dokumentations- und Aufbewahrungspflicht, die	Зобов'язання щодо документації та зберігання
Dokumentationspflicht, die -en	Зобов'язання щодо документації

dokumentieren	документувати
Dolmetscher (in), der/die	Перекладач
dominat	домінуючий
Donnerstag, der -e	Четвер
Doping, das	Допінг
Doppelbilder (Diplopie), die	Подвійне бачення (диплопія)
Doppelschichten, die	Подвійний шари
Doppeluntersuchung, die	Подвійне обстеження
Doppelversicherung, die	Подвійне страхування
Doppelzentner, der -	Подвійний центнер
Doppler-Echokardiographie, die	Ехокардіографія Доплера
Doppler-Sonographie: Dopplersonographie, die	Доплерографія
dorsal	спинний
Dorsum, das	Спина
Dosette, die	Доза
Dosieraerosol, das	Дозований аерозоль
Dosierung, die	Дозування
Dosierungs Nebenwirkungen, die	Побічна дія при дозуванні
Douglas-Zeichen, das	Синдром Дугласа
Down-Syndrom, das	Синдром Дауна
Dragee, das	Драже
Dränage, die	Дренаж
Drape (Medizin)	Драпірування (медицина)
Drehbewegung, die -en	Обертальний рух
drehen	повертати
Drehimpuls, der -e	Кінетичний момент
Drehschwindel : Schwindel, der	Запаморочення з обертанням предметів

Fachwörterbuch für Pflege- und Gesundheitsberufe Deutsch-Ukrainisch
ISBN: 978-3-96213-490-7

drehte auf	набирати обертів
Drei-Monats-Kolik, die	Тримісячні коліки
Dreiecktuch, das	Трикутна пов'язка
Dreifußphänomen, die	Феномен триноги
Dreitagefieber, das	Триденна лихоманка
dringend	терміновий
Droge, die	Аптекарський товар, наркотик
Drogenberatung, die	Наркологічне консультування
Drogennotfall, der	Невідкладна наркологічна допомога
Drogenprävention, die -en	Запобігання наркоманії
Drogensucht, die	Наркоманія
Drohung, die -en	Загроза
Drosselgrube (ugs.), die	Яремна ямка
Druck, der	Тиск
Druckgeschwür, die	Пролежень
Druckmessung der Speiseröhre: Ösophagus-Manometrie, die	Вимірювання тиску стравоходу: стравохідна манометрія
Druckmessung im Mittelohr: Tympanometrie, die	Вимірювання тиску в середньому вусі: тимпанометрія
Druckschmerzen, die	Біль при натисканні
Druckverband, der	Жжгут
Drüse, die -n	Залоза
Duale Krankenhausfinanzierung, die	Подвійне фінансування лікарень
Duchenne-Zeichen, das	Синдром Дюшена
Ductus choledochus, der	Гепатохоледох
Ductus pancreaticus, der	Панкреатична протока
duftend	ароматний
Duktales Mammakarzinom, das	Протокова карцинома молочної залози

dulden	терпіти
Duldsamkeit, die	Терпимість
Dummheit, die -en	Дурість
dumpf	приглушений
dumpfer Schmerz, der	Тупий біль
dunkel	темний
dunkelhaarig adj.	темноволоса
dunkelhäutig adj.	темношкірий
Dunkelheit, die -en	Темрява
dünn adj.	тонкий
Dünndarm, der	Тонкий кишечник
Dünndarmmotilität, die	Моторика тонкого кишечника
durch die Nase sprechen	говорити через ніс
durch Drehen öffnen	відкривається поворотом
durch leichte Übungen die Muskulatur lockern	розслаблення м'язів за допомогою легких фізичних вправ
durchatmen	глибоко дихати
Durchblutung, die	Кровопостачання
Durchblutungsstörung Bein, die	Порушення кровообігу ноги
Durchblutungsszintigraphie der Nieren: Nierenszintigraphie, die	Циркуляторна сцинтиграфія нирок: сцинтиграфія нирок
Durchblutungsszintigraphie des Gehirns: Hirnszintigraphie, die	Сцинтиграфія кровотоку головного мозку: сцинтиграфія головного мозку
Durchfall (Diarrhö), der	Діарея
Durchfallerkrankung : Durchfall, die	Діарея
Durchfallerkrankungen, die	Діарейні захворювання
Durchfallmittel, das	Засіб від діареї
durchführen	здійснювати

Fachwörterbuch für Pflege- und Gesundheitsberufe Deutsch-Ukrainisch
ISBN: 978-3-96213-490-7

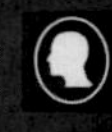

Durchführung ärztlicher Verordnungen, die -en	Виконання лікарських призначень
Durchführung, die -en	Здійснення
Durchführungsverantwortung, die -en	Відповідальність за проведення
Durchgangsarzt, D-Arzt, der	Хірург-травматолог
Durchgangssyndrom : Verwirrung, das	Проміжний синдром: сплутаність свідомості
durchgehen	проходити через
Durchlauf, der	Проходження
Durchleuchtung: Röntgen, die, das	Рентгеноскопія : Рентген
Durchmesser, der	Діаметр
Durchschlafen, das	проспати
durchsehen	бачити наскрізь
Durchziehen, das	Протягування
Durst, der	Спрага
Durstgefühl, das	Відчуття спраги
durstig	спраглий
Durstversuch, der	Проба з сухоїдінням
Dusche, die -n	Душ
duschen	приймати душ
Duschgel, das -s	Гель для душу
duschte	приймав душ
Dutt, der	Пучок волосся
Dutzend, das -e	Дюжина
Dynamische Einkommensversicherung, die	Страхування динамічного доходу
dynamische Stabilität, die -en	Динамічна стійкість
Dysfunktion, die	Дисфункція

dysfunktionale Familiensysteme, die	Дисфункціональні сімейні системи
Dysgeusie, die	Дисгевзія
Dyskalkulie, die	Дискалькулія
Dysmenorrhoe, die	Дисменорея
Dysosmie, die	Дизосмія
Dysphagie : Schluckstörungen, die	Дисфагія: утруднене ковтання
Dyspnoe : Atemnot, die	Диспное: задишка
Dysregulation, die -en	Дисрегулювання
E Applikationsarten, die	Електронні способи застосування
E-Fallakte, die -n	Електронна амбулаторна карта
e-Gesundheitskarte, die -n	Електронна картка здоров'я
E-GO Krankenversicherung, die	Медичне страхування E-GO
e-Health, die	Електронна система охорони здоров'я
e-Patientenakte, die -n	Електронна картка пацієнта
e-Publishing, das	Електронна публікація
Eau de Toilette, das	Туалетна вода
eben	просто
Ebola-Fieber, das	Лихоманка Ебола
Ebola, das	Лихоманка Ебола
Echikosenokok, die	Ехінококкоз
Echoenzephalographie, die	Ехоенцефалографія
Echographie, die	Ехографія
Echokardiogramm, das	Ехокардіограма
Echokardiographie, die	Ехокардіографія
echte Rippen, die	Справжні ребра
Eckzahn, der	Очний зуб
ECPA-Schmerzskala, die	Шкала оцінки болю ECPA

Fachwörterbuch für Pflege- und Gesundheitsberufe Deutsch-Ukrainisch
ISBN: 978-3-96213-490-7

edel	благородний
Edelmut, der	Благородність
edelmütig	благородний
Effekt, der -e	Ефект
Effekte auf vielen Ebenen, die	Вплив на багатьох рівнях
Effektivität, die	Ефективність
Effektmaße, die	Заходи впливу
Effektmodifikation, die -en	Модифікація ефекту
Effizienz im Gesundheitswesen, die	Ефективність у сфері охорони здоров'я
Effizienz, die -en	Ефективність
Effizienzprobleme, die	Проблеми ефективності
EG-Binnenmarkt, der	Внутрішній ринок ЄС
egozentrisch adj.	егоцентричний
Ehe, die -n	Шлюб
eHealth, die	Електронна система охорона здоров'я
EHEC, die	Ентерогеморрагічні кишкові палички
Ehegattenbeschäftigung, die	Працевлаштування подружжя
Ehegattennachversicherung, die	Перестрахування подружжя
Ehelosigkeit, die	Безшлюбність
Ehepaar, das -e	Подружня пара
Ehestand, der	Сімейний стан
Ehre, die -n	Честь
Ehrenamt bei Krankenversicherung, das	Почесна посада у страховії медичній компанії
Ehrenamt, das	Почесна посада
ehrerbietig	шанобливий
Ehrfurcht, die	Пошана

ehrfurchtsvoll	благоговійний
Ehrgefühl, das	Почуття честі
Ehrgeiz, der	Амбіція
ehrgeizig	амбітний
ehrlich	чесний
Ehrlichkeit, die	Чесність
ehrwürdig	шановний
Ei, das	Яйце
Eichel, die	Жолудь
Eichkurven, die	Крива градуювання
Eierstock, der	яєчник
Eierstockentzündung, die	Запалення яєчників
Eierstockkrebs, der	Рак яєчників
Eierstockzyste, die	Кіста яєчника
Eifer, der	Завзяття
Eifersucht, die	Ревнощі
eifersüchtig adj.	ревнивий
eifrig	ревний
Eigenanteil, der	Особливість
Eigenart, die	Характерна особливість
Eigeneinrichtungen der Krankenkassen, die	Медичні установи при організаціях страховиків
Eigenfinanzierung, die -en	Самофінансування
Eigenschaft, die -en	Власність
Eigenschaften, die	Властивості
Eigensinn, der	Впертість
eigensinnig	упертий
Eigentum, das	Власність

Fachwörterbuch für Pflege- und Gesundheitsberufe Deutsch-Ukrainisch
ISBN: 978-3-96213-490-7

Eigenverantwortung, die	Самосвідомість
Eigenversicherung, die	Самострахування
Eigenwerte, die	Самооцінка
Eileiter, der	Маткова труба
Eileiterentzündung, die	Запалення труб
Eileiterröntgen: Hysterosalpingografie, das, die	Рентгенографія труб: гістеросальпінгографія
Eileiterschwangerschaft, die	Позаматкова вагітність
Eimer, der	Відро
ein Auge zudrücken	заплющити око
ein Bad nehmen	прийняти ванну
ein Blutbad anrichten	викликати кровопролиття
ein Gespräch führen mit	вести розмову з
ein Mittagsschläfchen halten	дрімати
Ein- und Ausatmen, das	Вдих і видих
Ein- und Zweibettzimmer, das	одно- та двомісна палата
Ein-Euro-Job, der	Робота на один євро
Einäscherung, die -en	Кремація
Einäscherungshalle, die -n	Кремаційний зал
einatmen	вдихати
einäugig	однооокий
Einbettzimmer mit Privatarzt, das	Одномісна палата з особистим лікарем
Einbettzimmer, das	Одномістна палата
Einbeziehen, das	Врахування
Einbrecher, der -	Грабіжник
eine gewagte Sprache führen	використовувати сміливі формулювання
eine Rede halten	виступати з промовою
eine unangebrachte Äußerung	Недоречне висловлювання

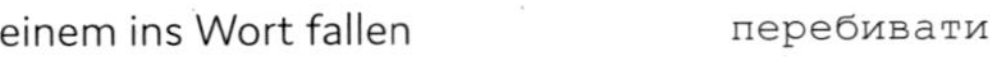

einem ins Wort fallen	перебивати
einen beneiden um	заздрити
einen Schrei ausstoßen	кричати
einen zur Rede stellen	притягнути до відповідальності
eines Abends	одного вечора
eines Tages	одного дня
einfach adj.	просто
Einfachheit, die	Простота
Einflüsse, die	Впливи
Einflussfaktoren, die	Фактори впливу
Einfühlungsvermögen, das	Емпатія
einführen	вводити
eingeben	вводити
eingebildet	пихатий
Eingeklemmter Nerv, der	Защемлений нерв
Eingeleitete Geburt, die	Індуковані пологи
Eingeschlafene Hände	Затерплі руки
eingeschränken, sich	обмежуватися
eingetragen	введений
Eingewachsene Haare, die	Врослі волосся
Eingewachsener Zehennagel, der	Врослий ніготь на нозі
Einglas, das	Монокль
Eingliederungszuschuss, der	Інтеграційна допомога
Eingriff, der	Втручання
einhängen, sich	взяти під руку
Einheit, die	Одиниця виміру
Einheiten, die	Одиниці виміру

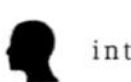

interkulturaverlag.de

Fachwörterbuch für Pflege- und Gesundheitsberufe Deutsch-Ukrainisch
ISBN: 978-3-96213-490-7

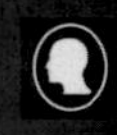

Einheitlicher Bewertungsmaßstab (EBM), der	Єдина шкала оцінювання (EBM)
Einkommen, das	Дохід
Einlagen, die	Вклади
Einlauf (Medizin), der	Клізма (лікарський засіб)
einleben, sich	звикати
einliefern, sich	класти (до лікарні)
Einlösungsprämie, die	Перша премія (страхова)
Einmalige Sonderzahlungen, die	Одноразові спеціальні виплати
Einmalkatheter, der	Одноразовий катетер
Einmalnadel, die	Одноразова голка
Einmalzahlungen, die	Одноразові платежі
Einmalzuschlag Krankenkasse, der	Разова доплата до лікарняної каси
Einnahmen, beitragspflichtige, die	Оподатковуваний дохід
Einnässen, das	Нетримання сечі
Einnistung, die	Імплантація (яйця)
einprägen, sich	запам'ятовуватися
einreiben	втирати (крем у шкіру тощо)
Einrichtung, die -en	Установа
einsam	самотній
Einsaugen, das	Всмоктування
Einschätzung, die	Оцінка
einschlafen	засинати
einschließen	включати, містити в собі
einschlummern	солодко заснути
Einschnitt, der	Надріз
einschränken, sich	обмежитися
Einschränkung, die	Обмеження

Einsichtsrecht Krankenversicherung, das	Право на перевірку медичного страхування
Einsichtsrechte des Patienten, die	Право пацієнта на огляд
Einspartenversicherer, der	Страховик лише з одним видом страхуванням
Einspritzen, das	Ін'єкція
Einstechen, das	Проколювання
einstellen, auf jemanden, sich	підлаштовуватися на когось
Einstellung, die	Налаштування
Einstrahlung, die	Опромінення
Einstufung Pflegeversicherung, die	класифікація страхування по догляду за хворими
Einteilung, die -en	Класифікація
Eintracht, die	Одностайність
Eintragung, die	Реєстрація
Eintrittsalter, das	Вік вступу
Eintrittsalterstarif, der	Вік на початок дії страхування
Einüben, das	Тренування
Einverständnis zu einer Operation geben, das	Дати згоду на операцію
Einweg, der	Одноразовий
Einwegwindel, die	Одноразовий підгузник
einweisen	проводити інструктаж
einweisen, sich	ознайомитися з інформацією
Einweisung, die	Направлення
Einwilligung, die -en	Згода
Einzeldisziplinen, die	Окремі дисципліни
Einzelkontraktion, die -en	Одиночне скорочення
Einzelleistungsvergütung, die	індивідуальна винагорода за підсумками роботи

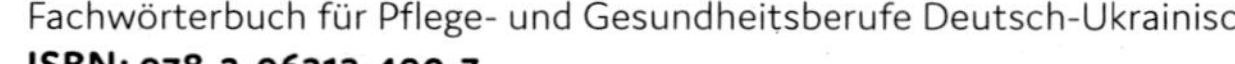
Fachwörterbuch für Pflege- und Gesundheitsberufe Deutsch-Ukrainisch
ISBN: 978-3-96213-490-7

einzelne Schweißtropfen, der	Одна крапля поту
Einzelnen, die	єдиний
einzelner Faden, der	однонитковий
Einzelphotonen-Emissionscomputertomographie: SPECT-Untersuchung, die	Однофотонна емісійна комп'ютерна томографія
Einzugsgebiet, das	Площа водозбору
Einzugsstelle, die	Державна страхова медична організація
Eis, das	Лід
Eisenmangel, der	Дефіцит заліза
Eisenmangelanämie, die	Залізодефіцитна анемія
Eisenresorptionstest, der	Тест на засвоєння заліза
Eisenspeicherkrankheit, die	Залізодефіцитна хвороба
Eisprung, der	Овуляція
Eitelkeit, die	Марнославство
Eiter im Ohr	Гній у вусі
Eiter, die	Гній
Eiterblasen, die	Гнійні пухирі
eiternd	нагноєння
eiternde Wunde, die	Гнійна рана
Eiweiß (Protein), das	Білок (протеїн)
Eizelle, die	Яйцеклітина
EKG - Belastung, die	ЕКГ-стрес
EKG - Langzeit, die	Тривале моніторування ЕКГ
EKG-Gerät, das	Прилад ЕКГ
EKG-Papier, das	Папір для ЕКГ
EKG-Schreiber, der	Реєстратор ЕКГ
EKG: Elektrokardiogramm, das	ЕКГ: Електрокардіограма

Ektropium, das	Ектропіон
Ekzem, das	Екзема
Elan, der	Наснага
Elastan, das	Еластан
elastische	еластичний
Elastizitätstest, der	Випробування на еластичність
Elektrisch-akustische Stimulation, die	Електроакустична стимуляція
Elektrische Blutdruckmessgerät, das	Електричний тонометр для вимірювання артеріального тиску
elektrische Haarentfernung, die	Електроепіляція
elektrische Reaktionsaudiometrien, die	Електрореакційна аудіометрія
elektrische Signale, die	Електричні сигнали
elektrische Zahnbürste, die	Електрична зубна щітка
Elektrizitätslehre, die	Вчення про електрику
Elektroakupunktur, die	Електроакупунктура
Elektroakustische Hörprüfung, die	Електроакустична перевірка слуху
Elektrochemie, die	Електрохімія
Elektroden, die	Електроди
Elektrodynamik, die -en	Електродинаміка
Elektroenzephalografie (EEG), die	Електроенцефалографія
Elektroenzephalogramm, die	Електроенцефалограма
Elektroenzephalogramm: Elektroenzephalographie, das,die	Електроенцефалограма: електроенцефалографія
Elektroenzephalographie, die	Електроенцефалографія
Elektrokardiogramm -Gerät, das	Прилад ЕКГ
Elektrokardiogramm -Papier, das	Папір для електрокардіограми
Elektrokardiogramm -Schreiber, der	Реєстратор електрокардіограми

ISBN: 978-3-96213-490-7

Elektrokardiogramm (EKG), das	Електрокардіограма (ЕКГ)
Elektrolyte, die	Електроліт
Elektromuskelstimulation (EMS), die	Електром'язова стимуляція (EMS)
Elektromyographie, die	Електроміографія
Elektronenspektroskopie, die	Електронна спектроскопія
Elektronentransfer, die -s	Електронне перенесення
Elektroneurographie, die	Електронейрографія
elektronisch gespeicherte Angaben, die	Дані, що зберігаються в електронному вигляді
elektronische Chipkarte, die	електронна чіпова картка
Elektronische Gesundheitskarte, die	Електронна медична картка
Elektronische Patientenakte, die	Електронна картка пацієнта
Elektronischer Heilberufsausweis, der	Електронна картка медичного працівника
Elektronisches Rezept (eRezept), das (das)	Електронний рецепт
elektrophoretisches Verfahren, das -	Процедура електрофорезу
Elektrophysiologische Untersuchung (EPU), die	Електрофізіологічне дослідження
Elektrorasierer, der	Електробритва
Elektroretinogramm: Elektroretinographie, das,die	Електроретинограма: електроретинографія
Elektrosmog, der	Електросмог
Elektrotherapie, die	Електротерапія
Elemente, die	Елементи
Elftes Buch Sozialgesetzbuch	Одинадцята книга Соціального кодексу
Eliminierung, die -en	Ліквідація
Ellbogen, der -	Лікоть

Elle, die	Ліктьова кістка
Ellenbogen, der	Лікоть
Ellenbogenbruch, der	Перелом ліктя
Ellenbogengelenk, das	Ліктьовий суглоб
Ellenbogenschmerzen, die	Біль у ліктьовому суглобі
Eltern-Kind-Beziehung, die -en	Відносини між батьками та дітьми
Elternberatung, die -en	Консультування батьків
Elternberatungsstellen, die	Послуги з консультування батьків
Elternzeit, die	Відпустка для догляду за дитиною
Embolie, die	Емболія
Embryo, das/der	Ембріон
Embryopathie, die	Ембріопатія
Emesis : Übelkeit, die	Емезис: нудота
Emetikum, das	Протиблювотний засіб
EMG: Elektromyographie, die	Електроміографія
Emotion, die -en	Емоція
Empathie, die	Емпатія
empfangen	отримувати, завагітніти
Empfängnis, die	Запліднення
Empfängnisverhütung, die	Контрацепція
Empfängnisverhütungsmittel, das	Контрацепція
Empfehlungen, die	Рекомендації
empfinden	відчувати
empfindlich	чутливий
empfindliche Zahn, der	Чутливий зуб
empfindliche Zähne : Zahnschmerzen	Чутливі зуби: зубний біль

Fachwörterbuch für Pflege- und Gesundheitsberufe Deutsch-Ukrainisch
ISBN: 978-3-96213-490-7

empfindliche/trockene/fettige Haut, die	Чутлива/суха/жирна шкіра
Empfindlichkeit, die	Чутливість
empfindsam	чутливий
Empfindung, die -en	Відчуття
empirisch	емпіричний
empirische Auswirkungen, die	Емпіричні ефекти
empirische Modelle, die	Емпіричні моделі
empirische Sozialforschung, die -en	Емпіричні соціальні дослідження
Empowerment, das	Підвищення компетентності
Enddarm, der	Пряма кишка
Enddarmspiegelung: Rektoskopie, die	Ендоскопія прямої кишки: ректоскопія
Ende Mai	Кінець травня
Ende Mitgliedschaft, das	Припинення членства
Ende Versicherungspflicht, das	Припинення обов'язкового страхування
Ende, das -n	Кінець
Endemie, die	Ендемія
enden	закінчуватися
Endocytose, die	Ендоцитоз
Endodontie, die	Ендодонтія
endogen	ендогенний
Endokard, das	Ендокард
Endokarditis, die	Ендокардит
endokrine System, das	Ендокринна система
Endokrinologie, die	Ендокринологія
endokrinologisch	ендокринологічний
Endokrinopathien, die	Ендокринопатії

Endokrinpharmakologie, die	Ендокринна фармакологія
Endometriose, die	Ендометріоз
Endometriumkarzinom, das	Рак ендометрія
Endophlebitis, die	Ендофлебіт
Endoprothese, die	Ендопротезування
Endoskop, das	Ендоскоп
Endoskopie (Spiegelung), die	Ендоскопія
Endoskopische retrograde Cholangiographie und Pankreatikographie, die	Ендоскопічна ретроградна холангіографія та панкреатографія
Endosonograpie, die	Ендосонографія
Endothel, das	Ендотелій
Endotracheales Absaugen, das	Ендотрахеальне відсмоктування
Energie- und Kohlenstoffquellen, die	Енергія та джерела вуглецю
Energie- und Thermohaushalt, der	Енергетичний та тепловий баланс
Energie, die -n	Енергія
Energieeigenwerte, die	Власні значення енергії
Energiefeldtheorie, die	Теорія енергетичних полів
Energiestoffwechsel, der	Енергетичний обмін
Energieumsatz, der -(ä) e	Обіг енергії
eng	вузький
Enge Pupille	Вузька зіниця
engste Familienkreis, der	Вузьке сімейне коло
engstirnig adj.	вузьколобий
Entbindung, die	Пологи
Entbindungsgeld, das	Допомога у зв'язку з вагітністю та пологами
Entbindungsklinik, die	Пологовий будинок

Fachwörterbuch für Pflege- und Gesundheitsberufe Deutsch-Ukrainisch
ISBN: 978-3-96213-490-7

Entbindungspauschale, die	Фіксований декретний внесок у зв'язку з вагітністю та пологами
Entbindungspfleger, die	Санітар пологового будинку
Entbindungsstation, die	Пологове відділення
Entdeckungs-, Begründungs- und Verwertungszusammenhänge, die	Контексти відкриття, обґрунтування та експлуатації
entehren	зганьбити
Entehrung	Збезчещення
Enterale Ernährung, die	Ентеральне харчування
Enteritis regionalis	Ентерит регіональний
Enteritis, die	Ентерит
Enterokolitis, die	Ентероколіт
Enteropathie, die	Ентеропатія
Enterostenose, die	Ентеростенос
Enterostomatherapie, die	Ентеростомотерапія
entfernen	видалити
entfernen, sich	видалятися
Entfernung, die -en	Видалення
entgegengehen	іти назустріч
Entgelt, das	Грошова винагорода
Entgeltfortzahlung, der	Продовження виплати заробітної плати в період хвороби
Entgeltfortzahlungsgesetz, das	Закон про виплату допомоги при довготривалій непрацездатності
Entgeltfortzahlungsversicherung (Arbeitgeberausgleichsverfahren), die	Страхування виплати допомоги при довготривалій непрацездатності (схема компенсації роботодавця)
Entgeltgrenzen, die	Ліміти заробітної плати
Entgeltpunkte, die	Розрахунковий пенсійний бал
Entgeltsystem, das -e	Система оплати праці

Entgiftung, die	Детоксикація
Entgiftungsprozesse, die	Процеси детоксикації
Enthaarung, die	Депіляція
enthalten, sich	утриматися
entlassen	відпускати
Entlassmanagement, das	Управління процесом організації виписки пацієнта зі стаціонару
Entlassung, die	Виписка (з лікарні)
Entlassungsbericht, der	Звіт про виписку із лікарні
Entlassungsbrief, der	Лист про виписку
Entlastungsbetrag, der	Сума допомоги
entleeren	спорожнювати
Entleeren des Darms, das	Спорожнення кишечника
Entmündigung, die	Визнання особи недієздатною
Entropie, die	Ентропія
Entropium, das	Ентропія
entscheiden	вирішити
Entscheidung, die	Рішення
Entscheidungsfindung in der Altenpflege, die	Прийняття рішень у сфері догляду за людьми похилого віку
Entscheidungsfindung, die -en	Прийняття рішень
Entscheidungsträger, der -	Відповідальна особа
entschließen, sich	відважитися
entschlossen	рішучий
Entschlossenheit, die	Рішучість
Entschluss, der; -(ü) e	Рішення
entschuldigen	вибачатися
Entschuldigung, die	Вибачення
entsetzt adj.	охоплений жахом

Fachwörterbuch für Pflege- und Gesundheitsberufe Deutsch-Ukrainisch
ISBN: 978-3-96213-490-7

entspannen, sich	розслабитися
Entspannung (Entspannungsübungen), die	Релаксація (вправи на розслаблення)
Entspannung, die -en	Релаксація
Entspannungstechniken, die	Техніки релаксації
Entspannungstraining, das -s	Тренінг релаксації
Entspannungsverfahren, das -	Техніка релаксації
entsprechend	відповідно
Entstehung, die -en	Виникнення
Entstehungsmodelle, die	Моделі походження
enttäuschen	розчаровуватися
enttäuscht	розчарований
Enttäuschung, die -en	Розчарування
entwässernd	сечогінний
entwickeln	розвиватися
entwickeln, sich	розвиватися
Entwicklung von Pflegetheorien	Розвиток теорій догляду
Entwicklung, die -en	Розвиток
entwicklungsbedingt	розвиваючий
Entwicklungsbedingte Einflüsse, die	Вплив на розвиток
Entwicklungsgeschichte, die -n	Історія розвитку
Entwicklungsmodelle, die	Моделі розвитку
Entwicklungsstufe, die	Стадія розвитку
Entwurf, der	План, проект
Entziehung der Zulassung, die	Відкликання дозволу
Entziehungsmaßnahmen, die	Заходи з відкликання
entzücken	захоплювати

Entzücken, das	Захоплення
entzückend	чудовий
entzückt (über)	захоплений (чимось)
Entzückung, die	Захопленість
entzünden, sich	запалюватися
Entzündete Mundwinkel, die	Запалення куточків рота
Entzündung der ableitenden Harnwege, die	Запалення сечовивідних шляхів
Entzündung der Leber, die	Запалення печінки
Entzündung der Lymphbahnen, die	Запалення лімфатичних проток
Entzündung der Nierenkörperchen, die	Запалення ниркових тілець
Entzündung im Mund, die	Запалення в ротовій порожнині
Entzündung in der Nase, die	Запалення носа
Entzündung, die	Запалення
Entzündungen am Urogenitalsystem, die	Запалення сечостатевої системи
Entzündungshemmer, die	Протизапальний препарат
Entzündungskrankheiten, die	Запальні захворювання
entzweien, sich	розсваритися
Enuresis nocturna, die	Енурез нічний
Enzephalitis, die	Енцефаліт
Enzym, das	Ензим
Enzymkinetik, die	Кінетика ферментів
Eosinophilie, die	Еозинофілія
Epicondylitis humeri radialis, die	Епікондиліт зовнішнього надвиростка плечової кістки
Epidemie, die	Епідемія
epidemio-logische Methoden, die	Епідеміологічні методи

Fachwörterbuch für Pflege- und Gesundheitsberufe Deutsch-Ukrainisch
ISBN: 978-3-96213-490-7

Epidemiologie, die	Епідеміологія
epidemiologisch	епідеміологічний
Epidemiologische Arbeitsmethoden, die	Епідеміологічні методи
epidemiologische Grundbegriffe	Основні епідеміологічні терміни
Epidemiologische Überwachung, die	Епідеміологічний нагляд
epidemiologischen Lehrinhalte, die	Епідеміологічний зміст освіти
Epidermis, die	Епідерміс
Epididymitis, die	Епідидиміт
Epiduralanästhesie (PDA), die	Епідуральна анестезія
Epigastrium, das	Епігастрій
Epiglottitis, die	Епіглотит
Epikard, das	Епікард
Epikrise, die	Епікриза
Epikutantest (Patch-Test), der	Підшкірна проба (патч-тест)
Epikutantest, der	Шкірна проба
Epilation, die	Епіляція
Epilepsie : Krampfanfall, die	Епілепсія: напад
Epilepsie im Alter, die	Епілепсія в літньому віці
Epilepsiehelm, der	Шолом при епілепсії
epileptische Anfälle, die	Епілептичні напади
Epiliercreme, die	Крем для епіляції
Epilierwachs, das/der	Віск для епіляції
Epistaxis : Nasenbluten, die	Епістаксис: носова кровотеча
Epithalamus, der	Епіталамус,
Epithel, das	Епітелій
Erarbeitung, die -en	Розробка

erben	успадковувати
Erbkrankheit, die	Спадкове захворювання
erbrechen	блювати
Erbrechen, das	Блювота
erbrechen, sich	блювати
Erbschaft, die -en	Спадщина
ERCP (endoskopische retrograde Cholangiopankreatografie), die	ERCP (ендоскопічна ретроградна холангіопанкреатографія)
Ereignisse, die	Події
Erektile Dysfunktion : Potenzstörung, die	Еректильна дисфункція: порушення потенції
Erektionsproblem, das	Еректильна дисфункція
Erektionsstörungen : Potenzstörung, die	Еректильна дисфункція: порушення потенції
Erfahrung, die -en	Досвід
Erfassung, die -en	Реєстрація, облік
Erfassungsmöglichkeit, die	Параметр захоплення
erfolgreich	успішний
Erfolgsrechnung, die -en	Звіт про фінансові результати
erfördern	заохочувати
erfreuen	обрадувати
Erfrierung, die	Обмороження
erfüllen	виконувати
ERG: Elektroretinographie, die	ERG Електроретинографія
Ergänzungsberuf, der -e	Додаткова професія
Ergänzungsversicherung, die	Додаткове страхування
Ergebnis der Untersuchung, das	Результат експертизи
Ergebnis, das	Результат
Ergebnisdiskussion, die -en	Обговорення результатів

Fachwörterbuch für Pflege- und Gesundheitsberufe Deutsch-Ukrainisch
ISBN: 978-3-96213-490-7

Ergebnisqualität, die -en	Якість результату
Ergebnisquote, die	Показник результативності
Ergebnisse der Untersuchung , die	Результати дослідження
Ergometrie: Belastungs-EKG, die	Ергометрія: стрес-ЕКГ
ergotherapeutische Befunderhebung, die -en	Ерготерапевтичний збір анамнезу
ergotherapeutische Diagnostik, die -en	Ерготерапевтична діагностика
ergotherapeutische Dienstleistungen, die	Ерготерапевтичні послуги
ergotherapeutische Dokumentation, die -en	Ерготерапевтична документація
Ergotherapeutische Hilfsmittel, die	Засоби ерготерапії
ergotherapeutische Interventionen, die	Ерготерапевтичні втручання
Ergotherapeutische Praxis, die	Ерготерапевтична практика
ergotherapeutische Verfahrensweisen, die	Ерготерапевтичні процедури
ergotherapeutische Versorgung, die -en	Ерготерапевтична допомога
ergotherapeutischer Prozess, der -e	Ерготерапевтичний процес
Ergotherapie, die	Ерготерапія
ergreifen	братися
erhältlich	доступний
Erheblich Pflegebedürftige, die	Ті, хто потребує суттєвого догляду
Erhebung, die -en	Опитування, анкета
Erhebungs- und Auswertungsverfahren, das -	Методи опитування та оцінки
Erhebungsinstrumente, die	Інструменти опитування

Erhebungssituation, die -en	Ситуація з опитуванням
Erhebungsverfahren, das -	Процедура опитування
erheitern	підбадьорювати
erhöhen, sich	збільшуватися
erhöht	підвищений
Erhöhte Temperatur : Fieber	Підвищена температура
erhöhte Werte, die	Підвищені значення
Erhöhter Beitragssatz, der	Підвищена ставка
erhöhter Blutzuckerspiegel, der	Високий рівень цукру в крові
Erhöhter Cholesterinspiegel, der	Підвищений рівень холестерину
Erhöhung des Versicherungsschutzes, die	Збільшення страхового покриття
erholen, sich	відпочивати
erholen, sich	відпочивати
Erholung, die	Відпочинок
Erholungsurlaub, der	Відпустка
Erinnerung, die	Спогад
Erinnerungsvermögen, das	Пам'ять
erkälten, sich	застудитися
Erkältung, die	Застуда
Erkältungsbad, das	Холодна ванна
Erkältungskrankheiten, die	Застудні хвороби
Erkältungssymptome, die	Симптоми застуди
erkennen, sich	упізнавати одне одного
Erkenntnismodelle, die	Моделі пізнання
Erkenntnisobjekte, die	Об'єкти пізнання
Erkenntnisse, die	Результати
Erkenntnisziele, die	Цільові знання

Fachwörterbuch für Pflege- und Gesundheitsberufe Deutsch-Ukrainisch
ISBN: 978-3-96213-490-7

Erkennung, die -en	Діагностування
Erklärung, die -en	Пояснення, тлумачення
Erklärungsansätze, die	Пояснювальні підходи
Erklärungsmodelle, die	Пояснювальні моделі
Erkrankung im Ausland, die	Захворювання за кордоном
Erkrankung, die -en	Хвороба
Erkrankungen, die zum Notfall werden können	Захворювання, які можуть стати екстренними випадками
Erlass von Beiträgen, der	Звільнення від сплати внесків
erlauben, sich	дозволяти собі
Erlaubnisvorbehalt, der	Умови щодо надання дозволу
Erleben, das	Переживання
erleichtert	полегшений
erleichtert sein	полегшений
Erlernen, das	Освоєння
Ermächtigung Krankenversicherung, die	Дозвіл на медичне страхування
Ermächtigung zur Teilnahme an der vertragsärztlichen Versorgung, die	Дозвіл на участь в акредитованій медичній допомозі
Ermäßigter Beitragssatz, der	Знижена ставка внеску
ermitteln	визначити
ermüdend	виснажливий
Ermüdungsschmerzen, die	Біль від перевтоми
Ernährung im eigenen Haushalt	Харчування у власному домогосподарстві
Ernährung, die	Харчування
Ernährungs-und Genussverhalten, das	Харчова поведінка та поведінка, пов'язана із задоволенням
Ernährungsberatung, die	Консультування з питань харчування
Ernährungsempfehlungen, die	Рекомендації щодо харчування

Ernährungsformen, die	Форми харчування
Ernährungsforschung, die -en	Дослідження харчування
Ernährungslehre, die	Наука про харчування
Ernährungsmanagement in der Pflege	Управління харчуванням у сфері догляду
Ernährungsmedizin, die	Дієтологія
Ernährungsphysiologie, die	Фізіологія харчування
Ernährungsprotokoll, das -e	Протокол харчування
Ernährungspumpe, die	Живильний насос
Ernährungsstile, die	Стилі харчування
ernst	серйозний
Ernst, der	Серйозність
ernsthaft	серйозний
errechneter Geburtstermin, der	Розрахована дата народження
Erreger, die	Збудник
Erregung, die	Збудження
erreichbar	досяжний
Ersatz-Krankenhaustagegeld (Ersatz-KHT), das	Заміна добових на стаціонарне лікування
Ersatzanspruch, der	Позов на відшкодування витрат
Ersatzkassen-Gebührenordnung, die	Тариф на послуги альтернативної лікарняної каси
Ersatzkassen, die	Заміщення фондів медичного страхування
Ersatzkrankenkassen, die	Альтернативна лікарняна каса
Ersatzpflege, die	Замісний догляд
Ersatzvornahme, die	Замісна терапія
erscheinen	з'являтися
Erscheinungsformen, die	Форми прояву
erschöpft	виснажений

Fachwörterbuch für Pflege- und Gesundheitsberufe Deutsch-Ukrainisch
ISBN: 978-3-96213-490-7

Erschöpfung, die	Виснаження
Erschöpfungszustand : Müdigkeit, der	Стан виснаження: втома
erschrecken	переляакатися
Erstattung Beiträge, die	Відшкодування внесків
Erstattungspflicht Arbeitgeber, die	Обов'язок роботодавця щодо відшкодування
erstaunen über	здивуватися чимось
Erstaunen, das	Здивування
erstaunlich	дивовижний
erstaunt	здивований
Erstbeitrag, der	Перший внесок
Erste Hilfe, die	Перша медична допомога
Erste-Hilfe-Kasten, der	Аптечка першої допомоги
Erste-Hilfe-Koffer, der	Аптечка для надання першої медичної допомоги
erstellen	створювати
ersticken	задихатися
Erstmilch, die	Молозиво
Erstversicherung, die	Первинне страхування
Erstversorgung, die	Надання першої медичної допомоги
ertragen	терпіти
erwachen	прокидатися
Erwachen, das	Пробудження
erwachsen	виникати
erwachsen adj.	дорослий
Erwachsene, der -n	Дорослий
Erwachsenen, die	Дорослі
Erwachsenenalter, das	Дорослий вік

Erwachsenenbildung, die -en	Навчання для дорослих
Erwachsenenpädagogik, die	Навчання для дорослих
Erwachsener, der	Дорослий
erwarten	очікувати
Erwartungen, die	Очікування
Erwartungswerte, die	Очікувані значення
Erweiterung, die	Розширення
Erwerbsminderung, die	Часткова втрата працездатності
Erwerbsunfähigkeit, die	Непрацездатність
erwidern	відповідати
Erysipel, das	Бешихове запалення
Erythema infectiosum, das	Інфекційна еритема
erzählen	розповідати
Erziehung, die	Виховання
Erziehungsgeld, das	Допомога по догляду за дитиною
Erziehungsurlaub / Elternzeit, der/die	Відпустка по догляду за дитиною
Erziehungsurlaub / Teilzeitbeschäftigung, der/die	Відпустка по догляду за дитиною / робота на умовах неповного робочого часу
Erziehungswissenschaften, die	Наука про виховання
erzürnen	розлютити
es gelingt mir	мені вдається
es ist schon lange her	минуло багато часу
Ess-Brechsucht, die	Переїдання
Essen auf Rädern, das	Їжа на колесах
Essen verabreichen, das	давати їжу
Essen, das	Їжа
Essenstablett, das	Лоток для їжі

Fachwörterbuch für Pflege- und Gesundheitsberufe Deutsch-Ukrainisch
ISBN: 978-3-96213-490-7

Essenszeit, die	Прийом їжі
Essstörung, die	Розлад харчової поведінки
Essverhalten, das	Харчова поведінка
Ether, die	Ефір
Ethik als Schutzbereich	Етика як сфера захисту
Ethik der Achtsamkeit	Етика усвідомленості
Ethik, die	Етика
Ethikantrag, der -(ä) e	Застосування етичних норм
Ethikkomitee, das -s	Комітет з питань етики
Ethikkonsultation, die -en	Консультація з етики
Ethiktheorien, die	Теорії етики
ethisch	етичний
ethische Entscheidungsfindung, die -en	Етичність прийняття рішень
ethische Fallbesprechungen, die	Обговорення етичних питань
Ethische Grundlagen, die	Етичні принципи
etwas Unangenehmes bekommen	Отримання чогось неприємного
etwas zu Herzen nehmen, sich	приймати щось близько до серця
etwas zukommen lassen, sich	мати щось для себе
etwas, das von einer Regel abweicht	Те, що відхиляється від правила
EU-Richtlinien, die	Керівні принципи ЄС
eukaryontische Zellen, die	Еукаріотичні клітини
Eukaryote, die	Еукаріот
Euphorie, die	Ейфорія
Europäische Arzneimittelagentur, die	Європейське агентство з лікарських засобів
Europäische Gesundheitswissenschaften, die	Європейські медико-санітарні дисципліни

Europäische Krankenversichertenkarte (EHIC), die	Європейська карта медичного страхування
europäischer Notfallausweis, der	Європейська картка екстреної допомоги
Europäischer Sozialfond, der	Європейський соціальний фонд
Europäisches Sozialbudget, der	Європейський соціальний бюджет
Europapolitik, die	Європейська політика
European Care Certificate	Європейський сертифікат по догляду
European Nursing Care Pathways	Європейські шляхи догляду за хворими
Eustachische Röhre, die	Євстахієва труба
Euthanasie, die	Евтаназія
Evaluation in der Drogenprävention, die	Оцінка в профілактиці наркоманії
Evaluation, die -en	Оцінка
Evaluationsforschung, die -en	Оціночні дослідження
Evaluationsinstrumente, die	Інструменти оцінювання
Evaluationskonzepte, die	Концепції оцінювання
Evaluationsmethoden, die	Методи оцінювання
Evaluationsschwerpunkte, die	Осередки оцінювання
Evaluationsstudien, die	Оціночні дослідження
Eventmarketing, das	Івент-маркетинг
Evidence based medicine	Доказова медицина
Evidence Based Midwifery, die	Доказове акушерство
Evidence based nursing (EBN), die	Медсестринство на засадах доказової медицини
Evidence Based Practice, die	Доказова практика
Evidenz-Einstufung, die -en	Класифікація доказів
Evidenz, die -en	Докази
evidenzbasiert	науково обґрунтований

Fachwörterbuch für Pflege- und Gesundheitsberufe Deutsch-Ukrainisch
ISBN: 978-3-96213-490-7

Evidenzbasierte Medizin, die	Доказова медицина
evidenzbasierte Pflege, die	Доказовий догляд
evidenzbasiertes Handeln, das	Науково обґрунтовані дії
Evidenzbewertung, die -en	Оцінка доказів
Evolution, die -en	Еволюція
Ewigkeit, die -en	Вічність
Ewigkeits-Vorstellungen, die	Ідеї вічності
Ewing-Sarkom, das	Саркома Юінга
Exanthem : Hautausschlag, das	Екзантема: шкірний висип
Exazerbation, die	Загострення
existenzielle Bedrohungen, die	Екзистенційні загрози
Existenzielle Krisensituation alter Menschen, die	Кризовий стан людей похилого віку в умовах екзистенціальної кризи
Exklusion, die -en	Виключення
Exklusionsprozesse, die	Процеси виключення
Exkrement, das	Екскременти
Exkretion, die -en	Виділення
Exkurs – Wissen kompakt	Екскурс журналу Wissen kompakt
Exoskelett (Maschine), das -e	Екзоскелет (апарат)
Expektorantien, das	Відхаркувальний засіб
Experiment, das -e	Експеримент
Experimentalchemie, die	Експериментальна хімія
Experimentalphysik, die	Експериментальна фізика
Experten, die	Експерти
Expertengespräche, die	Експертна розмова
Expertenstandard (Pflege), der	Експертний стандарт (догляд)
Expertenstandard Entlassungsmanagement, der	Експертний стандарт управління виписками

Expertenstandard Sturzprophylaxe, der	Експертний стандарт профілактики падінь
Expertenstandard, der	Експертний стандарт
Expositionen, die	Експозиції
Exsikkose, die	Зневоднення
Exsudat, das	Ексудат
Extensionshülse, die -n	Подовжувальна втулка
Extensor, der	Розгинач
extern	зовнішній
externe Experten, die	зовнішні експерти
externes Rechnungswesen, das	зовнішня бухгалтерія
Extrakorporale Stoßwellentherapie (ESWT), die	Екстракорпоральна ударно-хвильова терапія
Extraktion, die -en	Екстракція
Extraktionszange, die	Пінцет екстракційний
Extraktpräparation, die -en	Підготовка до екстракції
extramurale Krankenpflege, die	Заочна сестринська справа
extramurale Pflege, die	Заочна сестринська справа
Extrasystolen : Herzstolpern, die	Екстрасистолія: прискорене серцебиття
Extrasystolen, die	Екстрасистолія
Extremitäten, die	Кінцівки
extrovertiert	екстраверт
Exzessives Schreien im Säuglingsalter, das	Надмірний плач у немовлят
Exzison, die	Акцизний податок
Eyeliner, der	Підводка для очей
Facette, die	Фасета
Facettensyndrom, das	Синдром фасетки
Fachabteilung, die	Спеціалізований відділ

Fachwörterbuch für Pflege- und Gesundheitsberufe Deutsch-Ukrainisch
ISBN: 978-3-96213-490-7

Facharzt, der; -(ä) e	Лікар-фахівець
Facharzt, Fachärztin für Frauenheilkunde/Gynälogie, der/die	Спеціаліст з гінекології/акушерства
Facharzt, Fachärztin für Hals-Nasen-Ohren HNO, der/die	Спеціаліст з вуха, горла і носа (ЛОР)
Facharzt, Fachärztin für innere Krankheiten, der/die	Спеціаліст з внутрішніх хвороб
Facharzt, Fachärztin für Orthopädie, der/die	Спеціаліст з ортопедії
Facharzt, Fachärztin für plastische Chirurgie, der/die	Спеціаліст з пластичної хірургії
Facharzt, Fachärztin, der/die	Лікар-спеціаліст
Fachärztliche Versorgung, die	Спеціалізований догляд
Fachbereich, der	Спеціальність
Facheingriff, der	Фахове втручання
Fachgebiet, das	Спеціальність
Fachgebietsbeschränkung, die	Обмеження за фахом
Fachgesundheits- und Krankenpfleger, der	Спеціалізований медичний та сестринський персонал
Fachkraft zur Leitung einer Funktionseinheit, die	Фахівець з управління функціональним підрозділом
Fachperson für Operationslagerungen, die	Спеціаліст з укладання хворого на операційний стіл
Fachpflegekraft für Intensivpflege und Anästhesie, die	Медична сестра у сфері інтенсивної терапії та анестезії
Fachpflegekraft im Operationsdienst, die	Медична сестра-спеціаліст хірургічної служби
Fachrichtungen, die	Спеціалізації
facialis	Лицьовий нерв
Facies, die	Фація
Faden, der	Шов

Fadenentfernung, die	Зняття швів
Fadenwürmer, die	Нитчасті черви
Fähigkeit, die	Здатність
fahrbare	мобільний
fahrbare Liege, die	Мобільна кушетка
Fahrkosten, die	Дорожні витрати
Fahrlässigkeitsproblematik, die -en	Питання недбалості
Fahrradanhänger für Kinder, die	Велосипедні причепи для дітей
Fahrtkosten, die	Транспортні витрати
Failed back surgery syndrome, das	Синдром невдалої операції на спині
Fairness, die	Справедливість
Fäkalien, die	Фекалії
Fäkalkollektor, der -en	Фекальний колектор
Faksimile, das	Факсиміле
Faktenbox, die -en	Інформаційна довідка
Faktor-V-Leiden, das	Фактор V Лейдена
Faktoren, die	Фактори
fakultativ	необов'язковий
Fall-Kontroll-Studien, die	Дослідження "випадок-контроль"
Fallbeispiel, das -e	Кейс
Falldiskussion, die -en	Обговорення справи
Fälligkeit der Beiträge, die	Термін сплати внесків
Fälligkeit der Leistung, die	Дата виплати допомоги
Fälligkeit Krankenversicherungsbeiträge, die	Термін сплати внесків на медичне страхування
Fälligkeitstag, der -e	Термін платежу
Fallkonferenz, die -en	Лікарська конференція
Fallmanagement, das	Управління справами

Fachwörterbuch für Pflege- und Gesundheitsberufe Deutsch-Ukrainisch
ISBN: 978-3-96213-490-7

Fallpauschalen, die	Загальні тарифи по даному виду лікування
Fallwert, der	Цінність справи
Fallzahl, die	Номер медичної картки
falsche Rippen, die	Фальшиві ребра
fälschen	фальсифікувати
Falte, die	Зморшка
Falten am Hals	Зморшки на шиї
Falten unter den Augen	Зморшки під очима
Faltenunterspritzung, die	Ін'єкції від зморшок
Familiäre multiple Lipomatose, die	Сімейний множинний ліпоматоз
Familie, die -n	Сім'я
Familienangehörige, die	Члени сім'ї
Familienbeziehungen und soziale Netzwerke, die	Сімейні стосунки та соціальні мережі
Familienbildung, die -en	Сімейне виховання
Familiengesundheit, die	Здоров'я сім'ї
Familienmitglieder, die	Члени сім'ї
Familienname, der -n	Прізвище
Familienpflege, die	Сімейна опіка
Familienpflegerin, die	Сімейний вихователь
Familienpflegezeit, die -en	Відпустка по догляду за дитиною
Familienrabatte, die	Сімейна знижка
Familienstand, der	Сімейний стан
Familiensysteme, die	Сімейні системи
Familientherapie, die	Сімейна терапія
Familienüberlastung, die -en	Сімейні перевантаження
Familienversicherung, die	Сімейне страхування
Familienwerdung, die	Становлення сім'ї

Fanatiker, der -	Фанатики
fantasieren	**фантазувати**
Farbenblindheit, die	Колірна сліпота
Farbfehlsichtigkeit, die	**Порушення кольоросприйняття**
Farbsehschwäche, die	Дефіцит кольорового зору
Farbsehstörung, die	**Порушення кольорового зору**
Farbsinnstörungen, die	Порушення кольорового зору
Farbton, der	**Відтінок**
Färbung, die -en	Забарвлення
Fassung, die	**Витримка, оправа**
Fasten, das	Дотримання посту
Fastentest, der	**Проба з голодуванням**
Faszie, die	Фасція
Faszientraining, das	**Тренування фасцій**
Fasziitis plantaris, die	Підошовний фасціїт
faszinieren	**зачаровувати**
Fatigue	Втома
Fatigue-Syndrom, das	**Синдром втоми**
faul adj.	ледачий
Faulenzer, der -	**Ледар**
Faust, die; -(ä) e	Кулак
Fäustlinge, die	**Рукавиці**
Faustschluss-Probe, die	Спроба сстиснення в кулак
fazial	**лицьовий**
Fazialisparese, die	Парез лицьового нерва
febril	**гарячковий**
Februar, der -e	Лютий
Feedback, das -s	**Зворотній зв'язок**

Fachwörterbuch für Pflege- und Gesundheitsberufe Deutsch-Ukrainisch
ISBN: 978-3-96213-490-7

Fehlbelegung, die	Неправильний прикус
Fehlbildung der Hüfte, die	Вади розвитку кульшового суглоба
Fehler, der -	Помилка
Fehlernährung, die	Неправильне харчування
Fehlfunktion, die	Несправність
Fehlgeburt, die	Мимовільний аборт
Fehlsichtigkeit, die	Аметропія
Fehlverhalten im Gesundheitswesen, das	Неправомірні дії у сфері охорони здоров'я
Feierabend, der -e	Кінець робочого дня
Feiertag, der -e	Вихідний, свято
feige	боягузливий
Feigheit, die	Боягузтво
Feigwarzen, die	гострокінцеві бородавка
fein	тонкий, легкий
feindlich gesinnt	вороже налаштований
Feindschaft, die -en	Ворожість
feinfühlig	чутливий
Feingefühl, das	Чуйність
Feingewebliche Untersuchung: Histologische Untersuchung, die	Дослідження тонких тканин: Гістологічне дослідження
Feinnadelpunktion, die	Тонкоголковий прокол
Feinstruktur, die -en	Тонка структура
Feldenkrais	Метод Фельденкрайза
Feldzugang, der -(ä) e	Доступ на місця
feminin	жіночий
Femur-Fraktur, die	Перелом стегнової кістки
Feng-Shui, das	Фен-шуй

Fensterruptur, die	Розрив вікна
Fernglas, das; -(ä) er	Бінокль
Fernziel, das	Віддалена мета
Ferritinmangel, der	Дефіцит феритину
Ferse, die -n	П'ята
Fersenbein, das -e	П'яткова кістка
Fersenschmerzen, die	Біль у п'ятках
Fersensporn, der	П'яткова шпора
fertig machen, sich	готуватися
Fertigarzneimittel, das	Готовий лікарський засіб
Fertigkeit, die	Навичка
fertil	родючий
Fertilisation, die	Внесення добрив
Fertilität, die	Фертильність
fest	фіксований
Festbeträge für Arzneimittel, die	Фіксовані суми на лікарські засоби
Festbeträge für Hilfsmittel, die	Фіксовані суми на терапевтичну техніку
Festbeträge, die	Фіксовані суми
Feste Arzneimittel, die	Тверді лікарські засоби
feste Nahrung, die	тверда їжа
feste Seife, die	Фіксоване мило
Feste und Veranstaltungen, die	Свята та події
Fester Wohnsitz im Ausland, der	Постійне місце проживання за кордоном
feststellen, sich	з'ясовуватися
Feststellungsverfahren für die Pflegebedürftigkeit, das	Порядок визначення потреби у догляді
Festzuschuss Zahnersatz	Зубні протези з фіксованим припуском
Festzuschuss, der	Фіксована надбавка

ISBN: 978-3-96213-490-7

festzustellen, sich	Буде визначено додатково
Fetale Echokardiographie	Ехокардіографія плода
fett adj.	жирний
Fettabsaugen, das	Ліпосакція
Fettbrandfeuerlöscher, der	Вогнегасник масляний
Fette, die	Жири
Fettgeschwulst, die	Жирова пухлина
Fettgewebe, das	Жирова тканина
fettig	жирний
Fettige Haare, die	Жирне волосся
Fettige Haut, die	Жирна шкіра
Fettleber, die	Жирова дистрофія печінки
Fettleberentzündung, die	Жирове запалення печінки
Fettleibigkeit : Gewichtszunahme, die	Ожиріння: збільшення ваги
Fettleibigkeit, die	Ожиріння
Fettsäuren, die	Жирні кислоти
Fettschwellung, die	Жирові набряки
Fettstoffwechselstörung, die	Порушення ліпідного обміну
Fettstoffwechselstörungen, die	Дисліпідемія
Fettsucht : Gewichtszunahme, die	Ожиріння: збільшення ваги
Fetus, der	Плід
feucht	вологий
Feuchte Hände, die	Вологі руки
Feuchte Wundbehandlung, die -en	Обробка вологих ран
Feuchtigkeitscreme, die	Зволожуючий крем
Feuchttuch, das	Волоа серветка
Feuchttuch, das	Волога серветка

Feuerlöschdecke, die	Покривало для ізоляції осередку загоряння
Feuerlöscher, der	Вогнегасник
Feuerlöscherkasten, der	Ящик для вогнегасника
Feuerlöscherschrank, der	Шафа для вогнегасників
Feuerlöscherständer, der	Підставка для вогнегасника
Feuerlöschspray, das	Вогнегасний спрей
Feuerwehr, die	Пожежна служба
Fibrin, das	Фібрин
Fibrinkleber, der	Фібриновий клей
Fibrinogen, die	Фібриноген
Fibroadenom, das	Фіброаденома
Fibrom, das	Фіброма
Fibromyalgie, die	Фіброміалгія
Fibromyalgiesyndrom, das	Синдром фіброміалгії
Fibröse Dysplasie, die	Фіброзна дисплазія
Fibrose, die	Фіброз
Fieber als Symptom, das	Лихоманка (симптом)
Fieber messen	міряти температуру
Fieber, der	Лихоманка, висока температура
Fieberblasen, die	Простий герпес
fieberhaft	гарячковий
Fieberkurve, die	Температурна крива
Fiebermessung, die	Вимірювання температури
fiebersenkend	жарознижуючий
fiebersenkende Mittel, das	Жарознижуючі засоби
Fielding, das	Польові роботи
Figur, die -en	Фігура

ISBN: 978-3-96213-490-7

Filariose, die	Філяріоз
Filtration, die -en	Фільтрація
Filzläuse, die	Філяріозні воші
final	остаточний
Finanzausgleich der Krankenkassen, der	Фінансове відшкодування коштів лікарняних кас
Finanzausgleich für aufwendige Leistungsfälle, der	Грошова компенсація за дороговартісні випадки обслуговування
finanziell	фінансовий
finanzielle Anreize	Фінансові стимули
Finanzierung, die -en	Фінансування
Finger-Boden-Abstand, der	Відстань від пальця до підлоги
Finger-Nase-Versuch, der	Пальце-носова проба
Finger, der	Палець
Fingerabdruck, der	Відбиток пальця
Fingerbruch, der	Перелом пальця
Fingerglied, das -er	Кінцівка пальця
Fingergliedknochen, der	Кістка фаланги пальця
Fingerknöchel, der	Кісточка пальця
Fingerknochen	Кістки пальців
Fingernägel kauen	кусати нігтів
Fingernagel, der	Ніготь
Fingerschmerzen, die	Біль у нігтях
Finierer (flammenförmige Bohrer), der	Фінірер (свердло у формі полум'я)
Finsternis, die -se	Темрява
Fissurenversiegelung, die	Герметизування фісури
Fistel, die	Фістула
Fitness Management, das -s	Менеджери з фітнесу

Fitness- und Gesundheitseinrichtungen, die	Фітнес-заклади та оздоровчі заклади
Fitness- und Gesundheitssport, der	Фітнес та оздоровчий спорт
Fitness- und Wellnesscenter, das	Фітнес- та велнес-центри
Fitness, die	Фітнес
Fitnesscenter in der Nähe, das	Фітнес-центри поблизу
Fitnesscentern, die	Фітнес-центри
Fitnessstudios, die	Фітнес-центри
Fixierung eines Patienten, die	Фіксація пацієнта
Fixierungsproblematik, die -en	Проблема з фіксацією
Flachbilddetektor für Röntgenstrahlen, der	Плоский панельний детектор рентгенівського випромінювання
Fläche, die -n	Площа
Flächenmaß, das -e	Вимірювання площі
Flanell, der/das	Фланель
Flanke (Weiche), die -n	Бік
Flankenschmerzen, die	Біль в боку
Fläschchen, das	Пляшка
Flaschenwärmer, der	Підігрівач для пляшок
Flatterpuls : Herzrasen, der	Тріпотливий пульс: прискорене серцебиття
Flatulenz : Blähungen, die	Метеоризм
Flechte, die	Лишай
Fleckfieber, das	Плямиста лихоманка
Fleckiger : Hautausschlag, der	Плямистість: шкірний висип
Fleece-Jacke, die	Флісова куртка
Fleisch, das	М'ясо
Fleiß, der	Старанність

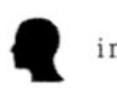
interkulturaverlag.de
Fachwörterbuch für Pflege- und Gesundheitsberufe Deutsch-Ukrainisch
ISBN: 978-3-96213-490-7

fleißig	працьовитий
Flex-Modell, das	Модель Flex
Flexibilität, die	Гнучкість
Fliedner Fachhochschule Düsseldorf	Університет прикладних наук ім. Фліднера, Дюссельдорф
Fliegende Hitze (umgangssprachlich) : Hitzewallungen	Підскок температури: приплив жару
Fliegergriff, der	Поза/положення "літачок"
fließen	литися
Fluor vaginalis : Ausfluss, der	Вагінальні виділення
Fluoreszenzangiografie (Farbstoffuntersuchung an der Netzhaut), die	Флюоресцентна ангіографія (дослідження сітківки ока з використанням барвників)
Fluoreszenzmessungen, die	Флуоресцентні виміри
Fluoreszenzspektrometrie, die	Флуоресцентна спектрометрія
Fluoreszenztomographie, die	Флюоресцентна томографія
Fluorid, das -e	Фтор
fluoridhaltig	з вмістом фтору
fluoridhaltige Zahncreme	Зубна паста, що містить фтор
Flush, der	Раптове почервоніння обличчя
Flussblindheit, die	Річкова сліпота
flüssig	рідкий
Flüssige Arzneiformen, die	Рідкі лікарські форми
flüssige Eyliner, der	Рідка підводка
flüssige Grundierung, die	Рідкий фундамент
flüssige Haarwaschmittel, das	Рідкий шампунь для волосся
flüssige Mascara, die	Рідка туш для вій
flüssige Seife, die	Рідке мило
flüssigen Stoffe, die	Рідкі речовини

Flüssigkeit im Knie, die	Рідина в коліні
Flüssigkeit im Ohr, die	Рідина у вусі
Flüssigkeit, die	Рідина
Flüssigkeiten, die	Рідини
Flüssigkeitsansammlung : Wasseransammlung, die	Накопичення рідини: накопичення води
Flüssigkeitsbilanz, die	Баланс рідини
Flüssigkeitshaushalt, der	Баланс рідини
Flüssigkeitsmangel (Dehydratation), der	Дефіцит рідини (зневоднення)
Flüssigkeitsverlust, der	Втрата рідини
flüstern	шепотіти
Flutter (Medizinprodukt)	Флаттер (медичний виріб)
FM-Anlage, die	FM-система
Foetor ex ore : Mundgeruch, der	Foetor ex ore: неприємний запах з рота
Föhn, der	Фен
föhnen	сушити феном
Föhnfrisur, die	Сушка волосся феном
Fokussierung, die -en	Фокус
Folge haben, zur	призвести до
Folge- und Parallelreaktionen, die	Послідовні та паралельні реакції
Folge, die -n	Послідовність
Folgebeitrag, der	Наступний внесок
Folgeerkrankungen, die	Наслідкові захворювання
Folgen/Auswirkungen, die	Наслідки/вплив
folgend	наступний
Follikel, der	Фолікул
Folsäuremangelanämie, die	Фолієводефіцитна анемія

Fachwörterbuch für Pflege- und Gesundheitsberufe Deutsch-Ukrainisch
ISBN: 978-3-96213-490-7

Fontanelle, die	Тім'ячко
Food Supply Chain Management, das -s	Управління ланцюгами постачання продовольства
Food Supply Chain, die -s	Ланцюг постачання продовольства
förderlich	корисний
Förderung der Harnkontinenz, die	Сприяння стримуванню сечовипускання
Förderung, die	Просування
Forensik, die	Судова експертиза
Form von Tropfen, die	Форма випуску крапель
Form, die	Форма
Formalkinetik, die	Кінетика формування
Formen der Wunderheilung, die	Форми чудодійного зцілення
Formular, das	Формуляр
Forschen, das	Дослідження
Forschung in der Allgemeinmedizin, die	Дослідження в галузі загальної медицини
Forschung, die -en	Дослідження
Forschungs- und Handlungsmethoden, die	Методи дослідження та дії
Forschungs- und Projektseminar, das -e	Науково-практичний семінар
Forschungsansätze, die	Підходи до дослідження
Forschungsarbeiten, die	Дослідницькі та пошукові роботи
Forschungsbedarf, der	Потреби в дослідженнях
Forschungsdesign, das -s	Дизайн дослідження
Forschungsfrage, die -n	Питання дослідження
Forschungsgegenstand, der -(ä) e	Об'єкт дослідження
Forschungsplanung, die -en	Планування дослідження
Forschungspragmatik, die	Прагматика досліджень

Forschungspraxis, die	Дослідницька практика
Forschungsprozess, Der	Процес дослідження
Forschungsprozess, der -e	Процес дослідження
Forschungsrezeption, die -en	Дослідницька приймальня
Forschungsstand, der; -(ä) e	Стан дослідження
Forschungsstrategien, die	Дослідницькі стратегії
Fortbildung, die	Підвищення кваліфікації
Fortbildungspflicht für Ärzte, die	Обов'язкове підвищення кваліфікації для лікарів
Fortbildungspflicht, die	Обов'язкове підвищення кваліфікації
Fortpflanzung, die	Розмноження, продовження роду
Fortpflanzungsorgane, die	Репродуктивні органи
Fortpflanzungssystem, das	Репродуктивна система
Fortpflanzungsweisen, die	Репродуктивні методи
fortschreiten der Genesung, das	Хід відновлення
fortschreiten, sich	прогресувати
Fortschreitender Muskelschwund, der	Прогресуюча м'язова атрофія
Fortschritt, der	Успіх, прогрес
Fortschritte machen	робити успіхи
Fortsetzung, die	Продовження
fötid	смердючий
Fotorezeptor, der	Фоторецептор
Fötus, der	Плід
Fragebogenkonstruktion, die -en	Структура анкети
fragen	питати
Fraktionierung, die -en	Фракціонування
Fraktur, die	Перелом

Fachwörterbuch für Pflege- und Gesundheitsberufe Deutsch-Ukrainisch
ISBN: 978-3-96213-490-7

Frakturen des Stütz- und Bewegungsapparates	Переломи кістково-м'язової системи
Frakturschiene	Шина при переломі
Franchise bei Zusatzversicherungen, die	Франшиза за додатковим страхуванням
Franchise, die	Франшиза
Frau, die -en	Жінка
Frauenarzt, Frauenärztin, der/die	Гінеколог
Frauenarztbesuch, der	Візит до гінеколога
Frauengesundheitsinitiative	Ініціатива з охорони здоров'я жінок
Frauenhaus, das	Притулок для жінок
frech	нахабний
frei machen, sich	звільнитися
Freiberufler, der	Фрілансер
Freiberufliche Tätigkeit, die	Фрілансерська діяльність
Freie Arztwahl, die	Вільний вибір лікаря
Freie Heilfürsorge, die	Безкоштовне медичне обслуговування
Freie Kassenwahl, die	Вільний вибір лікарняної каси
Freie Krankenkassenwahl, die	Вільний вибір лікарняної каси
Freie Mitarbeiter, der	Вільні працівники
Freie Radikale, die	Вільні радикали
Freie und systematische Beobachtung	Вільне та систематичне спостереження
Freien Wohlfahrtsverbände (FW), die	Вільна спілка благодійних організацій
Freier, der	Вільний
Freiheit, die -en	Свобода
Freiheitseinschränkungen in der Pflege	Обмеження свободи при догляді
Freiheitsentziehung	Позбавлення волі

freilich	звичайно
freimachen, sich	зняти з себе одяг
Freitag, der -e	П'ятниця
freiwillig	добровільний
Freiwillig in der gesetzlichen Krankenversicherung versicherte Rentner, die	Пенсіонери, застраховані добровільно в системі загальнообов'язкового державного медичного страхування
Freiwillig Krankenversicherte, der/die	Добровільне медичне страхування
Freiwillige Versicherung, die	Добровільне страхування
Freiwilliges Engagement als Handlungsfeld	Волонтерство як сфера діяльності
Freiwilliges Engagement älterer Menschen	Волонтерство людей похилого віку
Freizeit, die -en	Дозвілля
Freizeitangebot, das	Пропозиція щодо проведення вільного часу
Freizeitpädagogik, die	Освіта у сфері дозвілля
Fremdbesitzverbot, das	Заборона сторонньої допомоги
fremde Hilfe, die	Зовнішня допомога
Fremdfinanzierung, die -en	Фінансування третіх осіб
Fremdkassenzahlungsausgleich, der	Врегулювання заборгованості грошовими коштами
Fremdkörpergefühl im Auge	Відчуття стороннього тіла в оці
Frenzelbrille, die	Окуляри Френзеля
Fressanfälle, die	Напад обжерливості
Freude, die -n	Радість
Freund, der -e	Друг
freundlich	доброзичливий
Freundlichkeit, die	Дружелюбність

Fachwörterbuch für Pflege- und Gesundheitsberufe Deutsch-Ukrainisch
ISBN: 978-3-96213-490-7

Freundschaft, die -en	дружба
freundschaftlich	доброзичливий
Friedhof, der; -(ö) e	Кладовище
Friedhof, der; -(ö) e	Кладовище
friedlich	мирний
Frieren : Kälteempfindlichkeit, das	Замерзання: чутливість до холоду
frisch	свіжий
frisch	свіжий
Frische, die	Свіжий
Frischzellentherapie, die	Терапія свіжими клітинами
Friseur, der -e	Перукар
Friseursalon, der	Перукарня
Frist, die -en	Дедлайн
Frisur, die -en	Зачіска
froh	радий
Fröhlichkeit, die	Життєрадісність
Frontallappen, der	Лобова частка
Frostbeulen, die	Обмороження
Frösteln : Kälteempfindlichkeit, das	Тремтіння: чутливість до холоду
frostig	морозний
Frotteestoff, der	Махрова тканина
fruchtbar	родючий
Fruchtblase, die	Плодовий міхур
Fruchtwasser geht ab, das	Відходять навколоплідні води
Fruchtwasser, das	Амніотична рідина
Fruchtwasserdiagnostik, die	Діагностика амніоцентезу
Fruchtwasseruntersuchung, die	Дослідження амніоцентезу

Fruchwasserspiegelung, die	Рівень амніотичної рідини
früh	ранній
früh morgens, in aller Frühe	рано вранці
Frühchen, das	Недоношена дитина
frühe Hilfen, die	Рання допомога
früher oder später	рано чи пізно
frühere Krankheiten, die	Раніше перенесені захворювання
Früherkennung (Gesundheitsuntersuchungen), die	Рання діагностика (диспансеризація)
Frühgeborene, das	Недоношені діти
Frühgeburt die	Передчасні пологи
Frühjahr, das -e	Весна
Frühmobilisation, die	Рання мобілізація
Frühschwangerschaftstest: Triple Test, der	Тест на ранню вагітність: потрійний тест
Frühscreening, das	Ранній скринінг
Frühsommer-Meningoenzephalitis (FSME), die	Ранній літній менінгоенцефаліт
Frühstück essen, zum	їсти сніданок
Fruktose, die	Фруктоза
Fruktoseblastungstest, der	Випробування з фруктозою
Fruktoseintoleranz, die	Непереносимість фруктози
fühlen	відчувати
fühlen, sich	відчувається
Führung, die -en	Лідерство
Führungsfunktionen, die	Лідерські функції
Führungskonzeptionen, die	Концепції лідерства
Führungsverhalten, das	Поведінка керівництва
Fülle, die	Достаток, повнота

Fülle, die	Достаток, повнота
füllen	наповняти
füllen	наповняти
Füllung (Zahnfüllung, veralt.: Plombe), die	Пломбування
Füllungsmischgerät, das	Змішувач для наповнення
Functional Independence Measure	Показник функціональної незалежності
Fünf Kernsätze	П'ять ключових фраз
Fünfte Deutsche Mundgesundheitsstudie	П'яте німецьке дослідження здоров'я порожнини рота
Fungi	Гриби
Fungizid, das	Фунгіцид
Funikuläre Myelose	Фунікулярний мієлоз
Funktion, die -en	Функція
funktionelle Gruppen, die	Функціональні групи
Funktionelle Magnetresonanztomografie (fMRT), die	Функціональна магнітно-резонансна томографія
Funktionelle Magnetresonanztomographie, die	Функціональна магнітно-резонансна томографія
funktionelle Systeme, die	Функціональні системи
funktionelles Hören, das	Функціональний слух
Funktionsdiagnostik, die	Функціональна діагностика
Funktionseinheit	Функціональна одиниця
Funktionsmorphologie, die	Функціональна морфологія
Funktionspflege	Функціональний догляд
Funktionsstörungen, die	Функціональні розлади
für jemanden, für etwas sorgen, sich	піклуватися про когось, про щось
für Pflege- und Gesundheitsberufe	для медсестер та медичних працівників

Furcht : Angst, die	Страх: тривога,
Furcht (vor), die	страх (перед чимось/кимось)
fürchten	боятися
furchtsam	боязкий
Fürsorge, die	Турбота
Furunkel und Karbunkel, der, der	Фурункул і карбункул
Furunkel, der/das	Фурункули
Fuß, der; -(ü) e	Нога
Fußballen, der	Подушечка стопи
Fußgelenk, das	Гомілковостопний суглоб
Fußknöchel, der	Щиколотка
Fußnägel, die	Нігті на ногах
Fußnagelschere, die	Ножиці для нігтів на ногах
Fußpflege, die	Догляд за ногами
Fußpfleger (in), der/die	Мануальний терапевт (чоловік)
Fußpflegerin, die	Мануальний терапевт (жінка)
Fußpilz, der	Грибок
Fußreflexzonenmassage, die	Рефлексотерапія стоп
Fußrgewölbe, das	Склепіння стопи
Fußrücken, der	Тильна поверхня стопи
Fußschmerzen, die	Біль у ногах
Fußsohle, die	Підошва ноги
Fußstrecker, der	Розгинач стопи
Fußwurzelknochen, der	Кістки передплюсни
Futteral, das	Футляр
füttern	годувати
Gaenslen-Handgriff, der	Прийом Генслена
gähnen	позіхати

ISBN: 978-3-96213-490-7

Galaktographie, die	Галактографія
Galle, die	Жовч
Galle, die -n	Жовч
Gallenblase, die	Жовчний міхур
Gallenblasenentzündung, die	Запалення жовчного міхура
Gallenblasenkarzinom, das	Карцинома жовчного міхура
Gallenblasenkrebs, der	Рак жовчного міхура
Gallenblasenkrebs, Gallengangskrebs, der, der	Рак жовчного міхура, рак жовчних проток
Gallengang, der	Жовчна протока
Gallengangskarzinom, das	Рак жовчних проток
Gallengangspiegelung, die	Ендоскопія жовчних проток
Gallensteine, die	Камені в жовчному міхурі
Gallensteinleiden, das	Жовчнокам'яна хвороба
galvanische Ketten, die	Гальванічні ланцюги
Gang, der	Ходіння
Gang, der; -(ä) e	Ходіння
Ganganomalie : Gangstörung, die	Порушення ходи
Ganglion, das	Ганґлій
Gangrän, die	Гангрена
Gangstörungen, die	Порушення ходи
Ganzkörperplethysmografie (Ganzkörperplethysmographie), die	Плетизмографія всього тіла
Ganztagspflege, die	Догляд за всім тілом
Garantenpflicht, die -en	Обов'язок гаранта
garantieren	гарантувати
Gartenbau-Krankenkasse, die	Лікувальна каса для садівників
Gartentherapie, die	Садова терапія

Gasaustausch, der	Газообмін
Gasbrand, der	Газова гангрена
Gaschromatographie, die	Газова хроматографія
Gase, die	Гази
Gasförmige Arzneiformen	Газоподібні лікарські форми
Gasgemisch, das -e	Газова суміш
Gästeversicherung, die	Страхування гостей
Gastrektomie, die	Гастректомія
Gastritis, die	Гастрит
Gastroenteritis, die	Гастроентерит
Gastroenterokolitis, die	Гастроентероколіт
Gastroenterologie, die	Гастроентерологія
Gastrografinschluck, der	Дослідження шляхом проковтуваннягастрографіну
Gastrointestinale Stromatumore, die	Стромальна пухлина шлунково-кишкового тракту
Gastrointestinaltrakt, der -e	Шлунково-кишковий тракт
Gastrokamera, die	Гастрокамера
Gastroptose, die	Гастроптоз
Gastrorhagie, die	Гастрорагія
Gastroskopie (Magenspiegelung), die	Гастроскопія (гастроскопія шлунка)
Gastrotomie, die	Гастротомія
Gaswechsel, der -	Газообмін
Gatekeeper, der	Шлюз
Gaumen, die	Піднебіння
Gaumenmandel, die	Піднебінна мигдалина
Gaumensegel, das	Піднебінна фіранка
Gaumenspalte, die	Розщеплення піднебіння

ISBN: 978-3-96213-490-7

Gaze, die	Марля
Gebärdensprache, die	Мова жестів
gebären	народжувати
Gebären, das	Народження
Gebärmutter, die	Матка
Gebärmutterentfernung (Hysterektomie, Uterusexstirpation), die	Видалення матки (гістеректомія, екстирпація матки)
Gebärmutterhals, der	Шийка матки
Gebärmutterhalsabstrich, die	Мазок з шийки матки
Gebärmutterhalskrebs, der	Рак шийки матки
Gebärmutterhöhle, die	Порожнина матки
Gebärmutterkrebs, der	Рак матки
Gebärmuttermyom	Міома матки
Gebärmutterschleimhaut, die	Ендометрій
Gebärmuttersenkung, die	Опущення матки
Gebärmutterspiegelung, die	Гістероскопія
geben,sich	поводитися, триматися
geboren werden	народитися
Gebrauchsfertige Spüllösung	Готовий до використання розчин для ополіскування
gebrochene Zahn, der	Зламаний зуб
Gebührenminderung, die	Зменшення платежу
Gebührenminderungspflicht, die	Зменшення комісійної винагороди
Gebührenordnung für Ärzte (GOÄ)	Розцінки на послуги лікарів
Gebührenordnung für Zahnärzte (GOZ), die	Розцінки на послуги лікарів-стоматологів
Gebührenordnungen, die	Розцінки на послуги
Gebührenverzeichnis für Heilpraktiker (GebüH), das	Перелік тарифів для лікарів нетрадиційної медицини

Gebundenheitsfrist, die	Період дії зобов'язань
Geburt einleiten, die	Стимулювати народжуваність
Geburt, die -en	Народження
Geburt, die -en	Народження
Geburt, die -en	Народження
Geburtsanzeige, die -n	Заява про народження дитини
Geburtsdatum, das -daten	Дата народження
Geburtsdatum, das -daten	Дата народження
Geburtsgewicht, das	Вага при народженні
Geburtshelfer, der	Акушер
Geburtshilfe, die	Акушерство
Geburtsort, der -e	Місце народження
Geburtsort, der -e	Місце народження
Geburtszange	Акушерські щипці
Gedächtnis, das -se	Пам'ять
Gedächtnislücken, die	Провали в пам'яті
Gedächtnisstörungen : Vergesslichkeit, die	Розлади пам'яті: забудькуватість
Geduld, die	Терпіння
Geduld, die	Терпіння
geduldig	пацієнт
Gefährdung, die	Загроза
Gefahrengruppen, die	Групи ризику
Gefahrerhöhung, die	Збільшення небезпеки
gefährlich	небезпечний
Gefahrstandspflicht, die	Зобов'язання щодо рівня небезпеки
Gefahrstoffe, die	Небезпечні речовини
Gefahrstoffkunde, die	Наука про небезпечні речовини

Fachwörterbuch für Pflege- und Gesundheitsberufe Deutsch-Ukrainisch
ISBN: 978-3-96213-490-7

Gefahrstoffrecht, das	Закон про небезпечні речовини
gefallen	загиблий
gefällig	люб'язний
Gefälligkeit, die -en	Послужливість
Gefallsucht, die	Бажання подобатися
Gefäß- und Lymphsystem, das -e	Судинна та лімфатична система
Gefäß, das	Судина
Gefäß, das -e	Судина
Gefässdoppler: Dopplersonographie, die	Доплерографія судин
Gefässröntgen: Angiographie, das,die	Рентгенографія судин: ангіографія
Gefäßsysteme, die	Судинні системи
Gefässverkalkung, die	Кальцифікація судин
geflochtener Zopf, der	Заплетена коса
Geflüster, das	Шепіт
Gefühl von Schwindel, das	Відчуття запаморочення
Gefühl, das -e	Відчуття
Gefühl, ständig trinken zu müssen	Відчуття необхідності постійно пити
gefühllos	байдужий
gefühllos sein in	бути байдужим
Gefühlsstörung, die	Розлад чутливості
Gefühlsstörungen : Gefühlsstörungen in Armen oder Beinen, die	Розлад чутливості рук або ніг
gefühlsvoll	емоційний
Gegebenheiten, die	Реалії
Gegengift, das	Антидот
Gegenstand zum Zudecken, der	Об'єкт для закривання

Gegenstand, der -(ä) e	Предмет, об'єкт
Gegenstandskatalog	Тематичний каталог
Gegenstromprinzip, das	Принцип протитечії
Gegenübertragungen, die	Контртрансфер
Gegenwart, die -en	Сьогодення
gegenwärtig	теперішній
Gegliedertes Krankenversicherungssystem, das	Розділена система медичного страхування
Geh-Test 6-Minuten, der	6=хвилинний тест на ходьбу
Geh-Test, der	Тест на ходьбу
Gehalt an Cholesterin im Blut, das	Рівень холестерину в крові
Gehaltsfortzahlung, die	Продовження виплати заробітної плати
gehässig	злісний
gehen	ходити
Gehgestell, das	Ходунки для інвалідів
Gehhilfe	Допоміжний засіб для ходіння
Gehhilfe mit Rollen, die	Допоміжний засіб для ходіння на коліщатках
Gehhilfe, die	Допоміжний засіб для ходіння
Gehirn, das -e	Мозок
Gehirnentzündung, die	Запалення мозку
Gehirnerschütterung, die	Струс мозку
Gehirnhälfte, die	Півкуля головного мозку
Gehirnschlag, der	Апоплексичний удар
Gehirntumor, der	Пухлина головного мозку
Gehkrücke, die	Милиця
Gehör, das	Слух
Gehörgang, der -(ä) e	Слуховий канал
Gehörknöchelchen, das	Слухова кісточка

Fachwörterbuch für Pflege- und Gesundheitsberufe Deutsch-Ukrainisch
ISBN: 978-3-96213-490-7

Gehörnerv, der	Слуховой нерв
Gehorsam, der	Слухняність
Gehörschutz, der	Захист вух
Gehörsinn, der	Слух (музичний)
Gehstock mit anatomischem Handgriff, der	Палиця з анатомічною ручкою
Gehstock, der	Палиця для ходьби
Gehstütze, die	Милиця
Gehwagen, der	Колісні ходунки
Gehweg, der	Пішохідна доріжка
geistesabwesend	розсіяний
geistig beeinträchtigt	розумово відсталий
geistig durcheinander	розумово відсталий
Geiz, der	Скупість
geizig mit	скупий на
gekräuselt	кучерявий
Gel, das	Гель
Gelächter, das	Сміх
gelassen	безтурботний
Gelatinehülle, die	Желатинова оболонка
Gelbe Augen, die	Жовті очі
Gelbe Haut : Gelbsucht, die	Жовта шкіра: жовтяниця
Gelbe Zähne (Zahnverfärbungen)	Жовті зуби (зміна кольору зубів)
Gelber Fleck, der	Жовта пляма
Gelber Stuhlgang, der	Жовті випорожнення
Gelbsucht, die	Жовтяниця
Geldleistung, die -en	Грошова допомога
gelegentlich	іноді

Gelenk, das -e	Суглоб
Gelenkabnutzung, die	Знос суглобів
Gelenkentzündung chronisch, die	Хронічне запалення суглобів
Gelenkkapsel, die	Суглобова капсула
Gelenkknorpel, der	Суглобовий хрящ
Gelenkschmerzen im Finger, die	Біль у суглобах пальців рук
Gelenkschmerzen, die	Біль у суглобах
Gelenkschutz, der	Захист суглобу
Gelenkschwellung, die	Набряк суглобів
Gelenkspiegelung, die	Артроскопія
Gelenktechniken, die	Суглобові техніки
Gelenkverschleiß, der	Знос суглобів
Gelfiltration, die -en	Гелева фільтрація
Gelkapsel	Гелева капсула
Gelkompresse	Гелевий компрес
gellend	різкий
Geltungsbereich, der	Зона дії
gematik (Gesellschaft für Telematikanwendungen der Gesundheitskarte mbH), die	Товариство телематичного застосування медичної картки
gemein	злий
Gemeindeschwester, die	Медична сестра (член громади медичних сестер)
Gemeinheit, die -en	Підлість
gemeinnützige Einrichtungen, die	Неприбуткові установи
Gemeinsam Leben Lernen	Жити і вчитися разом
gemeinsamen	спільний
Gemeinsamer Bundesausschuss (G-BA), der	Об'єднаний федеральний комітет

ISBN: 978-3-96213-490-7

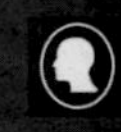

Gemeinsames Landesgremium, das	Об'єднана національна рада
Gemeinsamkeiten, die	Спільні точки дотику
Gemeinschaftliche Wohnformen	Спільне проживання в громаді
Gemeinschaftspraxis, die	Спільна практика
Gemischte Anstalten, die	Змішані установи
Gemischte Kommission, die	Об'єднана комісія
Gemischte Krankenanstalten, die	Лікарні змішаного типу
Gemüt, das -e	Характер
Gemütlichkeit, die	Добродушність
Gemütsart, die -en	Душевний склад
Gemütsbewegung, die -en	Душевне переживання
Gemütszustand, der; -(ä) e	Душевний стан
Gen, das	Ген
Genauigkeit, die	Точність
Genauigkeit, die	Точність
Gender- und Altersaspekte, die	Гендерні та вікові аспекти
Gene, die	Гени
Generalagent, der	Головний представник
generalisiert	узагальнений
Generalisierte Ödeme der Frau, die	Загальні набряки у жінок
Generalisiertes Weichteilrheuma, das	Генералізований ревматизм м'яких тканин
Generation, die -en	Покоління
Generationenvertrag, der	Договір між поколіннями
Generika - Medikamente, die	Генеричні лікарські засоби
Generika, die	Дженерики
Generikaliste (GL), die	Перелік дженериків

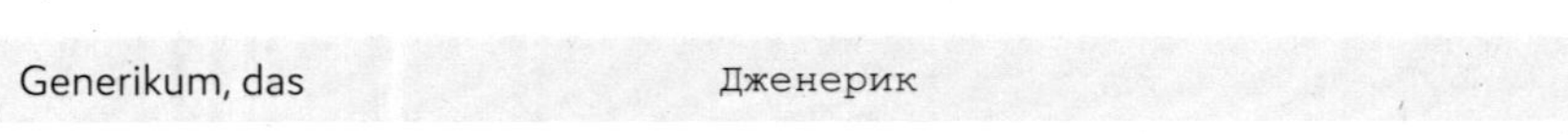

Generikum, das	Дженерик
Genese, die	Генезис
genesen	поправлятися
Genesung, die	Одужання
Genesungsgeld, das	Гроші на оздоровлення
Genetik, die	Генетика
genetisch	генетичний
genetische Anlagen, die	Генетична схильність
genetische Disposition, die	Генетична схильність
Genexpression, die -en	Експресія генів
Genick, das -e	Потилиця
genießen	насолоджуватися
Genitalherpes, die	Генітальний герпес
Genitalien, die	Статеві органи
Genitalwarzen, die	Генітальні бородавки
Genome, die	Геном
Genregulation, die -en	Генна регуляція
Gentechnik, die -en	Генна інженерія
Gentest bei Brustkrebs - Chancen und Risiken, der	Генетичне тестування на рак грудей – можливості та ризики
Gentherapie, die	Генна терапія
genügend	достатній
Genuss, der; -(ü) e	Насолода
Genussmittel, die	Делікатеси
geordnet nach	відсортовано за
geplant	запланований
Geplantes Verhalten, das	Запланована поведінка
Gerät, das	Пристрій

ISBN: 978-3-96213-490-7

Geräuschüberempfindlichkeit, die	Підвищена чутливість до шуму
gerecht	справедливий
Gerechte Verteilung, die	Справедливий розподіл
Gerechtigkeit, die	Правосуддя
Gerechtigkeit, die	Правосуддя
Gerechtigkeitsdiskurs, der -e	Дискурс правосуддя
Geriater, der	Геріатр
Geriaterie, die	Геріатрія
Geriatrie und Rehabilitation	Геріатрія та реабілітація
Geriatrie, die	Геріатрія
geriatrische Patient, Der	Геріатричний пацієнт
Geriatrische Rehabilitation	Геріатрічна реабілітація
Geriatrische Versorgung, die	Геріатрична допомога
Geriatrische Versorgungsstrukturen	Структури геріатричної допомоги
Geriatrisches Assessment	Геріатрична оцінка
gerichtet werden	бути спрямованим
Gerichtsstand, der	Підсудність
Geringe Belastbarkeit, die	Незначна фізична витривалість
geringe Entfernung, die	Невелика відстань
Geringfügige Beschäftigung, die	Робота з мінімальною заробітною платою
Geringfügige selbständige Tätigkeit, die	Дрібна самозайнятість
Geringverdiener, der	Малозабезпечений
Geringverdienergrenze, die	Ліміт для низькооплачуваних працівників
Gerinnungshemmung, die	Антикоагуляція
Gerinnungstest: Quick-Test, der	Тест на коагуляцію: швидкий тест
Gerippe, das -	Скелет

gern haben	любити
Gerontologe, Gerontologin, der/die	Геронтолог
Gerontologie	Геронтологія
Gerontologie, die	Геронтологія
Gerontopsychiatrie	Геронтопсихіатрія
Gerontopsychiatrie, die	Геронтопсихіатрія
Gerontopsychiatrische Fachkraft	Спеціаліст з геронтопсихіатрії
Gerontopsychiatrische Krankheiten	Геронтопсихіатричні захворювання
gerötet	почервонілий
Gerötete Augen (Rote Augen)	Почервоніння очей
Gerstenkorn, das	Ячмінь
Geruch, der; -(ü) e	Запах
geruchlos	без запаху
Geruchsrezeptoren, die	Рецептори нюху
Gerücht, das	Плітка
gerührt	зворушений
Gesamteinkommen, das	Загальний дохід
Gesamtheit, die	Сукупність
	Загальний внесок на соціальне страхування
Gesamtvergütung, die	Загальна сума винагороди
Gesäß, das	Сідниця
Gesäßfalte, die	Сіднична складка
Gesäßmuskel, der	Сідничний м'яз
Gesäßmuskulatur, die	Сідничний м'яз
Geschädigte, der-, die-, -n	Потерпіла
Geschichte der Onkologie, die	Історія розвитку онкології

Fachwörterbuch für Pflege- und Gesundheitsberufe Deutsch-Ukrainisch
ISBN: 978-3-96213-490-7

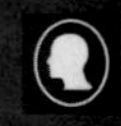

Geschichte der Organtransplantation, die	Історія трансплантації органів
Geschick, das	Уміння
geschickt, gewandt	вправний, спритний
Geschirr spülen, das	Миття посуду
Geschlechhtsverkehr haben	вступати в статеві зносини
Geschlecht, das -er	Стать
Geschlechtskrankheit, die	Венеричні захворювання
Geschlechtsorgan, das	Статевий орган
Geschlechtsteil, das	Статевий орган
Geschlechtsverkehr, der	Секс
Geschlossene Tarife, die	Закриті тарифи
Geschmack, der; -(ä) e	Смак
Geschmack, der; -(ä) e	Смак
geschmacklos	несмачний
geschmacklos	несмачний
Geschmacksknospen, die	Смакові нирки
Geschmacksrezeptoren, die	Смакові рецептори
geschmackvoll	зі смаком
geschmeidig	гнучкий
Geschrei, das	Галас
Geschwätz, das	Балаканина
Geschwister, die	брати і сестри
geschwollen	набряклий
Geschwollene Augen, die	Припухлі очі
Geschwollene Augenlider, die	Набряклість повік
Geschwollene Beine, die	Набряклість ніг

Fachwörterbuch für Pflege- und Gesundheitsberufe
Deutsch-Ukrainisch: **ISBN: 978-3-96213-490-7**

Geschwollene Drüsen : Lymphknotenschwellung, die	Набряклість залоз: набряк лімфатичних вузлів
Geschwollene Finger, die	Розпухлі пальці
Geschwollene Füße, die	Набряклість ніг
Geschwollene Lymphdrüsen : Lymphknotenschwellung	Збільшення лімфатичних залоз: набряк лімфатичних вузлів
Geschwulst, die	Пухлина
Geschwür, das	Виразка
Geschwüre, die	Нариви
Gesellschafter-Geschäftsführer einer GmbH, der	Акціонер-директор товариства з обмеженою відповідальністю
gesellschaftlich	соціальний
gesellschaftlich-institutionelle Vorgaben, die	Суспільно-інституційні орієнтири
Gesellschaftliche Bedeutung, die -en	Соціальна значущість
gesellschaftliche Diskurse, die	Соціальні дискурси
gesellschaftliche Entwicklungen, die	Соціальний розвиток
gesellschaftliche Konstruktion, die -en	Соціальная конструкція
gesellschaftliche Veränderungsprozesse, die	Суспільні процеси змін
gesellschaftlicher Wandel, der	Суспільні зміни
Gesellschaftslehre, die	Соціальна доктрина
Gesetzgeber, der -	Законодавець
Gesetzgebungskompetenzen, die	Законодавчі повноваження
Gesetzgebungsverfahren, das -	Законодавча процедура
gesetzlich	законний
gesetzliche Betreuung, die	Державна опіка
Gesetzliche Entwicklung	Правовий розвиток

Fachwörterbuch für Pflege- und Gesundheitsberufe Deutsch-Ukrainisch
ISBN: 978-3-96213-490-7

Gesetzliche Grundlage der Hygiene	Правові основи гігієни
gesetzliche Grundlagen, die	Правові основи
gesetzliche Krankenkasse, die	Лікарняна каса в системі законодавчо встановленого страхування на випадок хвороби
Gesetzliche Krankenversicherung (GKV), die	Державне медичне страхування на випадок хвороби
Gesetzliche Krankenversicherung, Beitragsbemessungsgrenze, die	Державне медичне страхування на випадок хвороби, максимальний рівень доходу, що підлягає обкладенню страховими внесками
Gesetzliche Krankenversicherung, Mutterschaftsgeld, das	Державне медичне страхування на випадок хвороби, допомога по материнству
Gesetzliche Krankenversicherung, Pflichtversicherung, die	Державне медичне страхування на випадок хвороби, обов'язкове страхування
Gesetzliche Krankenversicherung, Versicherungspflicht, die	Державне медичне страхування на випадок хвороби, обов'язковість страхування
Gesetzliche Krankenversicherung,-Arzneimittelindex, der	Державне медичне страхування на випадок хвороби, індекс лікарських засобів
Gesetzliche Krankenversicherung,-Ergänzungstarif, der	Державне медичне страхування на випадок хвороби, додатковий тариф
Gesetzliche Krankenversicherung,-Reformnutzenbewertungsgesetz, das	Державне медичне страхування на випадок хвороби, закон про реформування оцінки виплат
Gesetzliche Krankenversicherung,-Spitzenverband, das	Державне медичне страхування на випадок хвороби, головне об'єднання
Gesetzliche Krankenversicherung,-Wettbewerbsstärkungsgesetz, das	Державне медичне страхування на випадок хвороби, закон про підвищення рівня конкуренції
Gesetzliche	Державне медичне страхування на випадок хвороби, закон про модернізацію
Gesetzliche Pflegeversicherung, die	Обов'язкове страхування у зв'язку з довгостроковим доглядом
Gesetzliche Rahmenbedingungen, die	Нормативно-правові рамкові умови

Gesetzliche und institutionelle Gesundheitsförderung, die	Нормативно-правове та інституційне забезпечення охорони здоров'я
Gesetzliche Unfall- und Rentenversicherung, die	Загальнообов'язкове державне страхування від нещасних випадків та пенсійне страхування
Gesetzlicher Zuschlag, der	Обов'язкова доплата
Gesicht, das -er	Обличчя
Gesichtsausdruck, der; -(ü) e	Вираз обличчя
Gesichtsbehandlung, die	Догляд за обличчям
Gesichtsfeldausfall, der	Скотома
Gesichtsfelduntersuchung, die	Обстеження поля зору
Gesichtslähmung, die	Лицьовий параліч
Gesichtsmaske, die	Маска для обличчя
Gesichtsmuskeln, die	М'язи обличчя
Gesichtsneuralgie, die	Невралгія лицьового нерва
Gesichtspuder, der	Пудра для обличчя
Gesichtsrose, die	Бешихове запалення обличчя
Gesichtsschmerzen, die	Болі в області обличчя
Gesichtsschutz, der	Захист обличчя
Gesichtsschwellung, die	Набряк обличчя
Gesichtswasser, das	Туалетна вода (для обличчя)
Gesinnung, die -en	Напрям думок
gesondert	роздільний
Gespenst, das -er	Привид
Gesprächsführung, die -en	Ведення розмови
Gesprächsituationen im Pflegealltag	Розмовні ситуації в повсякденному догляді
Gesprächssituationen, die	Розмовні ситуації
Gesprächstechniken im Berufsalltag	Техніка розмови в повсякденному робочому житті

Fachwörterbuch für Pflege- und Gesundheitsberufe Deutsch-Ukrainisch
ISBN: 978-3-96213-490-7

gespritzt	шприцьований
Gestalt, die -en	Форма, вид
gestalten	оформлювати
Gestaltungstherapie, die	Експресивна терапія
Gestationsdiabetes, die	Гестаційний цукровий діабет
gestern Abend	вчора ввечері
gestrig	вчора
gesund adj.	здоровий
gesund sein	бути здоровим
gesunde Kantinenkost, die	Здорове харчування в їдальні
Gesunde Snacks, die	Корисні закуски
Gesundheit in Deutschland	Охорона здоров'я в Німеччині
Gesundheit, die	Здоров'я
gesundheitlich	санітарний, гігієнічний
gesundheitliche Befinden, das	Стан здоров'я
Gesundheitliche Risiken, die	Ризики для здоров'я
gesundheitliche Sicherung, die -en	Охорона здоров'я
Gesundheitliche Überzeugungen	Переконання щодо здоров'я
gesundheitliche Ungleichheit, die -en	Нерівність у сфері здоров'я
gesundheitliches Bewusstsein, das	Обізнаність у сфері охорони здоров'я
gesundheitliches Handeln, das	Оздоровчі дії
Gesundheits- und Kranken- bzw. Kinderkrankenpflege	Гігієна, догляд за хворими, сестринська допомога дітям
Gesundheits- und Krankenpflege, die -en	Охорона здоров'я та догляд за хворими
Gesundheits- und Krankenpflegehelfer, die -en	Помічники лікарів та молодший медичний персонал
Gesundheits- und Krankenpfleger, die -en	Асистент з охорони здоров'я та догляду за хворими

Gesundheits- und Krankheitszustände, die	Стан здоров'я та хвороби
Gesundheits- und Pflegeleistungen, die	Послуги у сфері охорони здоров'я та догляду
Gesundheits- und Sozialwesen, das	Охорона здоров'я та соціальна допомога
Gesundheits-Check, der	Перевірка здоров'я
Gesundheits-Reformgesetz (GRG), das	Закон про медичну реформу
Gesundheitsangebote, die	Послуги в сфері охорони здоров'я
Gesundheitsausgaben, die	Видатки на охорону здоров'я
Gesundheitsbehörde, die	Управління охороною здоров'я
Gesundheitsberatung, die -en	Поради щодо здоров'я
Gesundheitsberichterstattung	Звітність про стан здоров'я
Gesundheitsberichterstattung, die	Звітність про стан здоров'я
Gesundheitsberufe, die	Медичні професії
Gesundheitsberufe, nichtärztliche, die	Професії в сфері охорони здоров'я, немедичні професії
gesundheitsbezogene Datenquellen, die	Джерела даних, пов'язаних з охороною здоров'я
Gesundheitsbildung, die -en	Санітарна освіта
Gesundheitsdaten (elektronische Gesundheitskarte), die (die)	Дані про стан здоров'я (електронна медична картка)
Gesundheitsdefinition, die -en	Визначення здоров'я
Gesundheitsdidaktik, die -en	Дидактика здоров'я
Gesundheitsdienstleistung, die -en	Служба охорони здоров'я
	Професії у сфері охорони здоров'я
Gesundheitseinrichtungen, die	Заклади охорони здоров'я
Gesundheitserziehung, die	Санітарно-просвітницька робота
Gesundheitsfachberufe, die	Медичні професії

Fachwörterbuch für Pflege- und Gesundheitsberufe Deutsch-Ukrainisch
ISBN: 978-3-96213-490-7

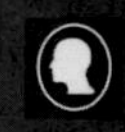

Gesundheitsfonds, die	Фонд охорони здоров'я
gesundheitsförderlich	корисний для здоров'я
Gesundheitsförderliches und gesundheitsschädigendes Verhalten, das	Поведінка, що сприяє здоров'ю, та поведінка, що шкодить здоров'ю
gesundheitsfördernd	корисний для здоров'я
gesundheitsfördernde und gesundheitsschädigende Komponenten, die	Компоненти, що сприяють зміцненню здоров'я, та компоненти, що завдають шкоди здоров'ю
Gesundheitsförderung-Konzepte, die	Концепції зміцнення здоров'я
Gesundheitsförderung, die -en	Зміцнення здоров'я
Gesundheitsförderung, die -en	Здоровий спосіб життя
Gesundheitsförderungsprogramm, das -e	Програма зміцнення здоров'я
Gesundheitsforschung, die -en	Дослідження в галузі охорони здоров'я
Gesundheitsfragen, die	Питання охорони здоров'я
Gesundheitsgesetzgebung, die	Законодавство про охорону здоров'я
Gesundheitsgüter, die	Товари медичного призначення
Gesundheitskampagne	Кампанія з охорони здоров'я
Gesundheitskampagnen, die	Кампанії з охорони здоров'я
Gesundheitskommunikation	Комунікація у сфері охорони здоров'я
Gesundheitskompetenz	Медична грамотність
Gesundheitskompetenz, die -en	Медична грамотність
Gesundheitskosten, die	Витрати на охорону здоров'я
Gesundheitslehrer	Вчитель основ здоров'я
Gesundheitsleistungen, die	Медичні послуги
Gesundheitsmanagement	Управління охороною здоров'я
Gesundheitsmarketing, das	Маркетинг у сфері охорони здоров'я

Gesundheitsministerkonferenz, die	Конференція міністрів охорони здоров'я
Gesundheitsmodell, das -e	Модель здоров'я
Gesundheitsmonitoring, das	Моніторинг здоров'я
Gesundheitsökonomie	Економіка охорони здоров'я
Gesundheitsökonomik, die -en	Економіка охорони здоров'я
Gesundheitsökonomische Evaluation, die -en	Економічна оцінка охорони здоров'я
Gesundheitsökonomische Gesamtrechnungen der Länder	Загальні рахунки економіки охорони здоров'я країн
gesundheitsorientiertes Ausdauertraining, das -s	Оздоровче тренування на витривалість
gesundheitsorientiertes Beweglichkeits- und Koordinationstraining, das -s	Тренування гнучкості та координації, які орієнтовані на здоров'я
gesundheitsorientiertes Krafttraining, das -s	Оздоровчі силові тренування
Gesundheitsorientierung, die -en	Орієнтація на здоров'я
Gesundheitspflege, die	Гігієна
Gesundheitspolitik, die -en	Політика у сфері охорони здоров'я
Gesundheitsprogramme, die	Програма охорони здоров'я
Gesundheitsprüfung, die	Оцінка стану здоров'я
Gesundheitspsychologie	Психологія в галузі охорони здоров'я
Gesundheitspsychologie und –erziehung, die	Психологія та освіта в галузі охорони здоров'я
Gesundheitsrecht, das	Медичне право
Gesundheitsreform, die	Реформа охорони здоров'я
Gesundheitsreformdebatte, die -n	Дебати щодо медичної реформи
Gesundheitsreformgesetz, die	Закон про медичну реформу
Gesundheitsregionen, die	Регіони охорони здоров'я
gesundheitsrelevant	важливий для здоров'я

Fachwörterbuch für Pflege- und Gesundheitsberufe Deutsch-Ukrainisch
ISBN: 978-3-96213-490-7

gesundheitsrelevantes Verhalten, das	Поведінка, що має відношення до здоров'я
Gesundheitsrisiko, das	Ризик для здоров'я
gesundheitsschädigend	шкідливі для здоров'я
gesundheitsschädigendes Verhalten, das	Поведінка, що завдає шкоди здоров'ю
gesundheitsschädlich	шкідливий для здоров'я
Gesundheitssektor, der	Сектор охорони здоров'я
Gesundheitssoli, der	Доплата за медичне обслуговування
Gesundheitssoziologie, die	Соціологія здоров'я
Gesundheitsstatistik, die -en	Статистика охорони здоров'я
Gesundheitsstrukturgesetz, die	Закон про структуру охорони здоров'я
Gesundheitssystem	Система охорони здоров'я
Gesundheitssystem, das -e	Система охорони здоров'я
Gesundheitssystemforschung	Дослідження систем охорони здоров'я
Gesundheitssystemgestaltung, die -en	Проектування системи охорони здоров'я
Gesundheitsverhalten, das	Ставлення до здоров'я
Gesundheitsversorgung, die -en	Медичне обслуговування
Gesundheitsverständnis, das -se	Розуміння здоров'я
Gesundheitswesen, das	Охорона здоров'я
Gesundheitswissenschaften	Медичні науки
Gesundheitswissenschaften, die -en	Науки про здоров'я
GesundheitswissenschaftlerIn, der/die -/-nen	Науковець в галузі охорони здоров'я
gesundheitswissenschaftliche Profil, das -e	Профіль медичної науки
Gesundheitszentren, die	Центри здоров'я
Gesundheitsziele, die	Цілі в галузі охорони здоров'я

Gesundheitszustand, der; -(ä) e	Стан здоров'я
Gesundwerden, das	Оздоровлення
gewährleisten, sich	забезпечувати себе
Gewalt, die	Насильство, влада, сила
Gewalt, die	Насильство, влада, сила
Gewalterfahrung, die -en	Досвід пережитого насильства
Gewaltprävention, die	Попередження насильства
gewaltsam	жорстокий
Gewebe, das -	Тканина
Gewebe, das -	Тканина
Gewebeanteile, die	Частини тканин
Gewebeentnahme: Biopsie, die	Забір тканин: біопсія
Gewebekulturen, die	Тканинні культури
Gewebelehre, die	Гістологія
Gewebeprobenentnahme, die	Забір зразків тканин
Gewerberecht, das	Правові норми, що регулюють питання, пов'язані з промислами
Gewicht abnehmen	Схуднути
Gewicht, das -e	Вага
Gewichtsabnahme, die	Втрата ваги
Gewichtsreduktion, die -en	Втрата ваги
Gewichtsveränderung, die	Зміна ваги
Gewichtsverlust : Gewichtsabnahme, der	Втрата ваги
Gewichtszunahme, die	Збільшення ваги
Gewinn- und Verlustverteilung, die -en	Розподіл прибутків та збитків
Gewinnbeteiligung, die	Розподіл прибутку
Gewinneinkunftsarten, die	Види доходів

Fachwörterbuch für Pflege- und Gesundheitsberufe Deutsch-Ukrainisch
ISBN: 978-3-96213-490-7

Gewinnverwendung, die	Використання прибутку
Gewissen, das	Совість
gewissenhaft	сумлінний
gewissenlos	сумлінний
Gewissenlosigkeit, die	Безсовісність
Gewissensbisse, der -e	Докори сумління
gewogen	доброзичливий
gewöhnen an, sich	привчитися до
gewöhnen, sich	звикати
Gewohnheit, die	Звичка
Gewohnheit, die -en	Звичка
gewöhnlich	звичайний
gewöhnlich adj.	звичний
Gewölbe, das	Склепіння
gezielt	цілеспрямований
Giardiasis, die	Лямбліоз
Gicht, die	Подагра
Gichtanfall, der	Напад подагри
gießen	наливати
gießen	наливати
Gießkanne, die (für Toilette) -n	лійка (для туалету)
Giftnotrufzentrale in der Region, die	Центр контролю за отруєннями в регіоні
Gips, der	Гіпс
Gipsverband, der	Гіпсова пов'язка
Gitterbett, das	Дитяче ліжко
Gitternetzhaube, die	Решітчаста сітка для волосся

GKV Beitragsbemessungsgrenze, die	Максимальний рівень доходу, що підлягає обкладенню страховими внесками в обов'язковому медичному страхуванні
GKV Mutterschaftsgeld, das	Допомога у зв'язку з вагітністю та пологами
GKV Pflichtversicherung, die	Обов'язкове медичного страхування
GKV Versicherungspflicht, die	Обов'язковість медичного страхування
Glandula suprarenalis, die	Надниркова залоза
Glas, das	Скло
Gläser-Probe, die	Зразок скла
Glaskörper, der	Скловидне тіло
Glaskörpertrübung, die	Помутніння склоподібного тіла
Gläteisen, das	Скляна праска
glatt	гладкий
glatt	гладкий
glatt	гладкий
glätten	розгладжувати
glatten Haare, die	Пряме волосся
Glatze, die	Лисина
Glaube, der	Віра
Glaubens- und Lebensfragen	Питання віри і життя
Glaubwürdigkeit, die	Авторитет
Glaukom, das	Глаукома
Glaukomanfall, der	Напад глаукоми
Gleichbehandlungsgrundsatz, der	Принцип рівності перед законом
Gleichgewicht, das -e	Баланс
Gleichgewichts- und Gehörorgan, das	Орган рівноваги та слуху
Gleichgewichtsprüfung, die	Тест на рівновагу
Gleichgewichtssinn, der	Відчуття балансу

Fachwörterbuch für Pflege- und Gesundheitsberufe Deutsch-Ukrainisch
ISBN: 978-3-96213-490-7

Gleichgewichtsstörung : Schwindel, die	Порушення рівноваги: запаморочення
Gleichgewichtstest, der	Тест на рівновагу
gleichgültig	байдужий
Gleichgültigkeit, die	Байдужість
Gleichungssystem, das	Система рівнянь
Gleitmittel, das	Проносне
Gleitsichtglas, das	Прогресивна лінза
Gleitzone, die	Ковзна ставка відрахування на соціальне страхування
Glied, das -er	Кінцівка
Glieder, die	Кінцівки
Gliederschmerzen, die	Біль у кінцівках
Gliedertaxe, die	Ставка страхових сум при страхуванні від нещасних випадків
Gliederung der Gesetzliche Krankenversicherung, die	Класифікація обов'язкового медичного страхування
Gliedmaße, die	Кінцівка
Global Health-Themen, die	Глобальні теми в галузі охорони здоров'я
Global Health, die	Глобальне здоров'я
Globale soziale Ungleichheit, die -en	Глобальна соціальна нерівність
Globalsteuerung, die -en	Глобальне здоров'я
Glomerulonephritis, die	Гломерулонефрит
Glomerulus, der	Клубочок
Glück, das	Щастя
glücklich	щасливий
glücklich sein	бути щасливим
Glühbirne, die	Лампочка

Glukose, die	Глюкоза
Glukosegehalt im Blut, das	Вміст глюкози в крові
Glutamat, das -e	Глутамат
Glutenunverträglichkeit, die	Непереносимість глютену
Glykogen, das	Глікоген
Glykolyse, die	Гліколіз
Gnathologie, die	Гнатологія
Golfer-Ellenbogen, der	Лікоть гольфіста
Gonioskopie: Kammerwinkeluntersuchung, die	Гоніоскопія: кутове обстеження камери
gönnen, sich	побалувати себе
Gonorrhoe	Гонорея
gottlos	безбожний
Grab, das; -(ä) er	Могила
Grabschrift, die -en	Епітафія
Grabstein, der -e	Надгробний пам'ятник
Grad, der	Клас
Granuloma anulare, das	Анулярна гранульома
Gratifikationskrise	Криза винагороди
Graue Haare	Сиве волосся
Grauer Star, der	Катаракта
Grausamkeit, die -en	Жорстокість
Gravidität, die	Вагітність
Graviditätsdiabetes, die	Гестаційний діабет
Gravimetrie, die	Гравіметрія
Green Care	Терапія за допомогою природи, тварин або рослин
greifen	хапати
Greifhilfe	Захватний пристрій

ISBN: 978-3-96213-490-7

Greifreifen	Обідне колесо (на інвалідному візку)
grell	яскравий
Grenzen, die	Межі
Grenzerfahrungen, die	Досвід, що межує з ризиком
Grenzflächenthermodynamik, die -en	Термодинаміка поверхні розділу фаз
Grenzgänger, die	Прикордонний робітник
Grenzorbitale, die	Граничні орбіти
Grenzwerte, die	Граничні значення
Grimmdarm, der	Ободова кишка
Grindflechte, die	Трав'яний лишайник
grippal	грипозний
grippale Infektion, die	Грипоподібна інфекція
Grippaler Infekt, der	Грипозна інфекція
Grippe Kinder, die	Грип у дітей
Grippe, die	Грип
Grippeimpfung, die	Вакцинація проти грипу
Grippeschutzimpfung, die -en	Вакцинація проти грипу
grob	грубий
Grobheit, die -en	Грубість
grollen	гуркотіти
groß adj.	великий
großartig	чудовий
Großdruck	Великий шрифт
Große Pupillen, die	Великі зіниці
Große Zeh, der	Великий палець на нозі
Größe, die (Höhe) -n	Розмір (висота)
Größe, die (Umfang) -n	Розмір (окружність)

Größen, die	Розміри
großer Gesäßmuskel, der	великий сідничний м'яз
großer Pectoralis, der	великий грудний м'яз
Großer Zeh, der	Великий палець на нозі
Großhirn, das -e	Церебрум
Großhirnrinde, die	кора головного мозку
Großmut, der	Великий мозок.
Großschadentarif, der	Тариф за більший збиток
Grübchen, das	Ямка
Grube, die -n	Яма
Grund, der	Наземний
Grund, der; -(ü) e	Земля
Grundbegriffe, die	Основні терміни
Gründe, die	Підстави
Grundierung, die	Заземлення
Grundlage, die	Основа
Grundlagen	Основи
grundlegend	фундаментальний
Grundleistung, die	Базова послуга
Grundpflege	Базовий догляд
Grundpflege, die	Базовий догляд
Grundprinzipien, die	Основні принципи
Grundsätze des Aktivierungskonzepts	Принципи активаційної концепції
Grundschutztarif, der	Тариф на базовий догляд
Grundsieb	Основне сито
Grundstruktur, die	Базова структура

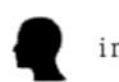
interkulturaverlag.de
Fachwörterbuch für Pflege- und Gesundheitsberufe Deutsch-Ukrainisch
ISBN: 978-3-96213-490-7

Grundversicherung - Leistungen aus der obligatorischen Krankenpflege-Versicherung (KVG), die	Базове страхування - виплати з обов'язкового медичного страхування
Grundversicherung kündigen, die	Скасування базової страховки
Grundversicherung, die	Базове страхування
Grundversorgung, die	Базове медичне страхування
Grundvoraussetzung, die	Основна вимога
Grundwortschatz	Базова лексика
Grüner Star, der	Глаукома
Gruppenprophylaxe, die -n	Групова профілактика
Gruppentherapie, die	Групова терапія
Gruppenversicherung, die	Групове страхування
Grützbeutel, der	Глаукомний мішок
Guglielmi Detachable Coil	Знімна спіраль по Гульєльмі
Guillain-Barré-Syndrom, das	Синдром Гійєна-Барре
Gummihandschuh, der	Рукавичка гумова
Gummihose	Гумові штани
günstig	сприятливий
Gurgel, die	Горло
gurgeln	полоскати горло
Gürtelrose, die	Оперізувальний лишай
gut	гарний
gut betragen, sich	поводитися добре
gut gelaunt sein	бути в гарному настрої
gut und erfreulich	добре і приємно
Gutachten, das	Експертний висновок
gutartig	доброякісний

gutartige Prostatavergrösserung, die	Доброякісне збільшення простати
Gute Praxis Gesundheitsinformation	Інформація про належну практику в галузі охорони здоров'я
Güte, die	Якість
Gütekriterien, die	Критерії якості
Güter- und Finanzmärkte, die	Товарні та фінансові ринки
Güterangebot, das -e	Пропозиція товару
gutgelaunt	бути в гарному настрої
Gutherzigkeit, die	Добродушність
gütig	добрий
guttun	творити добро
Gymnastikraum, der	Гімнастичний зал
Gymnastikstunde, die	Урок гімнастики
gymnastische Übung, die	Гімнастична вправа
Gynäkologe, Gynäkologin, der/die	Гінеколог
Gynäkologe/Gynäkologin, der/die -n/-nen	Гінеколог
Gynäkologie, die	Гінекологія
gynäkologisch	гінекологічний
Gynäkologische Untersuchung: PAP-Abstrich, die, der	Гінекологічне обстеження: Папілярний мазок
Gynäkologischer Stuhl	Гінекологічне крісло
Gynäkomastie, die	Гінекомастія
H2-Atemtest, der	Водневий дихальний тест
Haar, das -e	Волосся
Haaransatz, der	Лінія росту волосся
Haarausfall, der; -(ä) e	Випадіння волосся
Haarausfall, die	Випадіння волосся

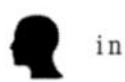
interkulturaverlag.de
Fachwörterbuch für Pflege- und Gesundheitsberufe Deutsch-Ukrainisch
ISBN: 978-3-96213-490-7

Haarband, das	Резинка для волосся
Haarbürste, die	Щітка для волосся
Haarbürste, die -n	Щітка для волосся
Haarclip, der	Затискач для волосся
Haare, die	Волосся
Haarentfernung, die	Епіляція
Haarfarbe, die	Фарба для волосся
Haarfärbemittel, das	Фарба для волосся
Haarfestiger, der	Зміцнювач для волосся
Haarfön, der	Фен для волосся
Haargummi, der/das	Резинка для волосся
Haarkamm, der	Гребінець для волосся
Haarnadel, die	Шпилька для волосся
Haarnadel, die -n	Шпилька для волосся
Haaröl, das	Олія для волосся
Haarreif, der	Обруч для волосся
Haarschneidemaschine, die -n	Машинка для стрижки волосся
Haarschneidemaschine, die -n	Машинка для стрижки волосся
Haarschneider, der	Перукар
Haarschneideschere, die	Ножиці для стрижки волосся
Haarschnitt / Friseur, der/die	Стрижка/перукарня
Haarschnitt, der -e	Стрижка
Haarspange, die	Затискач для волосся
Haarspliss, der	Посічене волосся
Haarspülung, die	Кондиціонер для волосся
Haartracht, die -en	Зачіска
Haartransplantation (Haarverpflanzung), die	Трансплантація волосся (пересадка волосся)

Habsucht, die	Жадібність
Haemorrhoiden, die	Геморой
Haftpflichtversicherung, die -en	Страхування відповідальності
Haftungs- und Risikomanagement, das -s	Управління відповідальністю та ризиками
Haftungsrecht, das	Закони, що регулюють відповідальність
Hagelkorn, das	Ячмінь
Hahn, der; -(ä) e	Півень
Hahn, der; -(ä) e	Півень
Hakenwurmkrankheit, die	Захворювання на анкілостому
HAL (Roboteranzug)	HAL (костюм робота)
halbe Stunde, die -n	півгодини
Halbfeste Arzneiformen	Напівтверді лікарські форми
Halbjahr, das -e	Півроку
Halbprivate Abteilung, die	Напівприватне відділення
Halbseitenlähmung : Lähmungen, die	Геміплегія: параліч
Halitosis, die	Неприємний запах з рота
Hallux rigidus	Артроз першого плюснефалангового суглоба
Hallux valgus	Плюсневo-вальгусна деформація стопи
Halluzination, die	Галюцинація
Halogenverbindungen, die	Галогеносполуки
Hals-Nase-Ohren-Abteilung, die	ЛОР-відділення
Hals-Nasen-Ohren-Arzt, Ärztin, der/die	Лікар-отоларинголог
Hals-und-Beinbruch!	Ні пуху, ні пера!
Hals, der; (ä) er	Горло
Halsentzündung, die -en	Горло

Fachwörterbuch für Pflege- und Gesundheitsberufe Deutsch-Ukrainisch
ISBN: 978-3-96213-490-7

Halskrause, die	Жабо
Halskrawatte, die	Краватка на шию
Halsmuskel, der -n	М'яз шиї
Halsschlagader, die	Сонна артерія
Halsschmerz, der -en	Біль у горлі
Halsweite, die -n	Обхват шиї
Halswirbel, der	Шийний хребець
Halswirbelsäule, die	Шийний відділ хребта
Halteband im Handgelenk, das	Фіксуючий ремінець на зап'ясті
Halteleistungstest nach Matthiaß, der	Випробування на міцність утримання Матіаса
Haltung, die	Постава
Haltung, die -en	Постава
Haltungs- und Bewegungssystem, das -e	Система постави та рухів
Hämangiom, das	Гемангіома
Hämatogene Oxidationstherapie, die	Гематогенно-окислювальна терапія
Hämatokrit, der	Гематокрит
Hämatologie, die	Гематологія
Hämatom, das	Гематома
Hamburgische Zimmererkrankenkasse(HZK)	Гамбурзька каса медичного страхування теслярів
Hammer, der	Молоток
Hammerzeh, der	Молоткоподібний палець
Hämoccult-Test, der	Тест на гемокультуру
Hämochromatose, die	Гемохроматоз
Hämoglobin, das	Гемоглобін
Hämolyse, die	Гемоліз

Hämolytisch-urämisches Syndrom, das	Гемолітико-уремічний синдром
Hämophilie, die	Гемофілія
Hämorrhagie, die	Геморагія
Hämorrhagisches Fieber, das	Геморагічна лихоманка
Hämorrhoidalleiden, das	Гемороїдальна хвороба
Hämorrhoiden, die	Геморой
Hämostase, die	Гемостаз
Hand-Fuss-Mund-Krankheit, die	Везикулярний стоматит з екзантемою
Hand, die -(ä) e	Рука
Hände waschen	мити руки
Händedesinfektion	Дезінфекція рук
Handeln berücksichtigen	брати до уваги дії
Handeln in Notfällen	Дії в надзвичайних ситуаціях
Handeln, das	Вчинки, дії
Handels- und Gesellschaftsrecht, das	Господарське та корпоративне право
Handelsgeschäfte, die	Комерційні операції
Handelskrankenkasse - HKK, die	Медичне страхування в торгівлі
Handelsmarketing, das	Торговий маркетинг
Handelsstand, der -(ä) e	Торговий стенд
Handelsvertreter, der	Комерційний агент
Handfläche, die	Долоня руки
Handgelenk, das -e	Зап'ястя
Handgelenk, das -e	Зап'ястя
Handgelenksbruch, der	Перелом зап'ястя
Handgelenkschmerzen, die	Віль у зап'ясті
Handgelenksganglion, das	Зап'ястковий ганглій

ISBN: 978-3-96213-490-7

Handhabbarkeit, die	Зручність у користуванні чимось
Handhabung	Користування
Handinfektionen, die	Інфекції рук
Handknöchel, der	Зап'ястя
Handknochen, der	Кістка кисті
Handlinien, die	Лінії рук
Handlung, die	Дія
Handlungsbedarf, der	Необхідність дії
Handlungsbereiche, die	Сфери діяльності
Handlungsfähigkeit, die	Дієздатність
Handlungsfeld, das -er	Сфера діяльності
Handlungsformen, die	Форми діяльності
Handlungskompetenzen, die	Компетенції для дій
Handlungsmethoden, die	Методи дії
Handlungsprinzipien, die	Принципи діяльності
Handlungssituationen, die	Ситуації, в якій відбувається дія
Handlungstheorien, die	Теорії дії
Handlungsverläufe, die	Напрямки діяльності
Handlungsweise, die -n	Спосіб дії
Handrang, der	Ступінь дії
Handrücken, der	Тил кисті
Handschmerzen, die	Біль у руці
Handschuh, der	Рукавичка
Handtuch, das; -(ü) er	Рушник
Handwerk, das -e	Ремесло
Handwerkliche, gestalterische und hauswirtschaftliche Angebot	Пропозиція з рукоділля, дизайну та домашнього господарства
Handwerkstechniken, die	Ремісничі техніки

Handwurzelknochen, der	Кістка зап'ястя
Hanf, der	Коноплі
Hang, der; -(ä) e	Схильність
Hardiness	Витривалість
Harn, der	Сеча
Harnapparat	Сечовидільна система
Harnblase, die	Сечовий міхур
Harnblase, die -n	Сечовий міхур
Harnblasenkarzinom, das	Рак сечового міхура
Harndrang, der	Невідкладність сечовипускання
Harninkontinenz : Harnverlust, die	Нетримання сечі: втрата сечі
Harninkontinenz, die	Нетримання сечі
Harnknappheit, die	Недостатність сечовипускання
Harnleiter, die	Сечовід
Harnleiterentzündung, die	Уретрит
Harnretention, die	Затримка сечовипускання
Harnröhre, die	Сечовипускний канал
Harnröhrenentzündung, die	Уретрит
Harnröhrenstöpsel	Уретральна пробка
Harnröhrenstriktur, die	Стриктура сечовипускального каналу
Harnröhrenverengung, die	Стриктура сечовипускального каналу
Harnsediment, das	Сечовий осад
Harnsteine, die	Камені в сечовивідних шляхах
Harnsystem, das	Сечовидільна система
Harntest, der	Аналіз сечі
Harnuntersuchung, die	Аналіз сечі
Harnverhalt, der	Затримка сечовипускання
Harnverlust, die	Затримка сечовипускання

ISBN: 978-3-96213-490-7

Harnwege, die	Сечовивідні шляхи
Harnwegsentzündung, die	Запалення сечовивідних шляхів
Harnwegsinfekte, die	Інфекції сечовивідних шляхів
Harnwegsinfekten, die	Інфекції сечовивідних шляхів
Härte, die	Міцність
Härtefall, der	Тяжке становище
Härtefallregelung in der Gesetzliche Krankenversicherung , die	Регулювання складних життєвих обставин у загальнообов'язковому медичному страхуванні
Härtefallregelung, die	Регламентація важких умов праці
harter Gaumen, der	Тверде піднебіння
Harter Stuhlgang, der	Тверді випорожнення
Hashimoto-Thyreoiditis, die	Тиреоїдит Хашимото
Hass, der	Ненависть
hassen	ненавидіти
hassenswert	ненависний
hässlich adj.	потворний
Hässlichkeit, die	Потворність
Haufen, der	купа
häufig	частий
Häufiges Wasserlassen, das	Часте сечовипускання
Häufigkeit, die	Періодичність
Häufigkeitsmaße, die	Частотні показники
Haupt,- das; (ä) er	Головний
Hauptberufliche Selbstständigkeit, die	Основна самозайнятість
Hauptdeterminanten, die	Основні детермінанти
Hauptgewebearten, die	Основні типи тканин
Hauptsache, die	Головне

Hauptschlagader, die	Аорта
Hauruck, das	із застосуванням сили
Haus- und fachärztliche Versorgung, die	Терапевтична та спеціалізована допомога
Haus- und Familienpfleger	Доглядальниця на дому та в сім'ї
Hausarzt werden	стати сімейним лікарем
Hausarzt-Modell, das	Модель сімейного лікаря
Hausarzt, der; -(ä) e	Сімейний лікар
Hausarzt, Hausärztin, der/die	Сімейний лікар
Hausärzteverband, der	Асоціація сімейних лікарів
Hausärztliche Versorgung, die	Допомога сімейного лікаря
Hausarztmodell, das	Модель сімейного лікаря
Hausarztprinzip, das	Принцип сімейного лікаря
Hausarztsystem, das	Система сімейних лікарів
Hausarzttarife, die	Тарифи сімейного лікаря
Hausarztzentrierte Versorgung, die	Допомога, орієнтована на сімейного лікаря
Hausbetreuungsgesetz	Закон про догляд на дому
Hausfrauen, die	Домогосподарки
Hausgemeinschaften	Колективи мешканців будинку
Haushalt, der	Домогосподарство
Haushaltsführung, die -en	Допомога у веденні домашнього господарства
Haushaltshilfe bei Gesetzliche Krankenversicherung , die	Допомога домогосподарствам з обов'язковим медичним страхуванням
Haushaltshilfe, die	Допомога по господарству
häusliche Gewalt, die	Домашнє насильство
Häusliche Intensivpflege	Домашній інтенсивний догляд
Häusliche Krankenpflege	Домашній догляд за хворим

Fachwörterbuch für Pflege- und Gesundheitsberufe Deutsch-Ukrainisch
ISBN: 978-3-96213-490-7

Häusliche Krankenpflege, die	Домашній догляд за хворим
Häusliche Pflege	Домашній догляд
Häusliche Pflege bei Verhinderung der Pflegeperson, die	Домашній догляд у разі відсутності піклувальника
häusliche Pflege, die	Домашній догляд
Häusliche Pflegehilfe, die	Допомога по догляду на дому
häusliche Versorgung, die -en	Надомне соціальне обслуговування
Hausmittel gegen Schnupfen, das	Домашні засоби від нежиті
Hausnotruf, der	Екстрений виклик додому
Hausnotrufsystem, das	Домашня система екстреного виклику
Hausschuh, der	Хатні туфлі
Hausstaubmilbenallergie, die	Алергія на кліщів домашнього пилу
Haut, die; (ä) e	Шкіра
Hautabszess, das/der	Абсцес шкіри
Hautarzt, Hautärztin, der/die	Дерматолог (чоловік)
Hautärztin, die ...ärztinnen	Дерматолог (жінка)
Hautausschlag (Exanthem), der	Шкірні висипання (екзантема)
Hautausschlag, der ...ausschläge	Шкірний висип
Hautblasen, die	Шкірний пухир
Hautblutung, die	Шкірні кровотечі
Hautbrennen, das	Печіння шкіри
Hautcreme, die -s	Крем для шкіри
häuten (hat)	знімати шкіру
häuten, sich	облазити
Hautentzündung, die -en	Дерматит
Hauterkrankung allergisch, die	Алергічні захворювання шкіри
Hauterkrankung, die -en	Шкірні захворювання
Hautfalte, die	Шкірна складка

Hautfarbe, die -n	Колір шкіри
hautfreundlich, (Adj.)	приємний для шкіри
Hautgeschwür, das	Виразка шкіри
häutig, (Adj.)	шкірястий
Hautjucken : Juckreiz, das	Свербіж шкіри
Hautklinik, die -en	Дерматологічна клініка
Hautknoten, die	Шкірний вузол
Hautkrankheit, die -en	Шкірна хвороба
Hautkrebs schwarz, der	Меланома
Hautkrebs weiss, der	Базаліома
Hautkrebs, der	Рак шкіри
Hautkrebs, heller, der	Рак шкіри, світлий
Hautkrebs, schwarzer, der	Рак шкіри, чорний
Hautlinien, die	Лінії шкіри
Hautmalerei, die -en	Розпис по шкірі
hautnah, (Adj.)	розміщений безпосередньо під шкірою
Hautoberfläche, die -n	Поверхня шкіри
Hautpflege, die	Догляд за шкірою
Hautpusteln, die	Шкірні гнійники
Hautreaktion, die -en	Шкірна реакція
Hautreflex, der -e	Шкірний рефлекс
Hautreinigung, die	Очищення шкіри
Hautreiz, der -e	Подразнення шкіри
Hautreizung, die -en	Подразнення шкіри
Hautrötung, die -en	Почервоніння шкіри
Hautschicht, die -en	Шкірний шар
Hautschuppen, die	Лущення шкіри
Hauttransplantation, die -en	Шкірний трансплантат

Fachwörterbuch für Pflege- und Gesundheitsberufe Deutsch-Ukrainisch
ISBN: 978-3-96213-490-7

Hauttyp, der -en	Тип шкіри
Hauttypen, unterschiedliche, die	Різні типи шкіри
Hautunreinheit, die, die -en	Недоліки шкіри
Hautveränderungen, die	Шкірні зміни
Hautverdickung, die	Потовщення шкіри
Hautverdünnung, die	Потоншення шкіри
Hautverletzung, die -en	Ураження шкіри
Health Care Management, das -s	Управління охороною здоров'я
Health Care Value Chain Management, das -s	Управління ланцюжком створення вартості у сфері охорони здоров'я
Health Care, die	Охорона здоров'я
Health Impact Assessment	Оцінка впливу на здоров'я
Health Insurance, die	Медичне страхування
Health Literacy, die	Грамотність у сфері охорони здоров'я
Health Maintenance Organisation, die	Організація охорони здоров'я
Health Management, das -s	Управління охороною здоров'я
Health Technology Assessment	Оцінка технологій охорони здоров'я
Health Technology Assessment (HTA), das	Оцінка технологій охорони здоров'я
Health- und Partnerschaftsberatung, die	Консультування з питань здоров'я та партнерства
Health-Belief-Modell	Модель віри в здоров'я
Heavy User	Досвідчений користувач
Hebamme, die -n	Акушерка
Hebammen-Wissenschaft, die -en	Акушерська наука
Hebammenhandeln, das	Акушерська справа
Hebammenhilfe, die	Акушерська допомога
Hebammenkunde, die	Акушерство

Hebammenkunde/Midwifery, die/die	Акушерство
Hebammenpraxis, die -en	Акушерська практика
Hebammenprofession, die	Професія акушерки
Hebammenwissen, das	Знання з акушерства
Hebammenwissenschaft, die -en	Акушерська наука
heben	піднімати
hecheln	чесати
heftig	сильний
Heftpflaster, das	Лейкопластир
heikel	делікатний
Heil- und Hilfsmittelrichtlinien, die	Настанови щодо засобів правового захисту та допоміжних засобів
Heil- und Kostenplan, der	План лікування та витрат
heilbar	виліковний
Heilbehandlung, die	Лікування
Heilbehandlungen, die	Лікувальна процедура
Heilberufsausweis (HBA), der (der)	Картка медичного працівника
heilen	лікувати
heilend schließen, sich	загоюватися
Heilerziehungspflege	Професія доглядальниці
Heilfleisch, das	Зцілення
Heilfürsorge, die	Санаторно-курортне лікування
Heilgymnastik, die	Лікувальна гімнастика
Heilhilfsberufe, die	Лікувальні професії
Heilkraut, das ...kräuter	Лікарська рослина
Heilkundiger, der ...kundigen	Цілитель
heilkundlich, (Adj.)	медичний
Heilmethode, die -n	Метод лікування

Fachwörterbuch für Pflege- und Gesundheitsberufe Deutsch-Ukrainisch
ISBN: 978-3-96213-490-7

Heilmittel, das	Лікувальний засіб
Heilmittelwerbegesetz, das	Закон про рекламу лікарських засобів
Heilpädagogik, die -en	Лікувальна освіта
Heilpflanze, die -n	Лікарська рослина
Heilpraktiker, der -	Цілитель
Heilquelle, die -n	Цілюще джерело
Heilsalbe, die -n	Загоювальна мазь
Heilsames Meerwasser, das	Цілюща морська вода
Heilschlamm, der	Лікувальна грязь
Heilstätte, die -n	Клініка
Heilung, die -en	Вилікування
Heilungsdauer, die	Тривалість лікування
Heilungsprozess, der	Процес одужання
Heilungsverlauf, der	Перебіг лікування
Heilverfahren, das -	Метод лікування
Heilwasser, das ...wässer	Цілюща вода
Heilwirkung, die -en	Оздоровчий ефект
Heimärzte, die	Домашні лікарі
Heimaufenthaltsgesetz	Закон про місце проживання
Heimbedürftigkeitsbescheinigung, die	Довідка про потребу в житлі
Heimdialyse, die	Гемодіаліз на дому
Heimdialysezentrum, das	Центр домашнього діалізу
Heimentgelt	Плата за будинок престарілих
Heimgesetz, das	Закон "Про будинки для людей похилого віку"
Heimgesetz, das	Закон про будинки для престарілих
Heimlichventil	Клапан Геймліха
Heimpflege	Домашній догляд

Heimpflegebedürftigkeit	Потреба в домашньому догляді
Heimpflegedienst, der	Послуги з догляду на дому
Heimrecht, das	Право на будинок для престарілих
Heimtyp, der	Тип будинку
Heimunterbringung, die	Стаціонарний догляд
Heimvertrag	Договір про надання житла
Heimweh, das	Туга за батьківщиною
Heirat, die -en	Шлюб
Heiratsantrag, der; -(ä) e	Пропозиція руки і серця
Heiratsvertrag, -(ä) e	Шлюбний договір
heiser	хриплий
heiser sprechen, sich	говорите до хрипоти
heiser werden	охрипнути
heisere Stimme, die	Хриплий голос
Heiserkeit, die	Хрипота
Heißes Bad als natürliches Heilmittel	Гаряча ванна як природний лікувальний засіб
Heißhunger, der	Вовчий апетит
heiter	веселий
Heizer, der	Обігрівач
Heizkissen, das	Електрогрілка
Heizkörper aufdrehen, den	Включити радіатор
Heizung, die	Опалення
Hektar, der/das	Гектар
Helferzellen, die	Клітини-хелпери
Helicobacter pylori	Хеликобактер пилори
Helicobacter pylori-Infektion, die	Інфекція хеликобактер пилори
hell	світлий

Fachwörterbuch für Pflege- und Gesundheitsberufe Deutsch-Ukrainisch
ISBN: 978-3-96213-490-7

Heller Stuhlgang, der	Випорожнення світлого кольору
hellhäutig adj.	білошкірий
Hemiparese, die	Геміпарез
Hemisphäre, die	Гемісфера
hemmen	пригнічувати
hemmen, sich	пригнічуватися
Hemmung, die -en	Гальмування
Hendrich-Sturzrisiko-Modell	Модель ризику падіння Хендріха
Heparin, das	Гепарин
Hepatitis	Гепатит
Hepatitis A, die	Гепатит А
Hepatitis, die	Гепатит
Hepatologie, die	Гепатологія
Heranwachsende, der -n	Підліток
herausarbeiten	опрацьовувати
Herausforderung Diabetes mellitus	Проблема цукрового діабету
herbeilaufen	прибігати
Herbst, der -e	Осінь
Heredität, die	Спадковість
hereinbrechen	наставати
Hergang eines Unfalls, der	Перебіг аварії
Herkunft, die	Походження
Hermaphrodit, der	Гермафродит
Hernia inguinalis	Пахова грижа
Hernie, die	Грижа
Heroin, das	Героїн
Herpangina bei Baby & Kind, die	Герпангина у немовлят та дітей

Herpes genitalis, der	Генітальний герпес
Herpes labialis, der	Герпес статевих губ
Herpes Zoster, der	Оперізуючий герпес
Herpes, der	Герпес
Herrenfriseur, die	Перукар для чоловіків
Herrgottsfrühe, die	Рано вранці
herrichten, sich	ретельно одягнутися
Herstellung, die -en	Виготовлення
Herthoge-Zeichen, das	Симптом Хертога
herumgehen	ходити по колу
Hervortretende Augäpfel	Виступаючі очні яблука
Herz- und Kreislaufsituation, die -en	Серцево-судинні захворювання
Herz-Kreislauf-Erkrankungen, die	Серцево-судинні захворювання
Herz-Kreislauf-System, das -e	Серцево-судинна система
Herz-Kreislaufphysiologie, die	Фізіологія серцево-судинної системи
Herz-Kreislaufsystem, das -e	Серцево-судинна система
Herz-Lungen-Wiederbelebung, die	Серцево-легенева реанімація
Herz-und Gefäßsystem, das	Серцево-судинна система
Herz, das -en	Серце
Herzaktivität, die -en	Серцева діяльність
Herzanfall, der	Інфаркт
Herzbeschwerden, die	Проблеми з серцем
Herzbeutel, der	Перикард
Herzbeutelentzündung, die -en	Перикардит
Herzbube, der -n	Валет червовий
Herzchirurgin, die -nen	Кардіохірург
Herzdame, die -n	Чирвова дама

Fachwörterbuch für Pflege- und Gesundheitsberufe Deutsch-Ukrainisch
ISBN: 978-3-96213-490-7

Herzdruckmassage, die	Масаж серця
Herzecho,das	Ехо серця
Herzenge : Herzschmerzen, die	Серцевий стеноз: серцевий біль
Herzfehler, der -	Порок серця
Herzflimmern, das	Фібриляція серця
herzförmig, (Adj.)	серцеподібний
Herzfrequenz, die -en	Частота серцевих скорочень
Herzfunktion, die -en	Робота серця
Herzgeräusch, das	Шуми в серці
herzhaft (Adj.)	міцний
Herzhythmusstörung, die -en	Порушення серцевого ритму
herziehen	підтягувати
herzig (Adj.)	милий
Herzinfarkt, der -e	Серцевий інфаркт
Herzinnenhautentzündung, die	Запалення внутрішньої оболонки серця
Herzinsuffizienz, die -en	Серцева недостатність
Herzjagen : Herzrasen, das	Прискорене серцебиття: тахікардія
Herzkammer, die -n	Шлуночок серця
Herzkatheter, der	Катетер для зондування серця
Herzkatheteruntersuchung, die	Коронарна артеріографія
Herzklappe, die -n	Серцевий клапан
Herzklappenerkrankung, die	Захворювання серцевого клапана
Herzklappenfehler, der -	Порок клапанів серця
Herzklappeninsuffizienz, die	Недостатність серцевого клапана
Herzklopfen, das	Пальпітація
Herzkrankheit, die -en	Захворювання серця
Herzkranzgefäss-Erkrankung, die	Ішемічна хвороба серця
Herzkreislauferkrankungen, die	Серцево-судинні захворювання

Herzkreislaufsystem, das -e	Серцево-судинна система
Herzleiden, das -	Захворювання серця
Herzleistung, die -en	Серцевий викид
herzlich	щирий
herzlich (Adj.)	щирий
Herzlichkeit, die	Сердечність
Herzlichkeit, die -en	Сердечність
herzlos	безсердечний
herzlos (Adj.)	безсердечний
Herzlosigkeit, die	Сезсердечність
Herzmassage, die -n	Масаж серця
Herzmedikament, das	Препарат для серця
Herzmuskel, der -n	Серцевий м'яз
Herzmuskelentzündung, die -en	Запалення серцевого м'яза
Herzmuskelerkrankungen, die	Захворювання серцевого м'яза
Herzmuskelschwäche, die	Слабкість серцевого м'яза
Herzmuskelszintigrafie, die	Сцинтиграфія серцевого м'яза
Herzmuskulatur, die -en	Серцева мускулатура
Herzneurose, die	Серцевий невроз
Herzoperation, die -en	Хірургія серця
Herzpatient, der -en	Кардіологічний хворий
Herzrasen, das	Серцебиття
Herzrhythmus, der ...rhythmen	Серцевий ритм
Herzrhythmusstörung der Herzvorhöfe, die	Серцева аритмія передсердь
Herzrhythmusstörung, die	Серцева аритмія
Herzschlag, der ...schläge	Серцебиття
Herzschlagfolge, die -n	Послідовність серцевих скорочень

Fachwörterbuch für Pflege- und Gesundheitsberufe Deutsch-Ukrainisch
ISBN: 978-3-96213-490-7

Herzschmerzen, die	Біль у серці
Herzschrittmacher, der -	Кардіостимулятор серця
Herzschwäche, die -n	Серцева недостатність
Herzspenderin, die -nen	Донор серця
Herzspezialist, der -en	Кардіолог
Herzstolpern, das	Екстрасистолія
Herzstrukturen, die	Будова серця
Herztätigkeit, die -en	Серцева діяльність
Herztod plötzlicher, der	Раптова смерть від зупинки серця
Herzton-Wehenschreiber: Kardiotokographie, der, die	Звуковий тахограф серця: кардіотокографія
Herztöne, die	Звуки серця
Herztransplantation, die -en	Трансплантація серця
Herzultraschall: Echokardiographie, der, die	УЗД серця: ехокардіографія
Herzverpflanzung, die -en	Пересадка серця
Hessingkorsett	Корсет Гессінга
Heterogen, die	Гетерогенний
Heterotrophie, die	Гетеротрофність
Heuchler, der -	Лицемір
heuchlerisch	лицемірний
Heuschnupfen, der	Сінна лихоманка
heute	сьогодні
heute Abend	сьогодні увечері
heutig	сьогоднішній
Hexenschuss, der	Простріл
Hiatushernie, die	Грижа стравохідного отвору діафрагми
Hib	Гемофільна інфекція типу B

Hidradenitis suppurativa, die	Гнійний гідраденіт
Hilfe zur Selbsthilfe	Допомога для самодопомоги
hilfebedürftig	потребувати допомоги
Hilfeleistung, die -en	Надання допомоги
Hilfestellung, die	Допоміжна інформація
Hilflosigkeit	Безпорадність
Hilflosigkeit, die	Безпорадність
hilfreich	корисний
Hilfsbedürftige zu versorgen, die	забезпечити когось, хто потребує допомоги
Hilfsbedürftigkeit, die	Потреба в допомозі
hilfsbereit adj.	готовий допомогти
Hilfsbereitschaft, die	Готовність допомогти
Hilfsmaßnahme, die	Захід із надання допомоги
Hilfsmittel	Допоміжні засоби
Hilfsmittel (Rehabilitation)	Допоміжні засоби (реабілітація)
Hilfsmittel zum Gehen, das	Допоміжні засоби для ходьби
Hilfsmittel-Richtlinie	Настанова щодо допоміжних засобів
Hilfsmittel, das	Допоміжні засоби
Hilfsmittelkatalog	Каталог допоміжних засобів
Hilfsmittelkatalog, der	Каталог допоміжних засобів
Hilfsmittelverkauf durch Ärzte, der	Продаж лікарських засобів лікарями
Hilfsmittelversorgung, die -en	Надання допоміжних засобів
Hilfsmittelverzeichnis der gesetzlichen Krankenversicherung	Перелік медичних засобів (обов'язкове медичне страхування)
Hilfsmittelverzeichnis, das	Каталог допоміжних засобів
Hilfsorganisationen, die	Допоміжні організації
Hilfspfleger, der	Допоміжний медичний персонал

ISBN: 978-3-96213-490-7

Hilfsstoff	Допоміжна речовина
Hinblick, die	Розгляд
hinfallen	падати
hingefallen	впав
hinken	кульгати
hinkend	кульгавий
hinlegen,sich	лягти, лягти
hinter	за
Hinterbacke, die	Сідниця
Hinterhaupt, das -(ä) er	Потилиця
Hinterhauptbein, das -e	Потилична кістка
Hinterhirn, das	Задній головний мозок
Hinterteil, das	Задня частина
Hinweis, der	Підказка
Hippocampus, der	Гіпокамп
Hippokratischer Eid, der	Клятва Гіппократа
Hippotherapie, die	Іпотерапія
Hirn, das	Мозок
Hirnaktivität, die -en	Мозкова активність
Hirnanhangdrüse, die -n	Гіпофіз
Hirnblutung, die	Крововилив у мозок
Hirnentzündung, die	Запалення головного мозку
Hirnhaut, die	Мозкова оболонка
Hirnhautentzündung, die	Менінгіт
Hirninfarkt, der	Інфаркт головного мозку
Hirnnerven, die	Черепно-мозкові нерви
Hirnrinde,	Кора головного мозку
Hirnschlag, der	Інсульт головного мозку

Hirnschrittmacher, der	Мозковий кардіостимулятор
Hirnstamminfarkt, der	Інфаркт стовбура головного мозку
Hirnstrom-Aufzeichnung: Elektroenzephalographie, die	Запис мозкових хвиль: електроенцефалографія
Hirntod, der	Смерть мозку
Hirntumor, der	Пухлина головного мозку
Hirnventrikel, die	Шлуночок головного мозку
Hirnverletzung, die	Черепно-мозкова травма
Hirnwasser-Untersuchung: Liquorpunktion, die	Дослідження спинномозкової рідини: спинномозкова пункція
His-Bündel, das	Передсердно-шлуночковий пучок
Histaminintoleranz, die	Непереносимість гістаміну
Histologie, die	Гістологія
historische Entwicklung, die -en	Історичний розвиток
Hitachi Magic Wand	Hitachi Magic Wand (електричний вібраційний масажер)
Hitzepickel, die	Теплові прищі
Hitzewallung, die	Прилив жару
Hitzewallungen ,die	Приливи
Hitzewallungen haben	мати припливи
Hitzgi : Schluckauf, der	Гикавка
Hitzschlag, der	Тепловий удар
HIV-Erkrankung/AIDS	ВІЛ-інфекція/СНІД
HIV, das	ВІЛ
HNO-Abteilung, die	ЛОР-відділення
HNO-ärztliche Untersuchung des Ohres, die	ЛОР-обстеження вуха
hoch	високий
hoch	високий

Fachwörterbuch für Pflege- und Gesundheitsberufe Deutsch-Ukrainisch
ISBN: 978-3-96213-490-7

hochheben, sich	високо підніматися
Hochmut, der	Зарозумілість
hochmütig	пихатий
Hochschulambulanzen, die	Вузькоспеціалізована амбулаторія
Hochschule für Frauen zu Leipzig	Лейпцизький університет для жінок
Höchstaufnahmealter, das	Максимальний вік вступу
Höchstbeitrag der gesetzlichen Krankenversicherung, der	Максимальний внесок на загальнообов'язкове державне медичне страхування
Höchstbeitrag für Ehepaare in der PPV, der	Максимальний внесок для подружніх пар в обов'язковому страхуванні на випадок потреби в сторонньому догляді
Höchstbeitrag in der Gesetzliche Krankenversicherung , der	Максимальний внесок на обов'язкове медичне страхування
Höchstbeitragsgarantie in der PPV, die	Максимальна гарантія внеску в обов'язковому страхуванні на випадок потреби в сторонньому догляді
Höchstsatz - Private Krankenversicherung, der	Максимальний внесок у приватному медичному страхуванні
Hochstuhl, der	Високий дитячий стілець
Hochverrat, der	Державна зрада
Hochzeit, die -en	Весілля
Hoden, der -	Яєчко
Hoden, Wasserbruch , die, der	Яєчко, водянка оболонок яєчка
Hodenentzündung, die	Запалення яєчок
Hodenhochstand, der	Крипторхізм
Hodenkrebs, der	Рак яєчок
Hodensack, der	Мошонка
Hodenschmerzen, die	Біль у яєчках
Hodenschwellung, die	Набряк яєчок
Hodentorsion bei Baby & Kind, die	Перекрут яєчка у немовлят та дітей

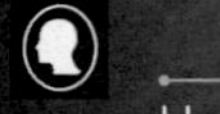

Hodentorsion, die	**Перекрут яєчка**
Hodgkinsche Krankheit, die	Хвороба Ходжкіна
hoffen auf	**сподіватися на**
Hoffnung, die -en	Надія
Hoffnung, die -en	**Надія**
Hoffnungslosigkeit, die	Безнадійність
hoffnungsvoll	**сповнений надій**
höflich	ввічливий
Höflichkeit, die	**Ввічливість**
Höhe heben, in die	підняти висоту
Höhe, die -n	**Висота**
Höhen-Lungenödem, das	Висотний набряк легенів
Höhenkrankheit, die	**Гірська хвороба**
Höhepunkt, der -e	Пік
Höherwertige Versorgungsform (beim Zahnersatz), die	**Вища форма надання медичної допомоги (при зубному протезуванні)**
hohes Cholesterin, das	Високий рівень холестерину
Hohlmaß, das -e	**Міра ємності**
holistisch	холістичний
Homepage, die -s	**Головна сторінка**
Homöopathie in der - Private Krankenversicherung, die	Гомеопатія у приватному медичному страхуванні
Homöopathie, die	**Гомеопатія**
homöostatische Modelle, die	Гомеопатичні моделі
Honorar, das	**Гонорар**
Honorarvereinbarung, die	Угода про гонорар
Honorarverteilungsmaßstab, der	**Нормативи розподілу лікарських гонорарів**
Honorarverteilungsvertrag, der	Угода про розподіл лікарського гонорару

Fachwörterbuch für Pflege- und Gesundheitsberufe Deutsch-Ukrainisch
ISBN: 978-3-96213-490-7

Hordeolum, das	Ячмінь
Hörgerät, das	Слуховий апарат
Hörgeräteversorgung, die	Забезпечення слуховими апаратами
Hörhilfen, die	Слухові апарати
Hörminderung, die	Зниження слуху
Hormon, das	Гормон
Hormonersatztherapie, die	Замісна гормональна терапія
Hormonsystem, das	Гормональна система
Hormontherapie, die	Гормональна терапія
Hörnerv, der	Слуховий нерв
Hornhaut (Auge), die (das)	Рогівка (ока)
Hornhautverkrümmung, die	Астигматизм
Hörprothese, elektronische (Cochlea-Implantat), die	Слуховий апарат, електронний (кохлеарний імплант)
Hörprüfung, die	Перевірка слуху
Horror, der	Жах
Hörschaden, der	Порушення слуху
Hörschnecke, die	Вушний равлик
Hörschwäche, die	Зниження слуху
Hörstörungen, die	Порушення слуху
Hörsturz, der	Різке падіння слуху
Hörverlust, der	Втрата слуху
Hörverminderung, die	Втрата слуху
Hörvermögen, das	Здатність до слуху
Hospiz, die -e	Хоспіс
Hospizarbeit, die	Робота в хоспісах
Hospizdienst, der -e	Хоспісні послуги
Hospizleistungen, die	Хоспісні послуги

Hotellerieversicherung, die	Страхування підприємств готельного бізнесу
HPV-Infektion, die	ВПЛ-інфекція
Hublift, der	Підйомник
hübsch adj.	гарненький
Hüftbein, das	Клубова кістка
Hüftdysplasie, die	Дисплазія тазостегнового суглоба
Hüfte, die -n	Стегно
Hüftgelenk, das	Тазостегновий суглоб
Hüftgelenkarthrose	Артроз тазостегнового суглоба
Hüftgelenkspfanne, die	Втулка тазостегнового суглоба
Hüftgürtel	Пояс на стегно
Hüftoperation, die	Хірургія тазостегнового суглоба
Hüftprotektor	Протектор стегна
Hüftschmerzen, die	Біль у тазостегновому суглобі
Hühnerauge, das	Мозоля
human	гуманний
Human Becoming	Становлення людини
Human Ressource, die	Людський ресурс
Human- und Gesundheitswissenschaften, die	Науки про людину та здоров'я
Humanbiologie, Biomedizin	Біологія людини, біомедицина
Humanpathologie, die	Патологія людини
Humanphysiologie, die	Фізіологія людини
Humerus-Fraktur, die	Перелом плечової кістки
Humerus, der	Плечова кістка
Humerusfraktur, die	Перелом плечової кістки
Hundeallergie, die	Алергія на собак
Hundebisse, die	Укуси собак

Fachwörterbuch für Pflege- und Gesundheitsberufe Deutsch-Ukrainisch
ISBN: 978-3-96213-490-7

Hundertprozentgrenze Beihilfe, die	Стовідсоткова допомога
Hungerversuch: Fastentest, der	Спроба голодування: проба з голодуванням
hungrig	голодний
Husten, der	Кашель
Hustenreiz : Husten, der	Кашель
Hustenschleim, der	Кашльовий слиз
HWS-Syndrom : Nackenschmerzen, das	Синдром шийного відділу хребта: біль у шиї
Hybridisierung, die	Гібридизація
hydrieren (hat)	гідрувати
Hydrierung, die -en	Зволоження
Hydrostatik, die	Гідростатика
Hydrotherapie / Wassertreffen, die/das	Гідротерапія
Hydrozele, die	Водянка яєчка
Hygiene, die	Гігієна
Hygienefachkraft	Фахівець з гігієни
hygienische Utensil, das	Гігієнічний посуд
Hyperaktivität, das	Гіперактивність
Hyperaktivitätssyndrom, das	Синдром гіперактивності
Hyperakusis, das	Гіперакузія
Hyperaldosteronismus, der	Гіперальдостеронізм
Hypercholesterinämie, die	Гіперхолестеринемія
Hyperemesis, die	Гіперемія
Hyperglykämie, die	Гіперглікемія
Hyperhidrose, die	Гіпергідроз
Hyperkeratose, die	Гіперкератоз

Hyperkortisolismus, der	Гіперкортизолізм
Hyperlipidämie, die	Гіперліпідемія
Hyperosmolares Koma, das	Гіперосмолярна кома
Hyperparathyreoidismus, der	Гіперпаратиреоз
Hyperthermie, die	Гіпертермія
Hyperthyreose, die	Гіпертиреоз
Hypertonie, die	Гіпертонія
Hypertonus, der	Гіпертон
Hypertrophie, die	Гіпертрофія
Hyperurikämie, die	Гіперурикемія
Hyperventilation, die	Гіпервентиляція легень
Hyperventilationssyndrom : Hyperventilation, das	Гіпервентиляційний синдром: гіпервентиляція
hyperventilieren	прискорено дихати
Hyperventilierende : Hyperventilation, der	Гіпервентиляція
Hypnose, die	Гіпноз
Hypnotherapie, die	Гіпнотерапія
Hypo- und Hypermobilität, die -en	Гіпо- та гіпермобільність
hypoallergen	гіпоалергенний
Hypochonder, der -	Іпохондрик
Hypochondrie, die	Іпохондрія
Hypoglykämie bei Diabetikern, die	Гіпоглікемія у хворих на цукровий діабет
Hypoglykämie, allgemein, die	Гіпоглікемія, загальна
Hypoglykämie, die	Гіпоглікемія
Hypokratischer Eid, der	Клятва Гіппократа
Hypomnesie, die	Гіпомнезія
Hypoparathyreoidismus, der	Гіпопаратиреоз

Fachwörterbuch für Pflege- und Gesundheitsberufe Deutsch-Ukrainisch
ISBN: 978-3-96213-490-7

Hypophyse, die	Гіпофіз
Hypothalamus, der	Гіпоталамус
Hypothermie, die	Переохолодження
Hypothese, die -n	Гіпотеза
Hypothesenkategorien, die	Категорії гіпотез
Hypothesentestung, die -en	Перевірка гіпотез
Hypothyreose, die	Гіпотиреоз
Hypotonie, die	Гіпотонія
Hypoventilation, die -en	Гіповентиляція
Hypoxie, die	Гіпоксія
Hysterektomie (Gebärmutterentfernung), die	Гістеректомія (видалення матки)
Hysterektomie, die	Гістеректомія
Hysterosalpingografie, die	Гістеросальпінгографія
IBot (Elektrorollstuhl)	IBot (електричний інвалідний візок)
ICD-Schlüssel, der	Шифр за МКХ
ICF-Klassifikation der WHO	Класифікація МКХ ВООЗ
Idealist, der -en	Ідеаліст
IDEM	той самий
Identitätsprozess, der -e	Процес встановлення особи
Idiopathisches Ödem, das	Ідіопатичні набряки
IGeL (Individuelle Gesundheits-Leistungen), die	IGeL (Індивідуальні медичні послуги)
IKK, die	Лікарняна каса спілки ремісників
Ikterus : Gelbsucht, der	Жовтяниця
Ileus, der	Непрохідність кишечника
Iliosakralgelenk-Syndrom, das	Синдром крижово-клубового суглоба
im März	у березні

"im Nu	لباس الثلج
"	в найкоротші терміни
im Sinne des/von	в сенсі
im Sommer	влітку
im Vergleich mit	у порівнянні з
im Voraus erledigen	зробити заздалегідь
immun	імунний
Immunabwehr, die	Імунний захист
Immunität, die -en	Імунітет
Immunologie, die	Імунологія
Immunschwäche, die	імунодефіцит
Immunsuppressiva, die	Імунодепресанти
Immunsuppressive Therapie, die	Імуносупресивна терапія
Immunsystem, das -e	Імунна система
Immunszintigrafie, die	Імуносцинтиграфія
Immuntherapeutika, die	Імунотерапевтичні препарати
Immuntherapie, die	Імунотерапія
Immuntherapie, spezifische, die	Імунотерапія, специфічна
Impetigo contagiosa, die	Контагіозний свербіж
Impfausweis, der	Паспорт вакцинацій
Impfpistole	Пістолет для ін'єкцій
Impfschutz, der	Вакцинопрофілактика
Impfstoff, der	Вакцина
Impfung, die	Вакцинація
Impingement Syndrom, das	Імпічмент-синдром
Implantat (Zahnimplantat), das	Імплантат (зубний імплантат)
Implantat, das	Імплантат

Fachwörterbuch für Pflege- und Gesundheitsberufe Deutsch-Ukrainisch
ISBN: 978-3-96213-490-7

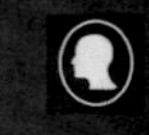

Implantatgestützter Zahnersatz, der	Протезування з опорою на імплантати
Implantierter Defibrillator, der	Імплантований дефібрилятор
Implantologie, die	Імплантологія
Implementation, die -rn	Впровадження
Implementationsprozesse, die	Процеси впровадження
Implementierung, die -en	Впровадження
Implementierungsmodelle, die	Моделі впровадження
Implikationen, die	Наслідки
Importarzneimittel, das	Імпортні лікарські засоби
impotent	імпотент
Impotenz, die	імпотенція
Impulserhaltung, die -en	Збереження кількості руху
in demselben Augenblick	в той же час
in den Wind reden	кидати слова на вітер
in die Pension gehen	вийти на пенсію
in die Rente gehen	вийти на пенсію
in eine schräge Stellung bringen, sich	ставити себе в незручне становище
in festen Abständen, periodisch	через певні проміжки часу, періодично
in Ohnmacht fallen	знепритомніти
in Tränen ausbrechen	розплакалася
In-vitro-Diagnostikum	Екстракорпоральна допомога
Inappetenz : Appetitlosigkeit, die	Втрата апетиту
Indikationsspektrum	Спектр показань до застосування
Indikator, der	Індикатор
Indikatorenentwicklung, die -en	Розробка індикаторів
Individualebene, die -n	Індивідуальний рівень

Individualisierung, die -en	Індивідуалізація
Individualprophylaktische Leistungen, die	Індивідуальні профілактичні послуги
Individualprophylaxe, die	Індивідуальна профілактика
Individualversicherung, die	Індивідуальне страхування
individuell	індивідуальний
Individuelle Gesundheits-Leistungen (IGeL)	Індивідуальні медичні послуги
individuelle Lebensweise, die	Індивідуальний стиль життя
Individuelle Prämienverbilligung in den Kantonen (IPV), die	Зниження індивідуального страхового внеску в кантонах
individuelle und gesellschaftliche Ressource	індивідуальний та соціальний ресурс
Individuelle Wohnberatung	Індивідуальна консультація з житлових питань
Individuum, das -duen	Фізична особа
Induktion, die -en	Індукція
Inertgasatmosphäre, die -n	Атмосфера інертних газів
Infarkt, der -e	Інфаркт
Infekt, der	Інфекція
Infektanfälligkeit, die	Сприйнятливість до інфекцій
Infektiologie, die	Інфектологія
Infektion der Lunge, die	Інфекція легенів
Infektion der Mundschleimhaut, die	Інфекція слизової оболонки порожнини рота
Infektion mit Listerien Bakterien, die	Зараження бактеріями лістерії
Infektion, die -en	Інфекція
Infektionen der Hand, die	Інфекції кисті
Infektionsbiologie, die	Біологія інфекції

Fachwörterbuch für Pflege- und Gesundheitsberufe Deutsch-Ukrainisch
ISBN: 978-3-96213-490-7

Infektionsepidemiologie, die	Епідеміологія інфекції
Infektionsgefahr, die -en	Небезпека зараження
Infektionsimmunologie, die	Інфекційна імунологія
Infektionskrankheit, die -en	Інфекційне захворювання
Infektionsprävention Robert-Koch-Institut	Профілактика інфекцій (Інститут Роберта Коха)
Infektionsprophylaxe, die	Профілактика інфекції
Infektionsquelle, die -n	Джерело інфекції
Infektionsschutzgesetz	Закон про захист від інфекцій
infektiös (Adj.)	інфекційний
Inferenzstatistik, die -en	Інференційна статистика
inferior	низький
Infertilität, die	Безпліддя
infizieren	заражати
infiziert	інфікований
infizierte Wunde, die	Інфікована рана
Influenza Kinder, die	Грип у дітей
Influenza siehe: Grippe, die	Грип
Influenza, die	Грип
Informationen zur Pflege eines Patienten, die	Інформація про догляд за пацієнтом
Informations- und Kommunikationsmodelle, die	Інформаційно-комунікаційні моделі
Informationsbias, die	Інформаційна упередженість
Informationspflicht der Leistungserbringer, die	Обов'язок постачальників послуг надавати інформації
Informationssammlung – Pflegeanamnes	Збір інформації - анамнез захворювання
informieren	інформувати
informiert werden	бути поінформованим

informierte Einwilligung, die	Інформована добровільна згода
Infrarotanwendungen, die	Застосування інфрачервоного випромінювання
Infusion, die	Уливання
Infusionsnadel ,die	Голка інфузійна
Infusionspumpe, die	Інфузійний насос
Inguinalhernie, die	Пахова грижа
Inhalationen, die	Інгаляції
Inhalator, der	Інгалятор
Inhalieren, das	Інгаляція
inhaliert	зробив інгаляцію
Inhalt, der	Ємність
Inhaltsstoffe, die	Інгредієнти
Inhaltsverzeichnis	Покажчик
Inhibitor, der	Інгібітор
initial	початковий
Initiative	Ініціатива
Injektion, die	Ін'єкція
Injektionsnadel, die	Голка ін'єкційна
Injektionsstift, der	Ін'єкційна ручка
Inklusion, die -en	Інклюзія
Inklusions- und Exklusionstheorien, die	Теорії включення та виключення
inkompatibel	несумісний
Inkontinenz-Vorlagen, die	Прокладки від нетримання сечі
Inkontinenz, die -en	Нетримання сечі
Inkontinenzeinlage, die	Прокладка від нетримання сечі
Inkubationszeit, die	Інкубаційний період
Inkubator, der	Інкубатор

ISBN: 978-3-96213-490-7

inkurabel	невиліковний
Inlay, das	Вкладиш
Innenband, das	Внутрішня зв'язка
Innenohr, das	Внутрішнє вухо
Innenohrimplantat (Cochlea-Implantat), das	імплант внутрішнього вуха (кохлеарний імплант)
inner	внутрішній
Innere Blutungen	Внутрішня кровотеча
Innere Medizin, die	Внутрішня медицина
innere Organe, die	Внутрішні органи
Innere Station, die	Внутрішнє відділення
Innere Unruhen, die	Тривожність
inneren Organe, die	Внутрішні органи
innerste	найпотаємніший
innig	інтимний
Innovation, die -en	Інновація
Innovationsfonds, die	Інноваційний фонд
Innungskrankenkasse, die	Лікарняна каса спілки ремісників
Innungskrankenkassen, die	Лікарняні каси спілки ремісників
INR-Wert: Quick-Test, der, der	Значення МНВ: швидкий тест
ins Krankenhaus bringen	Госпіталізація
Insektengiftallergie, die	Алергія на отруту комах
Insektenmittel, das	Репелент від комах
Insolvenzkosten, die	Витрати у справах про неплатоспроможність
Inspektion, die -en	Перевірка
inspizieren	інспектувати
Instabilität, die -en	Нестабільність
Instinkt, der -e	Інстинкт

Institut des Bewertungsausschusses (InBA), das	Інститут оціночного комітету
Institut für das Entgeltsystem im Krankenhaus (InEK), das	Інститут системи оплати праці в лікарнях
Institut für Qualität und Wirtschaftlichkeit im Gesundheitswesen (IQWiG), das	Інститут якості та ефективності медичної допомоги
Institut für Qualität und Wirtschaftlichkeit, das	Інститут якості та ефективності
Institut für Qualitätssicherung und Transparenz im Gesundheitswesen (IQTiG), das	Інститут забезпечення якості та прозорості у сфері охорони здоров'я
Institut für Sozialforschung und Sozialwirtschaft	Інститут соціальних досліджень та соціальної економіки
Institut, das -e	Інститут
Institution, die -en	Установа
institutionell	інституційний
institutionelle Ressourcen, die	інституційні ресурси
Institutionelle und rechtliche Rahmenbedingungen beim altenpflegerischen Handeln	Організаційно-правові засади забезпечення сестринського догляду за людьми похилого віку
institutionenökonomische Perspektive, di -ne	інституційна економічна перспектива
Institutsambulanzen, die	Відомчі амбулаторії
Instrument, das	Інструмент
Instrumentenschrank, der	Приладова шафа
Insuffizienz, die	Недостатність
Insulin spritzen, das	Введення інсуліну
Insulin, das	Інсулін
Insulinpumpe, die	Інсулінова помпа
Insulinspritzen, das	Інсулінові шприци

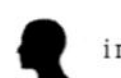

interkulturaverlag.de
Fachwörterbuch für Pflege- und Gesundheitsberufe Deutsch-Ukrainisch
ISBN: 978-3-96213-490-7

Integrierte Versorgung	Інтегрований догляд
Integrierte Versorgung (IV), die	Інтегрований догляд
Integriertes Wohnen	Інтегроване проживання
Intelligenz, die	Розум
Intensivpflege	Інтенсивний догляд
Intensivpflege- und Rehabilitationsstärkungsgesetz	Закон про посилення інтенсивного догляду та реабілітації
Intensivstation, die	Відділення інтенсивної терапії
intenstinal	кишковий
Intention, die	Намір
Interaktion, die -en	Взаємодія
Interaktionismus, der	Інтеракціонізм
interaktionistisch	інтерактивний
interaktionistisches Anforderungs-Ressourcen-Modell, das	Інтеракціоністська модель "попит-ресурси"
Interaktions- und Spieltheorie, die -n	Теорія взаємодії та теорія ігор
Interaktionsmodell nach King	Модель взаємодії за Кінгом
Interdentalbürste, die	Міжзубна щітка
interdisziplinär	міждисциплінарний
Interdisziplinäre Zusammenarbeit	Співпраця фахівців різних галузей науки
Interdisziplinarität, die	Міждисциплінарність
interessant adj.	цікавий
Interkurrente Erkrankung, die	Інтеркурентні захворювання
Intermediärstoffwechsel, der	Проміжний метаболізм
intermittierend	переміжний
Intermittierende Vakuumtherapie	Інтермітуюча вакуумна терапія
international	міжнародний

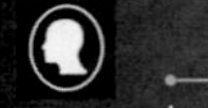

International Classification of Diseases (ICD)	Міжнародна класифікація хвороб
International Classification of Nursing Practice	Міжнародна класифікація сестринської практик
internationaler Vergleich, der	Міжнародне порівняння
Internationalisierung, die -en	інтернаціоналізація
interne Qualitätsentwicklung, die -en	Внутрішній розвиток якості
internes Rechnungswesen, das	Внутрішня система бухобліку
Internet-Apotheke, die	Інтернет-аптека
Internist (in), der/die	Терапевт
Internist, der	Терапевт
Internistische Krankheiten	Захворювання внутрішніх органів
Interpretation, die -en	Усний переклад
interpretativer Interaktionismus, der	Інтерпретативний інтеракціонізм
interprofessionelle Aufgaben, die	Міжпрофесійні завдання
Interruption, die	Переривання
Interventionelle Schmerztherapie, die	Інтервенційне лікування болю
Interventionen, die	Інтервенції
Interventionsansätze, die	Підходи до втручання
Interventionsarten, die	Типи втручань
Interventionsformen	Форми втручання
Interventionskonzepte, die	Підходи до втручання
Interventionsverfahren, das -	Методи втручання
Interventionszeitpunkt	Дата інтервенції
Interviews, die	Співбесіди
Intestinum, das	Кишечник
Intimsphäre, die	Сфера інтимних стосунків

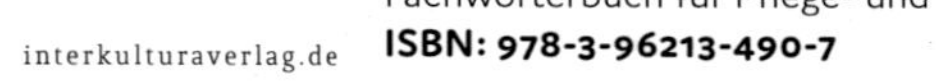
interkulturaverlag.de
Fachwörterbuch für Pflege- und Gesundheitsberufe Deutsch-Ukrainisch
ISBN: 978-3-96213-490-7

Intoleranz, die	Нетерпимість
Intoxikation, die	Інтоксикація
intramuskulär	внутрішньом'язовий
intravenös	внутрішньовенно
intrazelluläre Transportwege, die	Внутрішньоклітинні транспортні шляхи
introvertiert	інтровертивний
Intubation, die	Інтубація
Invagination beim Kleinkind, die	Кишкова непрохідність у немовлят
Invalidität, die	Інвалідність
Invaliditätsstaffel, die	Шкала інвалідності
invasiv	інвазивний
Inzidenz, die -en	Інцедентність
inzidieren	робити надріз
Inzision, die	Надріз
Ion, das	Іон
Ionenaufnahme, die -n	поглинання іонів
Ionenaustausch, der -e	Іонний обмін
Ionenkanäle, die	Іонні канали
Ionenströme, die	Іонні струми
ionisierende Strahlung, die -en	іонізуюче випромінювання
irgendwie behandeln, etwas	щось лікувати
Iris, die	Найдужна оболонка
irreversibel	необоротний
Irrigator	Клізма
Irrtumsproblematik, die -en	Проблема з помилками
Ischialgien, die	Ішіалгія
Ischias, die	Ішіас
Ischiasnervreizung, die	Подразнення сідничного нерва

Isokinetische Behandlung, die	Ізокінетичне лікування
isolieren	Ізолювати
Isolierung, die -en	Ізоляція
Isomerie, die	Ізомерія
Isopathie	Ізопатія
isotone Lösung, die	Ізотонічний розчин
ist fortgeschritten	просунутий
ist gestürzt	впала
ist umgegangen	обійшов
ist zugeheilt	зажило
Iv.-Pyelogramm, das	IV. пієлограма
lymphatische System, das	Лімфатична система
Jahr, das -e	Рік
jahrelang	протягом багатьох років
Jahresabschluss, der -(ü) e	Кінець року
Jahresarbeitsentgeltgrenze (JAEG), die	Річний ліміт заробітку
Jahresentgeltgrenze, die	Ліміт річної зарплати
Jahresmeldung, die	Річний звіт
Jahresschaden Rückversicherung, die	Перестрахування річних збитків
Jahresüberschuss, der	Річний профіцит
Jahreswechsel, der	Щорічна зміна
Jahreszeit, die -en	Пора року
Jahreszeit, die -en	Пора року
Jahrgang Zusatzversicherung, die	Рік додаткового страхування
jährlich	щорічно
Januar, der -e	Січень

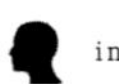
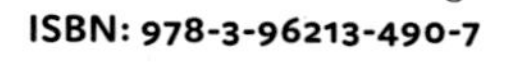

Fachwörterbuch für Pflege- und Gesundheitsberufe Deutsch-Ukrainisch
ISBN: 978-3-96213-490-7

Japanische Enzephalitis, die	Японський енцефаліт
Jeansstoff, der	Джинсова тканина
jeden Augenblick	кожну мить
jeden Tag, tagaus tagein, täglich	щодня
Jejunalsonde, die	Еюнальний зонд
Jejunum, das	Порожня кишка
jemandem eine Information geben	надавати комусь інформацію
jemandem eine Injektion geben	зробити комусь ін'єкцію
Jendrassik-Handgriff, der	Прийом Jendrassik
Jenseits, das	Потойбіччя
jetzig	теперішній
jetzt	зараз
Jochbein (Wangenbein, Backenknochen, der), das -e	Скула
Jod-Stärke-Test, der	Випробування на міцність йодом
Jodlösung, die	Розчин йоду
Jogginghose, die	Штани для бігу
Joule, das	Джоуль
jubeln	підбадьорювати
Jucken : Juckreiz, das	Свербіж
Jucken im Ohr, das	Свербіж у вусі
Juckende Augen, die	Свербіж в очах
Juckende Haut, die	Свербіж шкіри
Juckende Kopfhaut, die	Свербіж шкіри голови
Juckender Hautausschlag, der	Сверблячий шкірний висип
Juckreiz im Genitalbereich, der	Свербіж у ділянці статевих органів
Juckreiz, der	Свербіж
Jugend, die	Молодь

Jugendarbeitsschutz-Untersuchung, die	Скринінг здоров'я молоді
Jugendgesundheit, die	Здоров'я молоді
jugendlich	юнацький
Jugendliche, der -n	Підліток
Jugendliche, die -n	Юначка
Jugendlichkeit, die	Молодість
Juli, der -s	Липень
jung	молодий
jung adj.	молодий
junge Familie, die -n	Молода сім'я
junge Mann, der; -(ä) er	Молодий чоловік
Junge, der -n	Хлопчик
Junge, der -n	Хлопчик
Junggeselle, der -n	Холостяк
Jüngling, der -e	Юнак
Juni, der -s	Червень
juristische Methodenlehre, die -n	Правова методологія
juvenil	неповнолітній
Kachexie : Gewichtsabnahme, die	Кахексія: втрата ваги
Kahnbeinbruch, der	Перелом човноподібної кістки
Kaiserschnitt, die	Кесарів розтин
Kala-Azar, das	Кала-Азар
Kalender, der -	Календар
Kalibrierung, die -en	Калібрування
Kalkulation, die -en	Розрахунок
Kalorien, die	Калорії
kalt	холодний

ISBN: 978-3-96213-490-7

Kalt-Warm-Kompresse, die	Холодно-гарячий компрес
Kalte Extremitäten, die	Холодні кінцівки
Kalte Füße, die	Холодні ноги
Kalte Hände, die	Холодні руки
Kälteempfindlichkeit, die	Чутливість до холоду
Kälteintoleranz : Kälteempfindlichkeit, die	Непереносимість холоду: чутливість до холоду
Kameradschaft, die -en	Товариство
Kamm, der; -(ä) e	Гребінець
kämmen	розчесати
kämmen, sich	розчісувати волосся
Kammerflimmern, das	Миготіння шлуночків
Kammergesetz, das	Закон про камеру
Kammerwasser, das	Водяниста волога камер ока
Kammerwinkel, der	Кут передньої камери ока
Kampagne, die -n	Кампанія
Kampagnenplanung, die -en	Планування кампанії
Kandidatengen	Ген-кандидат
Kangalfische, die	Кефаль червона
Kanner-Syndrom, das	Синдром Каннера
Kantinenkost, die	Харчування в їдальні
Kantonale Spitalliste, die	Список лікарень кантону
Kanüle	Канюля
Kanüle, die	Канюля
kanzerogen	канцерогенний
Kapillare, die	Капіляр
Kaposi-Sarkom, das	Саркома Капоші
Kapsel, die	Капсула

Kapselendoskopie, die	Капсульна ендоскопія
Kapuzen Shirt, das	Сорочка з капюшоном
Kapuzenmuskel, der	Трапецієподібний м'яз
Karborundscheibe, die	Диск карборундовий
Karbunkel, der	Карбункул
Kardia, die	Кардія
kardial	кардіальний
Kardialgie, die	Кардіалгія
Kardiogramm, das	Кардіограма
Kardiologe, Kardiologin, der/die	Кардіолог
Kardiologie, die	Кардіологія
Kardiomyopathien, die	Кардіоміопатії
Kardioplegie, die	Кардіоплегія
Kardiotokografie, die	Кардіотокографія
kardiovaskulär	серцево-судинний
kardiovaskuläres/ kardiorespiratorisches System, das -e	серцево-судинна/кардіореспіраторна система
Karditis, die	Кардит
Karenz, die	Стриманість
Karenzfrist, die	Термін очікування
Karenztage, die	Дні очікування
Karenzzeit KTG, die	Період очікування КТГ
Karenzzeit, die	Період очікування
Karies, die	Карієс
kariöser Zahn, der	Каріозний зуб
Karotissinus-Massage: Karotis-Druckversuch, die, der	Масаж каротидного синуса
Karotisstenose, die	Стеноз сонної артерії

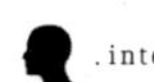

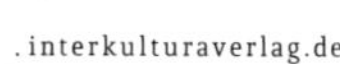

Fachwörterbuch für Pflege- und Gesundheitsberufe Deutsch-Ukrainisch
ISBN: 978-3-96213-490-7

Karpaltunnelsyndrom, das	Синдром зап'ястного каналу
Karposi-Syndrom, das	Синдром Карпозі
Kartellrecht, das	Антимонопольне законодавство
Karyotypanalyse, die	Аналіз каріотипу
karzinogen (Adj.)	канцерогенний
Karzinologie, die	Канцерологія
karzinologisch (Adj.)	канцерологічний
Karzinom, das -e	Карцинома
karzinomatös (Adj.)	раковий
Kaschmir, der	Кашемір
Kassen(zahn)arzt, der	Лікар лікарняної каси
Kassen(zahn)ärztliche Bundesvereinigung, die	Національна асоціація лікарів обов'язкового медичного страхування
Kassen(zahn)ärztliche Vereinigung, die	Національна асоціація лікарів обов'язкового медичного страхування
Kassenarten, die	Види лікувальних кас
Kassenärztin, die -nen	Лікарка лікарняної каси
Kassenärztliche Bundesvereinigung, die	Національна асоціація лікарів обов'язкового медичного страхування
Kassenärztliche Vereinigung, die	Асоціація лікарів лікарняних кас
Kassenärztliche Versorgung, die	Законодавчо встановлена медична допомога
Kassenarztrecht, das	Лікарсько-страхове право
Kassenbestand, der ...bestände	Касова готівка
Kassenbon, der -s	Чек
Kassenführer, der -	Казначей
Kassenpatientin, die -nen	Пацієнт лікарняної каси
Kassenwechsel, der	Зміна лікарняної каси

Kassenzahnärztliche Bundesvereinigung, die	Національна асоціація лікарів-стоматологів обов'язкового медичного страхування
Kastration, die	Кастрація
Kasuistik, die	Казуїстика
Katabolismus, der	Катаболізм
Katalyse, die -n	Каталіз
Kataplasma, die	Катаплазма
Kater haben, einen	мати похмілля
Kathete, die -n	Катет
Katheter, der	Катетер
Katheterablation, die	Катетерна абляція
Katheterismus	Катетеризація сечового міхура
Kathode, die -n	Катод
Kathodenstrahloszillograph, der -en	Катодний променевий осцилограф
Kation, das	Катіон
Katzenallergie, die	Алергія на котів
Katzenbisse, die	Укуси котів
Katzenkratzkrankheit, die	Хвороба від котячих подряпин
kauen	жувати
kausal	причинно-наслідковий
Kausale Theorien, die	Причинні теорії
Kausalität, die -en	Причинно-наслідковий зв'язок
Kavitätenbohrer , der	Свердло корончате
Kawasaki-Syndrom, das	Синдром Кавасакі
Kehldeckel, der	Надгортанник
Kehldeckelentzündung, die	Запалення надгортанного хряща
Kehle, die	Горло

ISBN: 978-3-96213-490-7

Kehlkopf, der; -(ö) e	Гортань
Kehlkopfentzündung, die	Запалення надгортанного хряща
Kehlkopfkrebs, der	Рак гортані
Kehlkopfspiegelung (Laryngoskopie), die	Ларингоскопія (ларингектомія)
Keilbein, das -e	Клиноподібна кістка
Keilbeinhöhle, die	Клиноподібна пазуха
Keim, der	Мікроорганізм
Keime im Wasser, die	Мікроби у воді
Keimen befreien, von	Видалення мікробів
Keimisolierung, die -en	Ізоляція мікробів
Keimzahlbestimmung, die -en	Підрахунок бактерій
Keimzellen, die	Статеві клітини
keine Metastasen bildend	не утворює метастазів
Kenngrößen, die	Параметри
Kennzahlen, die	Характеристики
Kernig-Zeichen, das	Симптом Керніга
Kernspintomografie (Magnetresonanztomografie), die	Магнітно-резонансна томографія (МРТ)
Kernspintomografie der Brust (Mamma-MRT), die	Магнітно-резонансна томографія молочної залози (МРТ молочної залози)
Kernspintomographie: Magnetresonanztomographie, die	Магнітно-резонансна томографія (МРТ)
Ketone, die	Кетони
Kette, die	Ланцюг
Keuchhusten ,der	Кашлюк
keusch	цнотливий
Keuschheit, die	Цнотливість
Kiefer, die -n	Щелепа

Kieferchirurgie, die -n	Хірургія щелепи
Kiefergelenk, das -e	Щелепний суглоб
Kieferhöhle, die -n	Гайморова порожнина
Kieferklemme, die	Тризм
Kieferknochen, der	Щелепна кістка
Kieferorthopädie, die -n	Ортодонтія
Kieferorthopädische Behandlung, die	Ортодонтичне лікування
kieferorthopädische Schiene, die	Ортодонтична шина
Kieferothopädie, die	Ортодонтія
Kieferschmerzen, die	Біль у щелепі
Kieferspalte, die	Розщеплення щелепи
Kieferzyste, die	Одонтогенна кіста
Kilogramm, das	Кілограм
Kilogramm, das - (kg)	Кілограм
Kilometer, der - (km)	Кілометр
Kinästhetik, die	Кінестетика
Kind, das -er	Дитина
Kind, Kinder, das/die	Дитина
Kinder- und Jugendpsychiatrie, die -n	Дитяча та юнацька психіатрія
Kinderarzt, Kinderärztin, der/die	Педіатр
Kinderautositz, der	Дитяче автокрісло
Kinderfreibetrag, der	Податкове відрахування на дітей
Kinderheilkunde, die	Педіатрія
Kinderhütedienst, der	Послуга по догляду за дітьми
Kinderkrankengeld, das	Допомога по тимчасовій непрацездатності дітей
Kinderkrankenpflege, die	Педіатрична сестринська справа

ISBN: 978-3-96213-490-7

Kinderlähmung, die	Дитячий параліч
Kindermädchen	Няня
Kindernachversicherung, die	Додаткове страхування дітей
Kinderpflege-Krankengeld, das	Допомога по тимчасовій непрацездатності по догляду за дитиною
Kinderpflege, die	Догляд за дітьми
Kinderrechtskonvention, die -en	Конвенція про права дитини
Kinderschutzbund, der	Союз захисту дітей
Kinderstation, die	Дитяче відділення
Kinderstuhl, der	Дитяче крісло
Kindertoilettensitz, der	Сидіння для дитячого унітазу
Kinderuntersuchungen, die	Обстеження дитини
Kindervorsorge, die	Забезпечення дітей
Kinderwagen, der	Дитячий візок
Kindesalter, das	Дитинство
Kindesmord, der -e	Дітовбивство
Kindeswohlgefährdung, die -en	Загроза життю дитини
Kindheit, die	Дитинство
kindisch	дитячий
kindlich	наївний
Kinesiologie, die	Кінезіологія
Kinetik, die	Кінетика
Kinetosen, die	Морська хвороба
Kinn, das -e	Підборіддя
Kinnbacke, die -n	Щелепа
Kinngrübchen (Grübchen), die	Підборідна ямка
Kinnlade, die -n	Щелепа
Kino-Reflex, der	Кінорефлекс

kippen	перекидати
Kittel, der	Халат
Kitzler, der	Клітор
klagen	скаржитися
Klangmassage, die	Звуковий масаж
klangvoll	дзвінкий
klärend	уточнюючий
Klärung, die	Роз'яснення
Klassenplenum, das -nen	Пленарне засідання групи
Klassifikation, die -en	Класифікація
Klaustrophobie, die	Клаустрофобія
Klavikulafraktur, die	Перелом ключиці
Klebeband, das	Липка стрічка
Kleiderläuse, die	Білизняні воші
Kleidung ablegen	роздягнутися
Kleidung, die	Одяг
Kleienpilzflechte, die	Різнокольоровий лишай
klein adj.	малий
kleine Finger, der -	Мізинець
kleiner Finger, der	Мізинець
kleiner Junge, der -n	Маленький хлопчик
kleiner Lappen	Маленька ганчірка
Kleinfingerballen, die	Піднесення малого пальця
Kleingruppen, die	Малі групи
Kleinhirn, das -e	Мозочок
Kleinhirnbrückenwinkeltumor, der	Пухлина мостового кута мозочка
Kleinkassen, die	Дрібні гроші
Kleinkind, das	Маленька дитина

Fachwörterbuch für Pflege- und Gesundheitsberufe Deutsch-Ukrainisch
ISBN: 978-3-96213-490-7

kleinlaut	знияковіло
kleinlich	прискіпливий
Kleinräumige Versorgungsanalyse, die	Аналіз дрібномасштабного постачання
Kleinzeh, der	Мізинець на нозі
Klemme, die	Скоба
Kleptomanie, die	Клептоманія
Klient, der	Клієнт
Klientel, das -en	Клієнтура
Klientenperspektive, die -n	Погляд з точки зору клієнта
Klientenzentrierte Gesprächsführung, die -en	Клієнтоорієнтована розмова
Klimakterium, das	Клімактерій
Klimatherapie, die	Клімактерична терапія
Klinefeltersyndrom, das	Синдром Клайнфельтера
Klingeln im Ohr, das	Дзвін у вусі
Klinik-Card, die	Картка клініки
Klinik, die	Клініка
Klinikcard, die	Картка клініки
Klinikum, das	Клініка
klinisch	клінічний
Klinisch-neurologische Untersuchung, die	Клінічне неврологічне обстеження
klinische Neurobiologie, die	Клінічна нейробіологія
Klinische Ökonomik	Клінічна економіка
klinische Studie, die	Клінічне дослідження
klinischer Handlungsalltag, der	Повсякденна клінічна практика
klinischer Tod, der	Клінічна смерть
Klitoris, die	Клітор

klopfen	стукати
Kloß im Hals (Globusgefühl)	Комок у горлі
klug	розумний
Klugheit, die	Розум
Klumpfuß, der	Клишоногість
KN-Maske	Маска KN
KN95-Maske	Маска KN95
Knabe, der -n	Хлопчик
Knacken der Gelenke, das	Хрускіт у суглобах
Knalltrauma, das	Тріщиноподібна травма
Knappheitsbegriff, der -e	Поняття дефіциту
Knappschaft, die	Товариство гірників
Kneifer, der -	Пенсне
Kneippen, die	Проходження курсу водолікування за методом доктора Кнейппа
Knick-Senkfuss, der	Плоско-вальгусна деформація стоп
Knie-Hacke-Versuch, der	Колінно-п'яткова проба
Knie, das -	Коліно
Kniebinnen-Trauma, das	Внутрішня травма колінного суглоба
Kniegelenk, das	Колінний суглоб
Kniegelenkarthrose, die	Артроз колінного суглоба
Kniegelenksverletzung, die	Травма колінного суглоба
Kniekehle (Kniebeuge), die -n	Коліно (колінний згин)
Kniekehle, die	Підколінна ямка
Kniekussphänomen, die	Феномен підколінної ямки
Kniescheibe, die -n	Надколінок
Kniescheibenband, das	Надколіночна зв'язка
Kniescheibenbruch, der	Перелом надколінка

Fachwörterbuch für Pflege- und Gesundheitsberufe Deutsch-Ukrainisch
ISBN: 978-3-96213-490-7

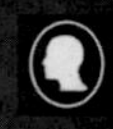

Kniescheibenverrenkung, die	Вивих надколінка
Knieschmerzen : Gelenkschmerzen, die	Біль у коліні: біль у суглобах
Kniesehnenstrang, der	Підколінне сухожилля
Knieverletzung, die	Травма коліна
Knöchel-Arm-Index: ABI-Messung, der die	Гомілково-плечовий індекс: вимірювання ABI
Knöchel, der -	Щиколотка
Knöchelbruch, der	Перелом щиколотки
Knochen-Szintigrafie, die	Сцинтиграфія кісток
Knochen, der -	Кістка
Knochenabbau, der	Втрата кісткової маси
Knochenarbeit, die -en	Важка фізична праця
Knochenbildung, die -en	Формування кісткової тканини
Knochenbruch, der ...brüche	Перелом кісток
Knochenbrüchigkeit, die	Крихкість кісток
Knochendichtemessung, die	Вимірювання щільності кісткової тканини
Knochenentzündung, die	Запалення кісток
Knochenerweichung, die -en	Розм'якшення кісток
Knochenfibrom, das	Фіброма кістки
Knochengerüst, das -e	Кістяк
Knochengewebe, das	Кісткова тканина
Knochenhaut, die ...häute	Окістя
Knochenhöhle, die -n	Кісткова порожнина
Knochenkern, der -e	Ядро окостеніння
Knochenkrankheit, die	Захворювання кісток
Knochenkrebs, der	Рак кісток
knochenlos (Adj.)	безкістковий

Knochenmark, das	Кістковий мозок
Knochenmarkbiopsie, die	Біопсія кісткового мозку
Knochenmarkentzündung, die	Запалення кісткового мозку
Knochenmarkpunktion, die	Пункція кісткового мозку
knochenmarkspenderin, die -nen	Донор кісткового мозку
Knochenmarktransplantation, die -en	Трансплантація кісткового мозку
Knochenmehl, das -e	Кісткове кормове борошно
Knochenmeißel, der	Кісткове долото
Knochenmetastasen, die	Метастази в кістках
Knochenschmerzen, die	Біль у кістках
Knochenschwund, der	Атрофія кісткової тканини
Knochenstoffwechsel, der	Обмін речовин у хрящовій і кістковій тканині
Knochenszintigraphie, die	Сцинтиграфія кісток
Knochentransplantation, die -en	Трансплантація кісток
Knochentuberkulose, die -n	Туберкульоз кісток
Knochentumor gutartig, der	Пухлина кістки доброякісна
Knochentumor, der	Пухлина кістки
Knochenwachstum, das	Ріст кісток
Knochenzyste, die -n	Кіста кістки
knöcherig (Adj.)	кістлявий
Knopfkanüle	Гудзикова канюля
Knorpel, der -	Хрящ
Knorpelabnutzung, die	Знос хрящів
Knorpelerkrankung der Kniescheibe, die	Захворювання хряща колінної чашечки
Knorpelverletzung am Kniegelenk, die	Ураження хряща колінного суглоба

ISBN: 978-3-96213-490-7

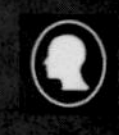

Knoten am Hals, der	Шишка на шиї
Knoten in der Brust, der	Ущільнення в грудях
Knoten unter der Achsel, der	Припухлість під пахвою
Knoten, der	Вузол
Koagulation, die	Коагуляція
Kodein, das	Кодеїн
kognitiv	когнітивний
kognitive Psychologie, die	Когнітивна психологія
Kognitive Verhaltenstherapie, die	Когнітивно-поведінкова терапія
kognitives Training, das -s	Когнітивний тренінг
Kohärenzsinn, der	Відчуття узгодженості
Kohlenhydrate, die	Вуглеводи
Kohortenstudie, die -n	Групове дослідження
Kolibakterien, die	Колібактерії
Kolik / Bauchkrämpfe, die/die	Кольки / спазми в животі
Kolik, die	Кольки
Kollaps, der	Колапс
Kollegin, die	Колега (жінка)
Kollektivrabatte, die	Колективна знижка
Kollektivvertrag, der	Колективний договір
Kollimatorblende	Roліматорна діафрагма
Kolorektales Karzinom, das	Колоректальна карцинома
Koloskopie (Darmspiegelung), die	Колоноскопія
Kolpitis, die	Кольпіт
Kolposkopie, die	Кольпоскопія
Koma, das	Кома
Kombi-Pflegelösung, die	Комбіноване рішення для догляду
Kombileistungen, die	Комбіновані послуги

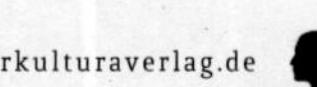

komisch fühlen, sich	відчувати себе смішним
Kommunen, die	Громади
Kommunikation als Prozess	Комунікація як процес
Kommunikation, die -en	Комунікація
Kommunikation, die -en	Комунікація
Kommunikationsbereich	Комунікаційна зона
Kommunikationshilfe	Засіб зв'язку
Kommunikationsmethoden, die	Методи комунікації
Kommunikationsmodelle, die	Комунікаційні моделі
Kommunikationspolitik, die	Комунікаційна політика
Kommunikationsstil, der -e	Стиль спілкування
Kommunikationsstörungen, die	Комунікативні розлади
Kommunikationsziel, das -e	Комунікаційна мета
kommunikativ	комунікабельний
Kompaktpuder, das/der	Компактний порошок
Kompartimente, die	Відсіки
Kompartmentsyndrom, das	Компартмент-синдром
kompatibel	сумісний
Kompensation, die -en (Pflege)	Компенсація (догляд)
kompensierend	компенсуючий
kompensierende Stützung, die	Компенсаційна підтримка
Kompetenzerwartung, die -en	Очікувані компетенції
komplementär	додатковий
Komplementärmedizin Schweiz, die	Швейцарська комплементарна медицина
Komplementsystem, das -e	Комплементарна система
Komplikationen in der Schwangerschaft, die	Ускладнення при вагітності

Fachwörterbuch für Pflege- und Gesundheitsberufe Deutsch-Ukrainisch
ISBN: 978-3-96213-490-7

Komponenten, die	Компоненти
Kompositversicherer, der	Додатковий страховик
Kompresse, die	Компрес
Kompressionsstrumpfe	Компресійні панчохи
Kompressionsstrümpfe, die	Компресійні панчохи
Kompressionsthese, die	Теза про компресію
Kondom, das/der	Презерватив
Kondomurinal	Уропрезерватив
Konduktometrie, die	Кондуктометрія
Kondylome, die	Кондилома
Konfession, die	Віросповідання
Konfidenzintervalle, die	Довірчі інтервали
Konfrontationstherapie, die	Конфронтаційна терапія
Koniotomie, die	Коніотомія
Konisation, die	Конізація
Konjunktivitis, die	Кон'юнктивіт
konkretisieren, sich	конкретизувати
Konsistenz, die	Консистенція
konstant bleibend	залишається незмінним
Konstriktion, die	Звуження
Konstrukt, das -e	Конструкція
Konsultation, die	Консультація
Konsum, der	Споживання
Konsumierung, die	Споживання
kontagiös	заразний
Kontaktallergie, die	Контактна алергія
Kontaktlinse, die	Контактна лінза
Kontaktlinsenbehälter, die	Футляр для контактних лінз

Kontamination, die	Забруднення
Kontinenz, die	Континенція
Kontinenzförderung und Hilfsmittelversorgung	Сприяння континенції та надання допоміжних засобів
Kontrahierungszwang, der	Примусове укладення контрактів
Kontraindikationen, die	Протипоказання
Kontraktion, die -en	Стиснення
Kontraktur	Контрактура
Kontrakturprophylax	Профілактика контрактур
Kontrastmittelbreischluck, der	Контрастна речовина для ковтання контрастної барієвої суспензії
Kontrastmitteluntersuchung der Netzhaut mittels Farbstoff: Fluoreszenzangiographie, die	Контрастне дослідження сітківки з використанням барвника: флюоресцеїнова ангіографія
Kontrazeption, die	Контрацепція
kontrazeptiv (Adj.)	контрацептивний
Kontrolle, die -n	Контроль
kontrollieren	контролювати
Konzentration, die	Концентрація
Konzentration, die	Концентрація
Konzentrationsstörungen, die	Порушення концентрації уваги
Konzentrationstrend, der -s	Динаміка концентрації
Konzept, das	Концепція
Konzeption, die -en	Концепція
Konzernrechnungslegung, die -en	Групповий облік
Kooperation, die -en	Співпраця
Kooperationsbereiche, die	Напрями співробітництва
Kooperationspartner, der -	Партнер по співпраці
Koordination, die -en	Координація

ISBN: 978-3-96213-490-7

Koordinationsstörungen, die	Порушення координації
Koordinationstraining, das -s	Координаційний тренінг
Kopf (Schnitt), der -(ö) e	Голова (різана рана)
Kopf verlieren, den	Втратити голову .
Kopf, der; -(ö) e	Голова
Kopfgneis, der	Скоринка на голові у немовлят
Kopfhaar (Haar), das -e	Волосся на голові
Kopfhaar, das -e	Волосся на голові
Kopfhaut, die	Шкіра голови
Kopfkissen, das	Подушка
Kopfläuse, die	Головні воші
Kopfpauschale, die	Гонорар, розрахований на одну людину
Kopfpilz, der	Грибок на голові
Kopfprämien-Modell, das	Модель страхового внеску на одного жителя
Kopfschmerzen, die	Головний біль
Kopfschutz, der	Захист голови
Kopfverletzung, die	Травма голови
Kopplung, die -en	Зчеплення
Kornealreflex, der	Рогівковий рефлекс
koronar	коронарний
Koronardurchblutung, die -en	Коронарний кровообіг
Koronare Herzkrankheit, die	Ішемічна хвороба серця
Koronargefäße, die	Коронарні судини
Körper, der -	Тіло
Körperbehinderte, die -n	Людина з фізичними вадами
Körperbeschaffenheit, die	Статура
Körperbewegung, die -en	Рух тіла

Körperbildung, die -en	Бодібілдинг
körpereigen (Adj.)	аутогенний
Körperersatzstück, das	Протез
Körperfaszie, die	Фасція тіла
Körperfettwaagen, die	Жирові відкладення
Körperflüssigkeit, die -en	Біологічна рідина
Körperflüssigkeiten, die	Біологічні рідини
Körperfunktionen, die	Функції організму
Körpergefühl	Тілесне відчуття
Körpergeruch, der	Неприємний запах тіла
Körpergewebe, das	Тканини тіла
Körpergewicht, das	Маса тіла
Körpergrösse, die -n	Розмір тіла
Körperhaltung, die -en	Положення тіла
Körperhöhle, die	Порожнина тіла
Körperhygiene, die	Гігієна тіла
Körperinneres, das	Всередині організму
Körperkraft, die	Фізична сила
Körperkreislauf, der ...läufe	Велике коло кровообігу
körperlich	фізичний
körperlich (Adv.)	фізичний
körperliche Betätigung	Фізична активність
Körperliche Symptome, die	Фізичні симптоми
Körperliche Untersuchung, die	Клінічне обстеження
körperliches Training, das	Фізична підготовка
Körperlichkeit, die	Речовинність
Körperlotion, die -s	Лосьйон для тіла
Körpermaß, das -e	Розміри тіла

interkulturaverlag.de
Fachwörterbuch für Pflege- und Gesundheitsberufe Deutsch-Ukrainisch
ISBN: 978-3-96213-490-7

Körpermasse, die	Розміри тіла
Körpermilch, die	Молочко для тіла
Körpernerven, die	Нерви тіла
Körperoberfläche, die	Поверхня тіла
Körperorgan, das -e	Орган тіла
Körperpflege, die	Особиста гігієна
Körperregion, die	Область тіла
Körperschaden, der ...schäden	Тілесні ушкодження
Körperschaft des öffentlichen Rechts, die	Публічно-правова компанія
Körperschaft, die -en	Корпорація
Körpersprache, die	Мова тіла
Körperstrukturen, die	Конструкції кузова
Körpersystem, das	Система організму
Körperteil, das	Частина тіла
Körperverletzungsdelikt, das -e	Нанесення тілесних ушкоджень
Körperzusammensetzung, die -en	Статура
Korrekturglas, das	Корекційне скло
Korrekturstift, der	Олівець-коректор
Korrelation, die -en	Кореляція
Korsakow-Syndrom, das	Синдром Корсакова
Korsett	Корсет
Kortex, der -e/-izes	Кора головного мозку
Kortisol-Überschuss, der	Надлишок кортизолу
Kosename, der -n	Пестливе ім'я
Kosmetikerin, die	Косметолог
Kost, die	Їжа
Kosten-Effektivitätsanalyse, die -n	Аналіз економічної ефективності

Kosten-Minimierungsanalysen, die	**Аналіз мінімізації витрат**
Kosten-Nutzen-Analyse, die -n	Аналіз витрат і вигод
Kosten-Nutzen-Bewertung, die	**Оцінка витрат і вигод**
Kosten, die	Витрати
Kostenartenrechnung, die -en	**Облік за видами витрат**
Kostenbefreiung, die	Звільнення від сплати витрат
Kostenbelege, die	**Підтвердження витрат**
Kostenbeteiligung bei Spital-Zusatzversicherungen, die	Розподіл витрат на додаткове медичне страхування
Kostenbeteiligung in der Grundversicherung, die	**Розподіл витрат у базовому страхуванні**
Kostenbeteiligung, die	Розподіл витрат
Kostendämpfung, die	**Стримування зростання витрат**
Kostenerstattung, die	Відшкодування витрат
Kostenerstattungsprinzip, das	**Принцип відшкодування витрат**
Kostenfaktor, der -en	Фактор витрат
Kostenmanagement, das	**Управління витратами**
Kostenrechnung, die -en	Облік витрат
Kostenstellenrechnung, die -en	**Облік центрів витрат**
Kostenträgerstückrechnung, die -en	Облік одиниць витрат
Kostenträgerzeitrechnung, die -en	**Облік часу по об'єктах витрат**
Kostenübernahmeerklärung, die	Заява про прийняття на себе витрат
Kot, der	**Випорожнення**
krabbeln	повзати
Kraft, die; -(ä) e	**Сила**
Kräfte, die	Сили
kräftig adj.	**сильний**
kräftig, stark	енергійний

ISBN: 978-3-96213-490-7

Kraftlosigkeit : Muskelschwäche, die	Нестача сил: м'язова слабкість
Krafttestung, die -en	Випробування на міцність
Krafttraining, das -s	Силове тренування
Krähenfüße, die	Гусячі лапки (зморшки біля очей)
Krallenzehe, die	Палець на нозі з кігтями
Krampf, der	Судома
Krampfaderbruch im Hoden, der	Варикозне розширення вен яєчок
Krampfadern, die	Варикозне розширення вен
Krampfanfall, der	Судомний напад
Krampfanfälle, die	Судомні напади
krampfartiger Schmerz, der	Переймоподібний біль
Krämpfe, die	Судоми
Krampfleiden, das	Переймоподібний біль
Kraniosakrale Therapie, die	Краніосакральна терапія
krank	хворий
krank fühlen, sich	погано себе почувати
krank sein	хворіти
krank werden	захворіти
Kranken- und Gesundheitsversorgung, die	Медичне обслуговування та охорона здоров'я
Kranken-, Kinder- kranken- und Altenpflege, die	Догляд за хворими, догляд за дітьми, догляд за людьми похилого віку
Krankenakte, die	Амбулаторна карта
Krankenbahre, die	Санітарні ноші
Krankenbeförderung, die	Транспортування хворих
Krankenbehandlung im Ausland, die	Лікування хвороб за кордоном
Krankenbehandlung, die	Лікування хворих

Krankenbeobachtung, die	Спостереження за пацієнтом
Krankenbesuch, der	**Відвідування хворих**
Krankenfahrstuhl (Kraftfahrzeug)	Крісло-візок (механічний транспортний засіб)
Krankenfahrstuhl, der	**Крісло-візок**
Krankengeld bei Erkrankung des Kindes, das	Допомога по тимчасовій непрацездатності в разі хвороби дитини
Krankengeld der Krankenkassen, das	**Допомога по тимчасовій непрацездатності за рахунок коштів медичного страхування**
Krankengeld, das	Допомога під час хвороби або непрацездатності
Krankengeschichte, die	**Історія хвороби**
Krankengymnasten, die	Фахівці із лікувальної фізкультури
Krankengymnastik, die	**Лікувальна фізкультура**
Krankenhaus, das -(ä) er	Лікарня
Krankenhausambulanz, die	**Лікарняна амбулаторія**
Krankenhausapotheke, die	Лікарняна аптека
Krankenhausaufenthalt, der	**Госпіталізація**
Krankenhausbehandlung, die	Стаціонарне лікування
Krankenhausbett, das	**Лікарняне ліжко**
Krankenhausbudget, das	Бюджет лікарні
Krankenhausdecke	**Вовняна ковдра**
Krankenhäusern in der Nähe, die	Лікарні поблизу
Krankenhausfinanzierung, die	**Фінансування лікарень**
Krankenhaushygieneverordnung der Länder	Постанова про гігієну лікарень у землях
Krankenhausmanagement, das	**Управління лікарнею**
Krankenhausmarkt, der -(ä) e	Ринок лікарняних послуг
Krankenhauspflegesätze, die	**Тарифи на стаціонарне лікування**
Krankenhausplanung, die	Планування лікарні

Fachwörterbuch für Pflege- und Gesundheitsberufe Deutsch-Ukrainisch
ISBN: 978-3-96213-490-7

Krankenhaustagegeld (KHT), das	Добові на стаціонарне лікування
Krankenhaustagegeld als Zusatzversicherung, das	Щоденні лікарняні як додаткове страхування
	Страхування добових у лікарні
Krankenhausvergütung, die	Оплата праці в лікарні
Krankenhausverwaltung, die	Адміністрація лікарні
Krankenhauswahl, die	Вибір лікарні
Krankenkasse kündigen, vergleichen und wechseln, die	Розривати угоду, порівнювати та змінювати касу медичного страхування
Krankenkasse, die	Каса медичного страхування
Krankenkassenwahl, die	Вибір каси медичного страхування
Krankenkassenwahlrecht, das	Право на вибір каси медичного страхування
Krankenkontrollen, die	Перевірка стану здоров'я пацієнта
Krankenpflege-Leistungsverordnung (KLV), die	Постанова про надання послуг з догляду за хворими
Krankenpflege, die	Догляд за хворими
Krankenpflegeausbildung, die -en	Навчання у сфері догляду за хворими
Krankenpfleger	Догляд за хворими
Krankenpflegeschule	Школа медсестер
Krankenschein, der	Листок непрацездатності
Krankenschwester, die	Медсестра
Krankenstand, der	Лікарняний
Krankentagegeld (KTG), das	Щоденна допомога по тимчасовій непрацездатності
Krankentrage, die	Санітарні ноші
Krankentransport, der	Транспортування пацієнтів
Krankentransportkosten, die	Витрати на транспортування пацієнта
Krankentransportwagen, der	Автомобіль для перевезення пацієнтів
Krankenunterlagen, die	Медична документація

Krankenversicherer, der	Застрахована людина на випадок хвороби
Krankenversicherung der Rentner (KVdR), die (die)	Медичне страхування для пенсіонерів
Krankenversicherung nach Art der Lebensversicherung, die	Медичне страхування за видами страхування життя
Krankenversicherung, die -en	Медичне страхування
Krankenversicherung, gesetzliche, die	Медичне страхування, обов'язкове
Krankenversicherungs-Agentur, die	Агентство медичного страхування
Krankenversicherungsgesetz (KVG), das	Закон про медичне страхування
Krankenversicherungskarte, die	Картка медичного страхування
Krankenversicherungsnummer, die	Номер медичного страхування
Krankenversicherungspflicht, die	Обов'язкове медичне страхування
Krankenversicherungsverordnung (KVV), die	Постанова про медичне страхування
Krankenversicherungsverträge, die	Договори медичного страхування
Krankenversorgung, die -en	Медична допомога
Krankenwagen, der	Швидка
Krankenzimmer, das	Лікарняна палата
Krankepflege, die	Догляд за хворими
Krankhafte Atemgeräusche, die	Патологічні дихальні шуми
Krankheit, die -en	Хвороба
Krankheitsbild	Клінічний симптом
Krankheitsbilder, die	Картина захворювання
Krankheitserreger, die	Патоген
Krankheitsfall, der -(ä) e	Випадок хвороби
Krankheitsgruppe, die	Група захворювань
Krankheitshäufigkeit, die -en	Частота захворювань

Fachwörterbuch für Pflege- und Gesundheitsberufe Deutsch-Ukrainisch
ISBN: 978-3-96213-490-7

Krankheitskosten, die	Витрати у зв'язку із захворюваннями
Krankheitskostenvollversicherung, die	Повне страхування медичних витрат
Krankheitslehre, die	Патологія
Krankheitsprävention, die -en	Профілактика захворювань
Krankheitsrückfall, der	Рецидив захворювання
Krankheitsspektrum, das -tren	Спектр захворювань
krankheitsspezifische Rollen, die	Специфічні для захворювання ролі
Krankheitssymptome, die	Симптоми захворювання
Krankheitsursachen, die	Причини захворювання
Krankheitsverhütung und Vorbeugung (z. B. Impfungen), die	Профілактика захворювань та запобіжні заходи (наприклад, вакцинація)
kränklich	хворобливий
Krankschreibung, die	Видача лікарняного листка
Kranksein, das	Хвороба
Kränkung, die	Образа
Kranz, der; -(ä) e	Вінок
Krätze, die	Короста
Kratzen im Hals, das	Дряпання в горлі
kraus	кучерявий
Kräuterheilkunde, die	Фітотерапія
Kreatinin-Clearance, die	Кліренс креатиніну
Krebs-Früherkennungsuntersuchung, die	Скринінг на рак
Krebs, der	Онкозахворювання
Krebsabstrich: PAP-Abstrich, die	Мазок на онкоцитологію
Krebsarten, die	Види онкологічних захворювань
Krebsbehandlung, die	Лікування онкологічних захворювань

Krebsbehandlungsmittel, das	Засіб для лікування онкологічних захворювань
Krebsepidemiologie, die -n	Епідеміологія онкологічних захворювань
Krebserkrankung, die	Онкозахворювання
Krebserkrankungen, die	Онкозахворювання
Krebsfrüherkennung, die	Рання діагностика раку
Krebsgeschwulst, die ...geschwülste	Ракова пухлина
Krebsgewebe, das	Ракова тканина
Krebshäufigkeit, die	Рівень захворюваності на рак
Krebsklinik, die -en	Онкологічний диспансер
Krebsknoten, der -	Ракова пухлина
krebskrank (Adj.)	онкохворий
Krebskranke, die -n	Хворий на рак
Krebslokalisation, die	Локалізація раку
Krebspatient, der -en	Онкохворий
Krebsplan, Nationaler, der	Національний план боротьби з раком
Krebsregister, das	Онкологічний реєстр
Krebsrisiko steigt mit zunehmendem Alter an, das	Ризик онкологічного захворювання зростає з віком
Krebssterblichkeit, die	Смертність від раку
Krebstherapie, die -n	Терапія раку
Krebsvorsorge, die	Онкоскринінг
krebsvorsorgeuntersuchung, die -en	Онкоскринінг
Krebswahrscheinlichkeit, die	Імовірність раку
Krebszelle, die -n	Ракова клітина
Kreislauf- und Nervensystem, das -e	Кровоносна і нервова система
Kreislauf, der	Кровообіг

Fachwörterbuch für Pflege- und Gesundheitsberufe Deutsch-Ukrainisch
ISBN: 978-3-96213-490-7

Kreislaufbelastungstest: Schellong Test, der	Стрес-тест кровообігу: проба Шеллонга
Kreislaufkollaps : Ohnmacht, der	Судинний колапс: непритомність
Kreislaufkontrolle: Blutdruckmessung, die	Контроль кровообігу: вимірювання артеріального тиску
Kreislauforgane, die	Органи кровообігу
Kreislaufprobleme, die	Проблеми з кровообігом
Kreislaufschock, der	Циркуляторний шок
Kreislaufsystem, das -e	Кровоносна система
Kreisrunder Haarausfall, der	Кругове випадіння волосся
Kremasterreflex, der	Кремастерний рефлекс
Kreuz-Darmbein-Gelenk, das	Крижово-клубовий суглоб
Kreuz, das	Хрест
Kreuzallergie, die	Перехресна алергія
Kreuzband, das	Хрестоподібна зв'язка
Kreuzbandriss hinten, der	Розрив хрестоподібних зв'язок спини
Kreuzbandriss vorne, der	Розрив передньої хрестоподібної зв'язки
Kreuzbandriss, der	Розрив хрестоподібної зв'язки
Kreuzbein, der	Крижова кістка
Kreuzprobe, die	Перехресна проба
Kreuzschmerzen, die	Біль у попереку
Kreuzwirbel, der	Крижовий хребець
Kribbeln in den Händen, das	Поколювання в руках
Kribbeln, das	Поколювання
Krise, die	Криза
Krisensituationen	Кризові ситуації
Kristalltherapie, die	Кристалотерапія
Kriterien in der Pflegewissenschaft	Критерії в медсестринській науці

Kriterien, die	Критерії
Kritikgespräch, das -e	Критична розмова
kritisch	критичний
kritische Diskursanalyse, die -n	Критичний дискурс-аналіз
Krone, die	Корона
Kropf, der	Зоб
Krücke, die	Милиця
Krug, der; -(ü) e	Глечик
Krummdarm, der	Клубова кишка
Krümmung der Brustwirbelsäule, die	Викривлення грудного відділу хребта
Krümmung der Halswirbelsäule, die	Викривлення шийного відділу хребта
Krupp falscher, der	Круп несправжній
Kryotherapie, die	Кріотерапія
Kubikmeter, der - (cbm)	Кубічний метр
Kuchenessen, das	Поїдання тортів
Kugelhaltepinzette	Пінцет для утримання кульки
kühl	прохолодний
Kühlbekleidung	Одяг з охолоджувальним ефектом
kühlen Kopf bewahren, einen	зберігати спокій
Kuhmilchallergie, die	Алергія до коров'ячого молока
Kulissen, die	Куліси
Kulissenphänomen, die	Феномен куліси
kulturabhängiges Verständnis, das -se	Культурне взаєморозуміння
kulturell	культурний
Kulturelle Angebot	Культурна пропозиція
Kulturentwicklung, die -en	Культурний розвиток

Fachwörterbuch für Pflege- und Gesundheitsberufe Deutsch-Ukrainisch
ISBN: 978-3-96213-490-7

Kulturtherapie	Культурна терапія
Kummerkasten	Скринька для скарг
kumulative Inzidenz, die	Накопичена інцидентність
Kunde, der -n	Клієнт
Kundenbeziehungsmanagement, das -s	Кправління взаємовідносинами з клієнтами
Kundenorientierung, die -en	Клієнтоорієнтованість
Kundenzufriedenheit, die	Задоволеність клієнтів
Kündigung der gesetzlichen Krankenversicherung, die	Скасування обов'язкового медичного страхування
Kündigung der Kassenmitgliedschaft, die	Відмова від обов'язкового медичного страхування
Kündigung des Versicherungsnehmers, die	Припинення діяльності страхувальника
Kündigung durch den Versicherer, die	Розірвання договору за ініціативою страховика
Kündigung Versicherungsschutz, die	Припинення страхового захисту
Kündigung Versicherungsverhältnis, die	Припинення страхових відносин
Kündigung, die	Скасування (договору)
Kündigungsfristen von Private Krankenversicherung, die	Термін для розірвання угоди про приватне медичне страхування
Kündigungsfristen, die	Термін для розірвання угоди
Kündigungsrücknahme, die	Скасування розірвання договору
künftig	майбутній
Kunstfehler, der	Медична помилка
Kunstherz, das	Штучне серце
Künstler und Publizisten, der, die	Митці та публіцисти
Künstlersozialversicherung, die	Соціальне страхування творчих працівників

Künstliche Befruchtung, die	Штучне запліднення
Künstliche Ernährung, die	Штучне вигодовування
Künstliche Krone, die	Штучна коронка
Künstliche Netzhaut, die	Штучна сітківка ока
Künstlicher Darmausgang, der	Штучний задній прохід
künstlicher Ersatz, der	Штучна заміна
Künstliches Koma, das	Штучна кома
Kunststofffüllungen, die	Пластикові пломби
Kunststoffgläser, die	Органічне скло
Kupferrose, die	Розацеа
Kur zur Rehabilitation, Genesung und Vorbeugung, die	Ліки для реабілітації, відновлення та профілактики
Kur- und Sanatoriumsbehandlung, de	Лікування та санаторно-курортне лікування
Kur, die	Лікування
Kürass-Ventilation	Двофазна кірасова вентиляція
Kuration, die -en	Курація
kurativ	лікувальний
Kuren GKV, die	Курс лікування згідно обов'язкового медичного страхування
Kuren, Gesetzliche Krankenversicherung, die	Лікування, державне медичне страхування
Kürettage (Gebärmutterausschabung, Abrasio uteri), die	Вишкрібання (вишкрібання матки)
Kurortklausel, die	Застереження про вилікування
Kurverwaltungen, die	Санаторно-курортні адміністрації
kurz darauf	незабаром після цього
Kurzatmigkeit : Atemnot, die	Задишка
Kurzfristige Beschäftigung, die	Короткострокова зайнятість

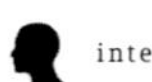
interkulturaverlag.de
Fachwörterbuch für Pflege- und Gesundheitsberufe Deutsch-Ukrainisch
ISBN: 978-3-96213-490-7

Kurznarkose, die	Короткий наркоз
kurzsichtig	короткозорий
Kurzsichtigkeit, die	Короткозорість
kurzweilig	цікавий
Kurzwellentherapie, die	Короткохвильова терапія
Kurzzeitpflege (Ersatzpflege), die, die	Короткостроковий догляд (замісний догляд)
Kurzzeitpflege, die	Короткостроковий догляд
Kurzzugbinde	Бинт еластичний короткий
Küschall	Кюшаль
küssen	цілувати
Kutane Candidiasis	Шкірний кандидоз
Kutane Leishmaniose, die	Шкірний лейшманіоз
Kyphoplastie, die	Кіфопластика
Labello, das	Лабелло
labialis	лабіаліс
Labil	Лабіальний
Labium, das	Статева губа
Labor, das -s/-e	Лабораторія
Labordiagnostik, die	Лабораторна діагностика
Laborgemeinschaft, die	Лабораторна спільнота
Laborgeräte, die	Лабораторне обладнання
Laborkontrollen, die	Лабораторні дослідження
Laborleistungen, die	Лабораторні послуги
Labormethoden, die	Лабораторні методи
Labortechniker, der	Лаборант
Laborwert, der	Лабораторне значення
Laborwerte, die	Лабораторні показники

Labview, die	Лабораторний огляд
Labyrinth, das -e	Лабіринт
lächeln	посміхатися
Lächeln, das	посмішка
Lachen, das	Сміх
Lachmann-Test, der	Тест Лахмана
Lachyoga, das	Сміхова йога
Lactoseintoleranz, die	Непереносимість лактози
Laevulose, die	Лаевулоза
Lage, die	Ситуація
Lagebericht, der -e	Звіт про стан справ
Lagerung (Pflege)	Зберігання (догляд)
Lagerung von Arzneimitteln	Зберігання лікарських засобів
Lagerung, die -en	Зберігання
Lagerungsschwindel, der	Позиційне запаморочення
lahm	кульгавий
Lähmung des Gesichtsnervs, die	Параліч лицьового нерва
Lähmung, die	Параліч
Lähmungserscheinungen : Lähmungen, die	Параліч
Laktation, die	Лактація
Laktose, die	Лактоза
Laktoseintoleranz, die	Непереносимість лактози
Laktosetoleranztest, der	Тест на толерантність до лактози
Lambert-Eaton-Syndrom, das	Синдром Ламберта-Ітона
Länder, die	Країни
Landesärztekammer, die	Державна медична палата
Landesausschuss, der	Державний комітет

Fachwörterbuch für Pflege- und Gesundheitsberufe Deutsch-Ukrainisch
ISBN: 978-3-96213-490-7

Landesbasisfallwert, der	Земельна базова ставка вартості окремого випадку лікування
Landesheimgesetz (Baden-Württemberg)	Закон про житло (земля Баден-Вюртемберг)
Landeskrankenhausgesellschaft, die	Асоціація державних лікарень
Landeskrankenhilfe, die	Національна допомога в галузі охорони здоров'я
Landespflegeausschuss, der	Державний комітет з питань опіки та піклування
Landespolitik, die	Регіональна політика
Landesschiedsamt, das	Державний арбітражний комітет
Landessozialgericht, das	Земельний соціальний суд
Landesverbände, die	Федерація землі
Landesversicherungsanstalten, die	Інститути земельного страхування
Landwirte, die	Фермери
Landwirtschaftliche Krankenkassen, die	Лікарняні каси в сільському господарстві
Länge, die -n	Довжина
Längenmaß, das -e	Міра довжини
Langerhans-Inseln, die	Острівці Лангерганса
Langhaarschneider, der	Машинка для стрижки довгого волосся
Langsamer Puls, der	Уповільнений пульс
Langweile, die	Нудьга
Langzeit-EKG, das	Довготривала ЕКГ
Langzeit-pH-Metrie, die	Довготривала pH-метрія
Langzeitpatienten, die	Довготривалі пацієнти
Langzeitpflege	Довготривалий догляд
Lanz-Punkt, der	Точка Ланца
Lanzette	Ланцет

Laparoskopie, die	Лапароскопія
Lärm, der	Шум
Lärmschutz, der	Захист від шуму
Lärmschwerhörigkeit, die	Втрата слуху, спричинена шумом
Larva migrans cutanea, die	Личинка мігрантів кутанеа
Laryngektomie, die	Ларингектомія
Laryngitis, die	Ларингіт
Laryngoskop, das	Ларингоскоп
Laryngoskopie (Kehlkopfspiegelung), die	Ларингоскопія
Laryngoskopie, die	Ларингоскопія
Larynx, der	Гортань
Larynxkarzinom, das	Карцинома гортані
Larynxtubus	Ларингеальна трубка
Lasègue-Zeichen, das	Симптом Ласега
Laserbehandlung (Lasertherapie), die	Лазерне лікування (лазеротерапія)
Laserkoagulation, die	Лазерна коагуляція
LASIK, die	ЛАСИК
Läsion, die	Пошкодження
Lassa-Fieber, das	Лихоманка Ласса
Laster, das -	Вантажівка
Laster, der/das	Вантажівка
lasterhaft	порочний
lästig	обтяжливий
latent	латентний
Latent, das	Латентний
Latenzzeit, die	Латентний період

Fachwörterbuch für Pflege- und Gesundheitsberufe Deutsch-Ukrainisch
ISBN: 978-3-96213-490-7

lateral	латеральний
Lateral, der	Боковий
Latexallergie, die	Алергія на латекс
Latexhandschuh, der	Рукавичка латексна
Lätzchen, das	Слинявчик
Latzhose, die	Комбінезон
Lauer-Taxe, die	Довідник Lauer-Taxe
laufen	бігати
Laufende Durchschnittsverzinsung, die	Середній поточний відсоток
Laufende Nase	Нежить
Laune, die -n	Настрій
Läuse bei Baby & Kind, die	Воші у немовлят та дітей
Läuse, die	Воші
laut	гучний
lauwarm	теплий
Lavage, die	Промивання
Laxantien, die	Проносні засоби
Lead, das	Свинець
Lean Management, das -s	Ощадливе виробництво
Learning, das	Навчання
leben	жити
Leben, das -	Життя
lebend	живий
lebendig	живий
Lebens- und Arbeitsbedingungen, die	Умови життя та праці
Lebens- und Eintrittsalter, das	Вік та вік на початок дії страхування

Lebensalter, das	Вік
Lebensaltertarif, der	Коефіцієнт дожиття до певного віку
Lebensbedingungen, die	Умови проживання
lebensbedrohend	небезпечні для життя
Lebensbereiche, die	Сфера життя
Lebensende, das	Кінець життя
Lebensentwürfe, die	Плани на життя
Lebensereignis, das -se	Життєва подія
Lebensereignisse, die	Події з життя
Lebenserfahrung	Життєвий досвід
Lebenserhaltende Hilfsmittel, das	Життєзабезпечення
Lebenserwartung, die	Очікувана тривалість життя
Lebensführung, die -en	Спосіб життя
Lebensfunktionen wahrnehmen	сприймати життєво важливі функції
lebensgeschichtlich	життєвий
Lebensgestaltung, die -en	Спосіб життя
Lebenskrisen, die	Життєві кризи
Lebenslage, die -n	Життєва ситуація
Lebenslauf oder Lebensgeschichte	Резюме або історія життя
Lebenslauf, der; -(ä) e	Резюме
Lebensmittel, das -	Продукти харчування
Lebensmittelallergie, die	Харчова алергія
Lebensmittelaußenhandel, der	Зовнішня торгівля продуктами харчування
Lebensmittelchemie, die	Харчова хімія
Lebensmittelfermentation, die -en	Харчова ферментація
Lebensmittelhygiene, die	Гігієна харчових продуктів
Lebensmittelhygieneverordnung (LMHV)	Постанова про гігієну харчових продуктів

Fachwörterbuch für Pflege- und Gesundheitsberufe Deutsch-Ukrainisch
ISBN: 978-3-96213-490-7

Lebensmittelindustrie, die	Харчова промисловість
Lebensmittelinhaltsstoffe, die	Харчові інгредієнти
Lebensmittelkunde, die	Харчова наука
Lebensmittelmarketing, das	Маркетинг продуктів харчування
Lebensmittelmikrobiologie, die	Харчова мікробіологія
Lebensmittelproduktion, die -en	Виробництво харчових продуктів
Lebensmittelrecht, das	Закон про харчові продукти
Lebensmittelrohstoffe, die	Харчова сировина
Lebensmitteltechnologie, die -n	Харчові технології
Lebensmittelüberwachung, die	Моніторинг харчових продуктів
Lebensmittelunverträglichkeit, die	Харчова непереносимість
Lebensmittelvergiftung, die	Харчове отруєння
Lebensmittelwertschöpfung, die -en	Додана вартість харчових продуктів
Lebensmittelwissenschaft, die -en	Харчова наука
Lebensmittelzusatzstoffe, die	Харчові добавки
Lebensperspektiven	Життєві перспективи
Lebensphase, die -n	Стадія життя
Lebensqualität, die -en	Якість життя
Lebensqualitätsmodelle, die	Моделі якості життя
Lebenssituation, die -en	Життєва ситуація
Lebensstil, der -e	Спосіб життя
Lebensumfeld, das -er	Середовище проживання
Lebensumwelten, die	Житлове середовище
Lebensweise, die -n	Спосіб життя
Lebensweise, die -n	Спосіб життя
Lebenswelten und soziale Netzwerke	Життєві світи та соціальні мережі

Lebenswelten und soziale Netzwerke alter Menschen beim altenpflegerischen	Життєві світи та соціальні мережі людей похилого віку у сфері догляду за літніми людьми
Lebenswelten, die	Житлове середовище
Leber, die -n	Печінка
Leber, die -n	Печінка
Leberbiopsie, die	Біопсія печінки
Leberentzündung, die	Запалення печінки
Leberfleck, der	Печінкова пляма
Leberkrebs, der	Рак печінки
Lebermetastasen, die	Метастази в печінці
Leberpunktion, die	Пункція печінки
Leberschrumpfung, die	Зменшення печінки
Lebertransplantation, die	Трансплантація печінки
Lebertumor, der	Пухлина печінки
Leberversagen, das	Печінкова недостатність
Leberzirrhose, die	Цироз печінки
lebhaft	жвавий
lecker	смачний
Lederhaut, die	Дерма
Leerdarm, der	Тонка кишка
leeren	спорожняти
Legasthenie, die	Легастенія
legen, sich	лягати
Leggings, die	Легінси
Legionärskrankheit, die	Легіонельоз
legte ab	покладено
Lehr- und Forschungsambulanz, die -en	Навчально-наукова поліклініка

Fachwörterbuch für Pflege- und Gesundheitsberufe Deutsch-Ukrainisch
ISBN: 978-3-96213-490-7

Lehrer, der	Викладач
Lehrfilme, die	Навчальні фільми
Lehrter Modell	Лертерська модель
Leib, der -er	Тіло
Leiche, die -n	Труп
Leichenschau, die	Огляд трупа
Leichentuch, das; -(ü) er	Нагробне покривало
Leichenwagen, der -	катафалк
Leichnam, der -e	Труп
leichte Demenz, die	Легка деменція
leichter, kurzer Schlaf, der	Легкий, нетривалий сон
Leichtsinn, der	нерозсудливість
Leid, das -en	Страждання
leiden	страждати
leiden an	страждати від
leidend	страждання
Leidenschaft, die -en	Пристрасть
leidtun	викликати жаль
Leihoma und Leihopa, die, der	Бабуся і дідусь "напрокат"
Leinen, das	Льон
Leishmaniose, die	Лейшманіоз
Leiste, die	Пах
Leistenbeuge (Leiste), die	Пах
Leistenbruch, der	Пахова грижа
Leistenschmerzen, die	Біль у паху
Leistung, die -en	Послуга
Leistungen / Auszahlung, die/die	Переваги/оплата

Fachwörterbuch für Pflege- und Gesundheitsberufe
Deutsch-Ukrainisch: **ISBN: 978-3-96213-490-7**

Leistungen der gesetzlichen Krankenkassen, die	Послуги, що надаються в рамках обов'язкового медичного страхування
Leistungen der gesetzlichen Krankenversicherung im Ausland, die	Переваги обов'язкового медичного страхування за кордоном
Leistungen der gesetzlichen Pflegeversicherung, die	Послуги обов'язкового страхування на випадок потреби у догляді
Leistungen des Logopäden, die	Послуги логопеда
Leistungen in der PPV bei Beihilfeanspruch, die	Послуги у сфері обов'язкового страхування на випадок потреби в сторонньому догляді у разі виникнення права на пільги
Leistungen zur Teilhabe, die	Переваги для участі
Leistungen, die	Послуги
Leistungs- und Preisvergleichsliste (Pflege), die	Перелік послуг та порівняльна таблиця цін (догляд)
Leistungs- und Trainingssteuerung, die -en	Управління ефективністю та навчанням
Leistungsangebot, der	Спектр переваг
Leistungsanpassung, die	Налаштування послуг
Leistungsansprüche Gruppenversicherung, die	Права на отримання виплат при груповому страхуванні
Leistungsarten, die	Види діяльності
Leistungsausgaben, standardisierte, die	Видатки на виплати, стандартизовані
Leistungsausschluss, der	Диключення з обсягу послуг
Leistungsbeschränkungen, die	Обмеження послуг
Leistungsdauer, die	Період виплати страхового відшкодування
Leistungsdiagnostik, die	Діагностика послуг
Leistungsempfänger, der -	Отримувач послуг
Leistungserbringer, der	Постачальник послуг
Leistungserbringung, persönliche, die	Надання персональних послуг

ISBN: 978-3-96213-490-7

Leistungserstellung, die -en	Надання послуг
Leistungsgeschehen, das	Ефективність
Leistungskatalog, der	Каталог переваг
Leistungspflicht / Einschränkung, die/die	Обов'язок виконання/обмеження
Leistungspflicht trotz Rücktritts, die	Обов'язок виконання, незважаючи на одностороннє анулювання договору
Leistungsquote, die	Показник ефективності
Leistungsträger, der	Постачальник послуг
Leistungsumfang, der	Обсяг послуг
Leitbegriffe, die	Ключові терміни
Leitfadeninterview, das -s	Орієнтовна співбесіда
Leitlinien, die	Керівні принципи
Leitsätze, die	Керівні принципи
Leitungsbahnen, die	Провідні шляхи
Leitungsgeschwindigkeit, die -en	Швидкість керівництва
Leitungsverhalten, das	Поведінка керівництва
Lende, die -n	Стегно
Lendenwirbel, die	Поперековий хребець
Lendenwirbelsäule, die	Попереково-крижовий відділ хребта
Lentigines	Сочевиця
Lenz, der	Весна
Lepra, die	Проказа
Leptosom, das	Лептосома
Leri-Vorderarmzeichen, das	Передплічний синдром Лері
Lernprozess, der -e	Процес навчання
Lernverlaufskontrollen, die	Моніторинг прогресу навчання
Lernzielkatalog, der	Каталог навчальних цілей

Lese-Rechtschreib-Störung, die	Порушення читання та правопису
lesen	читати
Leseschwäche, die	Проблеми з читанням
Lethargie, die	Летаргія
lethargisch	летаргічний
letzt	останній
letzte Wille, der	Остання воля
Leukämie akute, die	Гострий лейкоз
Leukämie chronisch, die	Лейкоз хронічний
Leukämie, die	Лейкемія
Leukopenie, die	лейкопенія
Leukoplast, das	Лейкопластир
Leukozyten, die	Лейкоцити
leutselig	привітний
Leutseligkeit, die	Привітність
Leydig-Zwischenzellen, die	Проміжні клітини Лейдіга
Lhermitte-Zeichen, das	Синдром Лермітта
Libido, die	Лібідо
Licht, das -er	Світло
Lichtdermatose, die	Легкий дерматоз
lichtempfindliche Haut des Augapfels, das	Світлочутлива шкіра очного яблука
Lichtempfindlichkeit, die	Світлочутливість
Lichtkamm	УФ-гребінець
Lichtreize, die	Світлові подразники
Lichtruf	Світловий сигнал
Lichtscheue, der/die	Легка сором'язливість
Lichttherapie, die	Світлотерапія

ISBN: 978-3-96213-490-7

Lid, das	Повіка
Lidschatten, der	Тіні для повік
Liebe, die	Любов
lieben	любити
liebenswürdig	милий
Liebenswürdigkeit, die	Послуга
liebevoll	лагідний
Liebkosung, die -en	Пестощі
lieblich	миловидний
Lieblingssendung, die	Улюблене шоу
Lieblingsserie, die	Улюблений серіал
liegen	лежати
Lifestyle-Präparate, die	Препарати для зміни способу життя
Ligament, das	Зв'язка
Limbisches System, das	Лімбічна система
lindern	полегшувати
Linguistik, die	Лінгвістика
linkes Scheitelbein, das	Ліва тім'яна кістка
links	ліворуч
Linse (Auge), die (das)	Лінза (око)
Linse, die	Лінза
linsenförmige Pille, die	лінзоподібні таблетки
Lipgloss, das	Блиск для губ
Lipid, das	Ліпід
Lipödem, das	Ліпедема
Lipom, das	Ліпома
Lipomatosis dolorosa, die	Червоний плоский лишай

Lippe,die	Губа
Lippen-Kiefer-Gaumenspalte, die	Розщілина губи та піднебіння
lippenformig (Adj.)	губоподібний
Lippenherpes, der	Герпес на губах
Lippenkonturenstift, der	Олівець для контуру губ
Lippenlesen	Читання по губам
Lippenpflegestift, der	Бальзам для губ
Lippenpinsel, der	Пензлик для губ
Lippenrundung, die -en	Округлення губ
Lippenspalte, die	Заяча губа
Lippenstift, der -e	Помада для губ
Liquidation, die	Ліквідація
Liquor cerebrospinalis, der	Спинномозкова рідина
Liquordiagnostik, die	Діагностика СМР
Liquorpunktion, die	Пункція спинномозкової рідини
Liquoruntersuchung, die	Дослідження спинномозкової рідини
Lisker-Zeichen, das	Синдром Ліскера
Liste der pharmazeutischen Präparate zu Lasten der Versicherten (LPPV), die	Перелік лікарських засобів, що відпускаються за рахунок коштів застрахованої особи
Listenmeldung, die	Список повідомлень
Listeriose, die	Лістеріоз
Liter, der/das -	Літр
Literaturrecherche, die -n	Пошук літератури
Loa loa, die	Лоа-лоа
Lob, das -e	Похвала
Lobbyismus, der	Лобізм
lobuläre Karzinom in situ (LCIS), das	Лобулярна карцинома in situ

interkulturaverlag.de
Fachwörterbuch für Pflege- und Gesundheitsberufe Deutsch-Ukrainisch
ISBN: 978-3-96213-490-7

Lobuläres Mammakarzinom, das	Лобулярна карцинома молочної залози
Locke, die -n	Локон
Lockenstab, der	Плойка
Lockenwickler, der	Бігуді
locker	вільний
locker sitzen	сидіти розслаблено
lockig	кучерявий
lockigen Haare, die	Кучеряве волосся
Logensyndrom, das	Синдром Ложа
Logistik, die -en	Логістика
Logopäde, der	Логопед
Logopäden, die	Логопеди
Logopädie, die	Логопедія
logopädische Diagnostik, die -en	Логопедична діагностика
logopädische Intervention, die -en	Логопедичне втручання
Logotherapeutische Praxis, die	Логотерапевтична практика
Lohnersatzleistungen, die	Послуги із заміщення заробітної плати
Loiasis, die	Лоіазіс
Lokalanästhesie, die	Місцева анестезія
lokale Betäubung, die	Місцева анестезія
Lokaler Versorgungsbedarf, der	Місцеві потреби в постачанні
Lokalisationssignale, die	Сигнали локалізації
lokalisiert	локалізований
Lordosenstütze	Ортопедична поперекова підтримка
Löschdecke, die	Пожежна ковдра
Löschdeckenbehälter, der	Контейнер для протипожежного покривала
lösen, sich	розчинятися
Lösung, die -en	Розчин

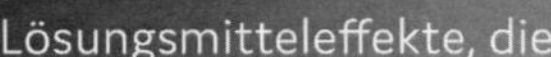

Lösungsmitteleffekte, die	Вплив розчинника
Lösungsmöglichkeiten, die	Варіанти рішень
Lösungsorientierte Kurzzeitberatung, die -en	Короткострокове консультування, орієнтоване на вирішення проблем
Lösungswege, die	Метод вирішення
Lotion, die	Лосьйон
Löwenberg-Mayr-Zeichen, das	Синдром Левенберга-Майра
Loyalität, die -en	Лояльність
LRS-Test, der	Тест LRS
LSV Lastschriftverfahren, das	Розрахунок шляхом інкасо
Lücke, die -n	Прогалина
lückenlos	безперервний
Lues, die	Сифіліс
Luft im Bauch, die	Повітря в животі
Luft, die	Повітря
Luftmanschette, die	Повітряний рукав
Luftnot : Atemnot, die	Задишка
Luftröhre, die -n	Трахея
Luftröhrenschnitt, der	Трахеотомія
Luftschlucken, das	Аерофагія
Lufttröhre, die	Повітряна трубка
Luftwege, die	Дихальні шляхи
lügen	брехати
lügenhaft	брехливий
Lumbago, die	Люмбаго
Lumbalgie, die	люмбалгія
Lumbalpunktionsnadel, die	Голка для люмбальної пункції
Lunge, die -n	Легеня

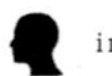
interkulturaverlag.de
Fachwörterbuch für Pflege- und Gesundheitsberufe Deutsch-Ukrainisch
ISBN: 978-3-96213-490-7

Lungenblähung, die	Емфізема легень
Lungenbläschen, das	Альвеола
Lungenembolie, die	Тромбоемболія легеневої артерії
Lungenemphysem, das	Емфізема легень
Lungenentzündung, die	Запалення легень
Lungenfell, das	Легенева плевра
Lungenfibrose, die	Легеневий фіброз
Lungenflügel, der	Половина легені
Lungenfunktionsprüfung - Spirometrie, die	Дослідження функції легень - спірометрія
Lungenfunktionsszintigraphie: Lungenszintigraphie, die	Сцинтиграфія функції легень: сцинтиграфія легень
Lungenfunktionstest, der	Дослідження функції легень
Lungenkarzinom, das	Карцинома легенів
Lungenkollaps, der	Колапс легенів
Lungenkrebs, der	Рак легенів
Lungenkrebsrisiko, das	Ризик раку легенів
Lungenkreislauf, der -(ä) e	Легеневий кровообіг
Lungenmetastase, die	Метастази в легенях
Lungenödem, das	Набряк легенів
Lungenspiegelung: Bronchoskopie, die	Ендоскопія легень: бронхоскопія
Lungenszintigraphie, die	Сцинтиграфія легень
Lupe, die -n	Збільшувальне скло
Lupus erythematodes, der	Червоний вовчак
lustig	кумедний
Lutschtablette, die	Льодяник
Luxation, die	Вивих
Lyme-Borreliose, die	Хвороба Лайма

Lymphangitis, die	Лімфангіт
lymphatisches System, das -e	Лімфатична система
Lymphdrainage, die	Лімфодренаж
Lymphdrüsenkrebs, der	Рак лімфатичних залоз
Lymphe, die	Лімфа
Lymphgefäße, die	Лімфатичні судини
Lymphknoten, der	Лімфатичні вузли
Lymphknotenstation, die	Група лімфатичних вузлів
Lymphödem, das	Лімфедема
Lymphogranuloma venereum, das	Лімфогранулема венерична
Lymphome, die	Лімфома
Lymphozyt, der	Лімфоцит
Lymphozytenentwicklung, die -en	Розвиток лімфоцитів
M-Health, die	Мобільна медицина
Machbarkeit, die	Здійсненність
Macht, die -(ä) e	Влада
Mädchen, das -	Дівчина
Madelung-Fetthals, der	Кільцева ліпома шиї
Madelung-Hals, der	Кільцева ліпома шиї
Madenwürmer, die	Червоподібний гострик
Magen-Darm-Blutung, die	Шлунково-кишкова кровотеча
Magen-Darm-Grippe, die	Шлунково-кишковий грип
Magen-Darm-Infektion, die	Шлунково-кишкова інфекція
Magen-Darm-Passage (MDP), die	Шлунково-кишковий тракт
Magen-Darm, die	Шлунково-кишковий
Magen-Darmerkrankungen, die	Шлунково-кишкові захворювання
Magen, der -(ä)	Шлунок
Magenballon, der	Внутрішньошлунковий балон

ISBN: 978-3-96213-490-7

Magenband, das	Бандаж шлунковий
Magenbrennen : Sodbrennen, das	Печія
Magenbypass, der	Шунтування шлунка
Magenentleerung, die -en	Випорожнення шлунка
Magenentzündung, die	Запалення шлунка
Magengegend, die	Ділянка шлунка
Magengeschwür, das	Виразка шлунка
Magenkatarrh, der	Катар шлунка
Magenkrämpfe, die	Шлункові спазми
Magenkrebs, der	Рак шлунка
Magenpolypen, die	Поліпи шлунка
Magensaftuntersuchung, die	Тест на кислотність шлункового соку
Magensäure, die	Шлункова кислота
Magenschleimhaut, die	Слизова оболонка шлунка
Magenschleimhautentzündung, die	Гастрит
Magenschmerzen, die	Біль у шлунку
magenschonend	легкий для шлунку
magenschonende Kost, die	сприятлива для шлунку їжа
Magenschrittmacher, der	Електростимулятор шлунка
Magensonde, die	Шлунковий зонд
Magenspiegelung (Gastroskopie), die	Гастроскопія
Magentumore, die	Пухлина шлунка
Magenverkleinerung, die	Зменшення шлунка
mager	худий
Magerkeit, die	Худорба
Magersucht, die	Виснаження

Magill-Zange	Щипці Magill
Magnetresonanztomografie des Herzens (Kardio-MRT), die	Магнітно-резонансна томографія серця
Magnetresonanztomographie, die	Магнітно-резонансна томографія
Mahlzeiten, die	Їжа
Mahnverfahren, das	Порядок стягнення прострочених заборгованостей
Mai, der -e	Травень
Make-up, das -s	Макіяж
Maklerpool, der	Брокерський пул
Makronährstoffe, die	Макроелементи
Makronährstoffgruppen, die	Групи макроелементів
Makroökonomik, die -en	Макроекономіка
Makroskopie, die -n	Макроскопія
makroskopisch	макроскопічний
Makuladegeneration, die	Макулодистрофія
Malabsorption, die	Мальабсорбція
Malaria, die	Малярія
Malariaprophylaxe, die	Профілактика малярії
Maldescensus testis, die	Недостатність яєчка
maligne	злоякісний
Malignes Melanom, das	Злоякісна меланома
Malignom, das	Злоякісна меланома
Malleolarfraktur, die	Перелом п'ясткової кістки
Mamilla, die	Мамілла
Mamma-Reduktion, die	Зменшення маси тіла
Mamma, die	Грудна залоза
Mammaaugmentation (Brustvergrößerung), die	Маммопластика (збільшення грудей)

Fachwörterbuch für Pflege- und Gesundheitsberufe Deutsch-Ukrainisch
ISBN: 978-3-96213-490-7

Mammakarzinom, das	Карцинома молочної залози
Mammasonographie, die	Сонографія молочних залоз
Mammographie-Screening, das	Мамографічне обстеження
Managed Care Modelle, die	Моделі керованої медичної допомоги
Managed Care, das	Кероване медичне обслуговування
Management, das -s	Менеджмент
Managementimplikationen, die	Вплив на управління
Managementkonzept, das -e	Концепція управління
Managementprozess, der -e	Процес управління
Managing Financial Resources, die	Управління фінансовими ресурсами
manchmal, ab und zu	іноді, час від часу
Mandelentfernung, die	Тонзилектомія
Mandelentzündung, die	Тонзиліт
Mandeln (Tonsillen), die (die)	Мигдалики (піднебінні мигдалини)
Mandrin (Medizin)	Мандрен (медицина)
Mangel, der -(ä)	Дефіцит
Mängelbeseitigungsnebenkosten, die	Непередбачені витрати на усунення дефектів
Mangelernährung im Alter, die	Недоїдання в похилому віці
Mängelfolgeschaden, die	Дефіцитні побічні ефекти
Manie, die	Манія
manifest	очевидний
Maniküre, die -n	Манікюр
Manisch-depressive Krankheit, die	Маніакально-депресивна хвороба
Mann, der; -(ä) er	Чоловік
männlich adj.	чоловічий
männliches Glied, das	Чоловічий статевий член
Manometer, der	Манометр

manuell	ручний
Manuelle Lymphdrainage, die	Ручний лімфодренаж
Manuelle Medizin, die	Мануальна медицина
Manuskript, das -e	Рукопис
Mark, der	Кістковий мозок
März, der -e	Березень
Mascara, der	Туш для вій
Masern bei Kindern, die	Кір у дітей
Masern, die	Кір
maskulin	чоловічий
Maß, das -e	Міра
Massage, die	Масаж
Massagebürste, die	Масажна щітка
Massagetechniken, die	Техніки масажу
Massagetherapie, die	Масажна терапія
Maßanalyse, die -n	Аналіз вимірювань
Maßband, das	Метр
Masse, die	Маса
Maßeinheit, die -en	Одиниця виміру
Massenpunkte, die	Точки масового обслуговування
mäßig	помірний
mäßigen, sich	стримуватися
Mäßigung, die	Поміркованість
massive Gehirnblutung, die	Масивний крововилив у мозок
Maßnahme, die -n	Заходи
Maßnahmen bis zum Eintreffen des Rettungsdienstes	Заходи до прибуття рятувальної служби
Maßnahmenplan, der	План дій

Fachwörterbuch für Pflege- und Gesundheitsberufe Deutsch-Ukrainisch
ISBN: 978-3-96213-490-7

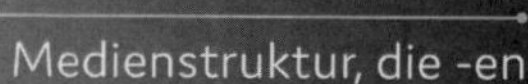

Maßzahlen, die	Вимірювання
Mastdarm, der	Пряма кишка
Mastdarmkrebs, der	Рак прямої кишки
Mastitis, die	Мастит
Mastoiditis, die	Мастоїдит
Mastopathie, die	Мастопатія
Mastopexie (Bruststraffung), die	Мастопексія (підтяжка грудей)
Material- und Laborkosten, die	Матеріальні та лабораторні витрати
Materialien, die	Матеріали
Materialist, der -en	Матеріаліст
Materie, die	Матерія
Matratze, die	Матрац
Matratzenschoner, der	Наматрацник
Matrizenkalkül, das -e	Матричне числення
Matrizenspanner, der	Матричний натяжний пристрій
matt	килимок
Matte, die	Килимок
Maul- und Klauenseuche, die	Ящур
Mausarm, der	Рукоятка миші
mazeriert	мацерування
Me-Too-Präparate, die	Підготовчі заходи
Mechanik, die -en	Механіка
Mechanorezeptoren, die	Механорецептори
Mediastinoskopie, die	Медіастиноскопія
Medical Decision Making, das	Прийняття медичних рішень
Medien, die	Засоби масової інформації
Medienorganisation, die -en	Організація засобів масової інформації
Medienstruktur, die -en	Медіа-структура

Medientheorie, die -n	Теорія медіа
Medikalisierungsthese, die	Теза про медикалізацію
Medikament, das	Медикамент
Medikamentengabe, die	Введення лікарських засобів
Medikamenteninduzierter Kopfschmerz, der	Головний біль, спричинений лікарськими засобами
Medikamentenkassette, die	Медична касета
Medikamentenregime, das -s	Режим прийому лікарських засобів
Medikamentensucht, die	Медикаментозна залежність
Medikation, die	Медикаментозне лікування
Medizin- und Bioethik, die	Медицина та біоетика
medizinal (Adj.)	медичний
Medizinalrätin, die -nen	Лікар-консультант
Medizinalstatistik, die -en	Медична статистика
Medizinalwesen, das	Медицина
Mediziner, der -	Медик
medizinisch (Adj.)	медичний
Medizinisch-technische Großgeräte, die	Медико-технічне великогабаритне обладнання
medizinisch-wissenschaftliche Modelle, die	Медико-наукові моделі
medizinische Behandlung, die -en	Медикаментозне лікування
Medizinische Dienst der Krankenversicherung (MDK), der	Медичний сервіс медичного страхування
Medizinische Entscheidungshilfe	Підтримка прийняття рішень у сфері медицини
medizinische Fakultät, die -en	Медичний факультет
Medizinische Fußpflege, die	Медичний догляд за стопами
Medizinische Grundlagen, die	Основи медицини
medizinische Mikrobiologie, die	Медична мікробіологія

ISBN: 978-3-96213-490-7

Medizinische Notwendigkeit, die	Медична необхідність
Medizinische Physik, die	Медична фізика
medizinische Seife, die -n	Медичне мило
medizinische Sicht, die	Медичний висновок
Medizinische Terminologie, die -n	Медична термінологія
medizinische Versorgung, die	Медичне обслуговування
Medizinische Versorgungszentren, die	Центри медичної допомоги
Medizinische Vorsorge und Rehabilitation, die	Лікувально-профілактична допомога та реабілітація
Medizinische Vorsorgekuren, die	Медичні профілактичні засоби
Medizinischer Dienst der Krankenkassen (MDK), der	Медична служба лікарняних кас
Medizinischer Dienst der Krankenversicherung, der	Медична служба лікарняних кас
Medizinischer Dienst, der	Медичне обслуговування
Medizinischer Fachangestellter, der	Фельдшер
Medizinischer Kompressionsstrumpf	Панчохи медичні компресійні
Medizinischer Thromboseprophylaxestrumpf	Панчохи для медичної профілактики тромбозу
Medizinisches Versorgungszentrum (MVZ), das	Центр медичної допомоги
Medizinmanagement, das -s	Медичний менеджмент
Medizinmann, der ...männer	Медик
Medizinprodukt	Медичний виріб
Medizinprodukte-EU-Anpassungsgesetz	Закон про адаптацію медичних виробів до вимог ЄС
Medizinprodukte, die	Медичні вироби
Medizinproduktegesetz (MPG)	Закон про медичну апаратуру

Medizinprodukterecht-Durchführungsgesetz	Закон про імплементацію права на продукти медичного призначення
Medizinrecht, das	Медичне право
Medizinsoziologie, die	Медична соціологія
Medizinstudenten im Praktikum, die	Студенти-медики на інтернатурі
Medizintechnik, die	Медична техніка
medizintechnische Industrie, die	Індустрія медичних технологій
medizintechnischer Assistent, der	Медичний технічний працівник
Medley-Skala	Шкала Мідлі
Medulla oblongata	Довгастий мозок
Mehr-Klassen-Medizin, die	Багатопрофільна медицина
Mehrbesitzverbot, das	Заборона багатовласності
Mehrbettzimmer mit Belegarzt, das	Багатомісна палата з лікарем стаціонару
Mehrbettzimmer, das	Багатомісний номер
Mehrebensystem, das -e	Багаторівнева система
Mehrfachbeschäftigung, die	Робота за сумісництвом
Mehrfachfunktionsspritze, die	Багатофункціональний шприц
Mehrfachversicherung, die	Багаторазове страхування
Mehrgenerationenhäuser, die	Житло для кількох поколінь
Mehrkostenregelung, die	Регулювання додаткових витрат
Mehrleistung, die	Підвищення продуктивності
mehrschichtig	багатошаровий
Mehrsprachigkeit, die -en	Багатомовність
Mehrstufenkonzept, das -e	Багаторівнева концепція
Meile, die -n	Миля
meine Stimme wechselt	Мій голос змінюється
Meinung, die	думка

Fachwörterbuch für Pflege- und Gesundheitsberufe Deutsch-Ukrainisch
ISBN: 978-3-96213-490-7

meistens	у більшості випадків
melancholisch adj.	меланхолічний
Melanom, das	Меланома
Meldepflicht, die	Обов'язкова реєстрація
Membranen, die	Мембрани
Membranpotentiale, die	Мембранні потенціали
Menarche, die	Менархе
Menge, die -n	Кількість
Meniére-Krankheit, die	Хвороба Меньєра
Meningitis, die	Менінгіт
Meniskus, der	Меніск
Meniskusläsionen, die	Пошкодження менісків
Meniskusriss, der	Розрив меніска
Meniskusschäden, die	Пошкодження меніска
Menopause, die	Менопауза
Mensch, der -en	Людина
Mensch, der -en	Людина
Menschen mit Behinderung im Nationalsozialismus	Люди з інвалідністю за часів націонал-соціалізму
Menschen mit Behinderungen im Alter	Люди з інвалідністю в похилому віці
Menschen, die	Люди
Menschenbilder in der Altenpflege	Образи людини при догляд за людьми похилого віку
Menschenverstand, der	Людський розум
menschlich	людський
Menschsein, das	Людське буття
Menstruation, die	Менструація
Menstruationsbeschwerden, die	Менструальні болі

Menstruationsshaming	Сором за менструальний цикл
Mentalität, die -en	Менталітет
Mentorat, das -e	Наставництво
merken, sich	пам'ятати
Merkmale, die	Характеристики
Mesotheliom, das	Мезотеліома
Mesotherapie, die	Мезотерапія
Messdaten, die	Дані вимірювань
Messen der Temperatur	Вимірювання температури
Messen des Augeninnendrucks: Tonometrie, die	Вимірювання внутрішньоочного тиску: тонометрія
Messen des Blutzuckers	Вимірювання рівня цукру в крові
Messen von Puls und Blutdruck	Вимірювання пульсу та артеріального тиску
Messen, das	Вимірювання
messen, sich	мірятися
Messergebnisse, das	Результати вимірювань
Messsoftware, die -s	Вимірювальне програмне забезпечення
Messung der Muskelaktivität: Elektromyographie, die	Вимірювання м'язової активності: електроміографія
Messung, die -en	Вимірювання
Messwert, der	Результати вимірювань
Messzylinder, der	Вимірювальний циліндр
Metaanalyse, die -n	Мета-аналіз
metabolisch	метаболічний
Metabolismus, der	Метаболізм
Metallbrandfeuerlöscher, der	Вогнегасник металевий
Metastase, die	Метастаз
Metastasierungsverhalten, das	Поведінка метастазів

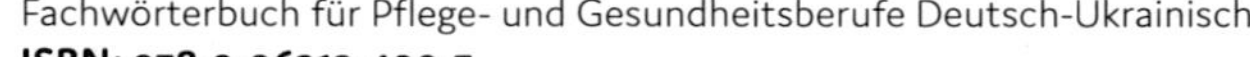

Fachwörterbuch für Pflege- und Gesundheitsberufe Deutsch-Ukrainisch
ISBN: 978-3-96213-490-7

Metastasierungsweg, der	Шлях метастазування
Meter, der -	Метр
Methode, die	Метод
Methodik, die -en	Методика
Methodiken, die	Методики
Middle East respiratory syndrome (MERS)	Близькосхідний респіраторний синдром
Miene, die -n	Вираз обличчя
Migräne : Kopfschmerzen, die	Мігрень: головний біль
Migräne, die	Мігрень
Mikro- und Spurenanalyse, die -n	Мікробіологічний та трасологічний аналіз
Mikroben, die	Мікроби
Mikronährstoffe, die	Поживні мікроелементи
Mikroökologische Therapien, die	Мікроекологічна терапія
Mikroökonomik, die -en	Мікроекономіка
Mikroorganismen, die	Мікроорганізми
Mikroorganismus, das	Мікроорганізм
Mikroskop, das -e	Мікроскоп
Mikroskopie, die -n	Мікроскопія
mikroskopisch	мікроскопічний
Mikrowellengerät, ein Bestrahlungsgerät , das	Мікрохвильова піч, пристрій для опромінення
Miktionsurosonografie, die	Мікційна уросонографія
Milchpumpe, die	Молоковідсмоктувач
Milchsäurebakterien, die	Молочнокислі бактерії
Milchschorf, der	Молочна кірка
Milchzahn (vorläufiger), der	Молочний зуб (тимчасовий)
Milchzähne, die	Молочний зуб

Milchzuckerunverträglichkeittest: Laktosetoleranztest, der	Тест на непереносимість лактози
Milde, die	Доброта
Mildred Scheel Akademie	Академія Мілдред Шил
Milgram-Test, der	Тест Мілграма
Millimeter, der - (mm)	Міліметр
Milz, die	Селезінка
Milzbrand, der	Сибірська виразка
Milzschmerzen, die	Біль у селезінці
Minderjährige in einer - Private Krankenversicherung , die	Приватне медичне страхування для неповнолітніх
Minderjährigkeit, die	Неповноліття
mindern	зменшувати
Minderung der Sehschärfe, die	Зниження гостроти зору
Minderwertigkeitskomplexe, die	Комплекси неповноцінності
Mindestarbeitsbedingungen (Pflegebranche)	Мінімальні умови праці (сфера догляду)
Mineralstoff	Мінеральна речовина
Minijobs, Midijobs, die	Міні-роботи, міді-роботи
Minimaler Bewusstseinszustand, der	Мінімально свідомий стан
Minimally Conscious State (MCS)	Мінімально притомний стан
Minor Test, der	Невеликий тест
Minute, die -n	Хвилина
Mischtumor, der	Змішана пухлина
Mischungen, die	Суміші
Missbrauch, der	Зловживання
missbrauchen	зловживати
Missetat, die -en	Злодіяння

Fachwörterbuch für Pflege- und Gesundheitsberufe Deutsch-Ukrainisch
ISBN: 978-3-96213-490-7

misshandeln	знущатися
Misshandlung, die -en	Жорстоке поводження
Misstäter, der -	Правопорушник
Misstrauen, das	Недовіра
Missverständnis, das	Непорозуміння
missverstehen	не так зрозуміти
Misteltherapie, die	Омелотерапия
mit bloßem Auge	неозброєним оком
mit eigenen Augen sehen	побачити на власні очі
mit erhobenem Haupt	з високо піднятою головою
mit klangloser Stimme	глухим голосом
mit lauter Stimme	гучним голосом
mit leiser Stimme	тихим голосом
mit Röntgenstrahlen durchleuchten	просвічувати рентгеном
mit starker Stimme	з сильним голосом
mit Zahnseide reinigen	чистити зубною ниткою
Mitarbeitende Familienangehörige, die	Члени сім'ї працівника
Mitarbeiter, der	Співробітник
Mitarbeiterführung, die -en	Управління персоналом
mitbringen	приносити з собою
Mitesser, die	Вугор
Mitgefühl, das	Співчуття
Mitgift, die -en	Придане
Mitglied, das	Член
Mitglieder der gesetzlichen Krankenversicherung, die	Учасники обов'язкового медичного страхування

Mitgliederkreis der Ersatzkassen, der	Членство в альтернативних лікарняних касах
Mitgliedschaft studentische Krankenversicherung, die	Членське студентське медичне страхування
Mitgliedschaft, die	Членство
mithilfe	за допомогою
Mitleid, das	Співчуття
Mitmenschen, die	Інші люди
mitnehmen	взяти з собою
Mitochondrium, das	Мітохондрія
Mitralklappe, die	Мітральний клапан
mitschreiben	писати разом
Mittag, der -e	Обід
Mittagessen abräumen, das	прибирати обід зі столу
Mittagsschläfchen, das -	Полуденний сон
Mitte September	Середина вересня
Mitte, die -n	Середина
mitteilen	повідомляти
mitteilsam	товариський
Mittel gegen Übelkeit, das	Засіб від нудоти
Mittel zur Wundreinigung, das	Засіб для очищення ран
Mittel, das den Schmerz stillt, das	Засіб, що знімає біль
Mittel, die	Засіб
Mittelbauch, der	Середня частина живота
Mittelfinger, der	Середній палець
Mittelfinger, der -	Середній палець
Mittelhandknochen, der	П'ясткова кістка
Mittelhandknochenbruch, der	Перелом п'ясткової кістки

Fachwörterbuch für Pflege- und Gesundheitsberufe Deutsch-Ukrainisch
ISBN: 978-3-96213-490-7

Mittelhirn, das	Середній мозок
Mittelohr, das	Середнє вухо
Mittelohrentzündung, die	Інфекція середнього вуха
Mittelohrenzündung, die	Інфекція середнього вуха
Mitternacht, die; -(ä) e	Опівночі
Mittlere Remissionsdauer, die	Середня тривалість ремісії
Mittlere Überlebenszeit , die	Середній час виживання
mittlerer Gesäßmuskel, der	Середній сідничний м'яз
Mittwoch, der -e	Середа
Mitversicherte Person, die	Співзастрахована особа
Mitversicherung nach Eheschließung, die	Співстрахування після одруження
Mitversicherung von Neugeborenen, die	Співстрахування новонародженої дитини
Mitversicherung, die	Співстрахування
Mitwirkung bei geriatrischen Rehabilitationskonzepten	Участь у концепціях геріатричної реабілітації
Mobbing	Булінг
mobil	мобільний
Mobile	Мобільний
Mobilisation	Мобілізація
Mobilisation, die	Мобілізація
mobilisieren, sich	мобілізуватися
Mobilität, das	Мобільність
Modeling, das	Моделювання
Modell der 14 Grundbedürfnisse	Модель 14 базових потреб
Modell der fördernden Prozesspflege	Модель фасилітативного процесу догляду
Modell der Grundbedürfnisse	Модель базових потреб

Modell des systemischen Gleichgewichts	Модель системної рівноваги
Modell, das -e	Модель
Modellanpassung, die -en	Адаптація моделі
Modellvorhaben, das	Типовий проект
mögen	любити
möglicherweise	можливо
möglichst bald	якнайшвидше
Molekül, das	Молекула
molekular	молекулярний
Molekularbewegung, die	Молекулярний рух
Molekularbiologie, die	Молекулярна біологія
molekulare Epidemiologie, die -n	Молекулярна епідеміологія
molekulare Medizin, die	Молекулярна медицина
Molekularelektronik, die	Молекулярна електроніка
Molekulargenetik, die	Молекулярна генетика
Molekulargewicht, das	Молекулярна маса
Molekulargrösse, die	Розмір молекули
Molekularsiebverfahren, das	Процес молекулярного розсіву
Moleküle, die	Молекули
mollig	вгодований
Mollusca contagiosa, die	Інфекційний молюск
Mollusken, die	Молюски
Monakow-Zeichen, das	Синдром Монакова
Monat, der -e	Місяць
monatelang	місяцями
monatlich	щомісяця

Fachwörterbuch für Pflege- und Gesundheitsberufe Deutsch-Ukrainisch
ISBN: 978-3-96213-490-7

Monatsbeschwerden : Menstruationsbeschwerden, die	Менструальні болі
Monatsbeschwerden der Frau, die	Менструальні болі у жінки
Monistische Krankenhausfinanzierung, die	Моністичне фінансування лікарень
Monitor, der	Монітор
Monitoring, das	Моніторинг
Mono-, Bi- und Multilingualität, die -en	Моно-, бі- та багатомовність
Monokel, das -	Монокль
Mononukleose, die	Мононуклеоз
Monopolkommission, die	Антимонопольний комітет
Monosaccharide, die	Моносахариди
Montag, der -e	Понеділок
Moral Hazard, der	Моральний ризик
Moralsysteme, die	Моральний ризик
Morbid	Хворобливий
Morbidität, die	Захворюваність
Morbidität/Multimorbidität, die	Захворюваність/мультиінфекційна захворюваність
Morbiditätsbedingte Gesamtvergütung, die	Фонд лікарських гонорарів, пов'язаний із захворюваністю
Morbiditätsorientierter Risikostrukturausgleich, er	Компенсація структури ризику, орієнтована на захворюваність
Morbiditätsorientierung, die	Орієнтований на захворюваність
Morbiditätsrisiko, die	Ризик захворюваності
Morbus Addison, die	Хвороба Аддісона
Morbus Alzheimer, der	Хвороба Альцгеймера
Morbus Basedow, der	Базедова хвороба
Morbus Bechterew, der	Хвороба Бехтерева

Morbus Crohn, der	Хвороба Крона
Morbus Cushing, der	Хвороба Кушинга
Morbus Hodgkin, der	Хвороба Ходжкіна
Morbus Menière, der	Хвороба Меньєра
Morbus Meulengracht	Хвороба Мейленграхта
Morbus Mohl	Хвороба Моля
Morbus Osler, der	Хвороба Ослера
Morbus Paget, der	Хвороба Педжета
Morbus Parkinson	Хвороба Паркінсона
Morbus Parkinson, der	Хвороба Паркінсона
Morbus Recklinghausen, der	Хвороба Реклінгаузена
Morbus Reiter, der	Хвороба Рейтера
Morbus Scheuermann, der	Хвороба Шойермана
Morbus Sudeck, der	Хвороба Судека
Morbus Wegener	Хвороба Вегенера
Mord, der -e	Вбивство
mörderisch	вбивчий
morgen Abend	завтра ввечері
morgen früh	завтра вранці
Morgendämmerung, die -en	Світанок
Morgengrauen, das	Світанок
Morgenrot, das	Ранкова зоря
Morgenröte, die	Світанок
morgens	уранці
morgens, am Morgen	уранці
Morphea / Zirkumscripte Sklerodermie, die	Морфея
Morphogenese, die	Морфогенез

Fachwörterbuch für Pflege- und Gesundheitsberufe Deutsch-Ukrainisch
ISBN: 978-3-96213-490-7

Morphologie, die	Морфологія
Mortalität, die	Смертність
Motivationstheorien, die	Теорії мотивації
motiviert	вмотивований
motorische Entwicklungsstadien, die	Етапи моторного розвитку
motorische Fähigkeit, die -en	Рухові здібності
MRSA-Infektion	Інфекція, спричинена метицилін-резистентним золотистим стафілококом
müde, abgespannt	втомлений
Müdigkeit, die	Втома
Mühe, die -n	Зусилля
Mukosa, die	Слизова оболонка
Mukoviszidose, die	Муковісцидоз
Mullbinde	Марлевий бинт
Mülleimer, der	Смітник
Mullverband, der	Марлева пов'язка
Multidisziplinarität, die	Мультидисциплінарність
Multimorbidität	Мультиморбідність
Multimorbidität, die -en	Мультиморбідність
multipel	множинний
multiple Regression, die -en	Множинна регресія
Multiple Sklerose, die	Розсіяний склероз
Multiples Myelom, das	Множинна мієлома
Mumps, die	Епідемічний паротит
Mund-, Kiefer- und Gesichtschirurgie, die	Щелепно-лицьова хірургія
Mund-Nasen-Schutz	Захист ротової порожнини та носа
Mund, der -(ü) er	Рот

Mund, der; -(ü) er	Рот
Mundgeruch, der	Неприємний запах з рота
Mundgesundheitsförderung, die -en	Зміцнення здоров'я порожнини рота
Mundhöhle, die	Порожнина рота
Mundhöhlenkarzinom, das	Рак слизової оболонки рота
Mundhöhlenkrebs, der	Рак ротової порожнини
Mundhygiene, die	Гігієна порожнини рота
Mündigkeit, die	Повноліття
Mundleuchte, die	Ротовий світильник
Mundpflege	Догляд за порожниною рота
Mundpflege, die	Догляд за порожниною рота
Mundrose, die	Періоральний дерматит
Mundschleimhaut, die	Слизова оболонка порожнини рота
Mundschutz, der	Медична маска
Mundsoor, der	Молочниця в ротовій порожнині
Mundspiegel, der	Ротове дзеркало
Mundwasser, das	Рідина для полоскання рота
Mundwasser, das	Рідина для полоскання рота
Mundwinkel, die	Куточок рота
Munterkeit, die	Бадьорість
murmeln	бурмотіти
Murphy-Zeichen, das	Синдром Мерфі
mürrisch sein	бути сварливим
Musculus biceps brachii, der	Двоголовий м'яз плеча
Musculus deltoideus, der	Дельтоподібний м'яз
Musculus quadriceps femoris, der	Чотириголовий м'яз стегна
Musculus triceps brachii, der	Триголовий м'яз плеча

Fachwörterbuch für Pflege- und Gesundheitsberufe Deutsch-Ukrainisch
ISBN: 978-3-96213-490-7

Musik- und Bewegungsangebot	Музично-рухова пропозиція
Musiktherapie, die	Музична терапія
Musiktherapie, die	Музична терапія
Muskel- und Schrittmacherpotentiale, die	Потенціали м'язів і кардіостимулятора
Muskel-Gelenk-Systeme, die	М'язово-суглобові системи
Muskel, der -n	Мускул
Muskel, der -n	Мускул
Muskel, der;-s,-n	Мускул
Muskelarbeit, die	М'язова робота
Muskelbewegung, die	Рух м'язів
Muskelfaser, die	М'язове волокно
Muskelfaserriss, der	Розрив м'язових волокон
Muskelfibbrillen, die	М'язові волокна
Muskelgewebe, die	М'язова тканина
Muskelgruppe, die	Група м'язів
Muskelhypotonie : Muskelschwäche, die	М'язова гіпотонія: м'язова слабкість
muskelig (Adj.)	м'язистий
Muskelkater, der	Біль у м'язах
Muskelkompressionssyndrom, das	Синдром здавлення м'язів
Muskelkontraktion, die	Скорочення м'язів
Muskelkrampf, der	М'язова судома
Muskelkrämpfe, die	М'язові судоми
Muskellähmung : Lähmungen, die	М'язовий параліч: параліч
Muskeln, die	М'язи
Muskelphysiologie, die	Фізіологія м'язів
Muskelreflex, der	М'язовий рефлекс

Muskelriss, der	Розрив м'язів
Muskelschmerz, der	Біль у м'язах
Muskelschwäche, die	М'язова слабкість
Muskeltechniken, die	М'язові техніки
Muskeltonus, der	М'язовий тонус
Muskeltraining, das	Тренування м'язів
Muskelverletzung, die	Травма м'язів
Muskelverspannung, die	М'язова судома
Muskelzerrung, die	М'язове перенапруження
Muskelzucken (Faszikulation), das	М'язові посмикування (фасцикуляція)
Muskulatur, die -en	Мускулатура
muskulös	м'язистий
müssen	мусити
Musset-Zeichen, das	Синдром Мюссе
müßig	бездіяльний
Müßiggang, der	Ледарство
Müßiggänger, der -	Ледар
Muster, das	Зразок
Musterbedingungen zur Krankenversicherung (MB/KK und MB/KT), die	Типові умови медичного страхування
Musterbedingungen, die	Зразкові положення та умови
Mutabilität, die	Мутабельність
Mutagenese, die	Мутагенез
Mutation, die -en	Мутація
mutig	мужній
Mutlosigkeit, die	Зневіра
Mutter-Kind-Kur, die	Лікування матері та дитини

Fachwörterbuch für Pflege- und Gesundheitsberufe Deutsch-Ukrainisch
ISBN: 978-3-96213-490-7

Mutter-Kind-Maßnahmen, die	Заходи з охорони материнства та дитинства
Mütterfürsorgestellen, die	Центри охорони здоров'я матері і дитини
Müttergenesungskuren, die	Ліки для відновлення після пологів
Müttergenesungswerk, die	Благодійна організація Müttergenesungs-werk
Muttergeschwulst, die	Пухлина матері
Mutterkuchen, der	Плацента
Mutterliebe, die	Материнська любов
Muttermal, das	Родимка
Muttermilchersatz,	Замінник материнського молока
Muttermund, der	Шийка матки
Mutterpass, der	Паспорт матері
Mutterschaft, die	Материнство
Mutterschaftsgeldzuschuss, der	Допомога у зв'язку з вагітністю та пологами
Mutterschaftshilfe, die	Допомога у зв'язку з народженням дитини
Mutterschaftsleistungen, die	Допомога по вагітності та пологах
Mutterschaftsurlaub, der	Відпустка у зв'язку з вагітністю та пологами
Mutterschaftsvorsorge, die	Охорона материнства
Mutterschutz, der	Охорона материнства
Mutterschutzfristen, die	Відпустка у зв'язку з вагітністю та пологами
MVZ (Medizinisches Versorgungszentrum), das	MVZ (Центр медичної допомоги)
Myalgie, die	Міалгія
Myasthenia gravis, die	Міастенія гравіс
Myasthenie : Muskelschwäche, die	Міастенія: м'язова слабкість
Myelodysplastisches Syndrom, das	Мієлодиспластичний синдром

Myelogramm: Myelographie, das, die	Мієлограма: мієлографія
Mykologie, die	Мікологія
Mykologische Untersuchung: Pilzkultur, die	Мікологічне дослідження: культура грибів
Mykose, die	Мікоз
Mykosen	Мікози
Myokard, das	Міокард
Myokardinfarkt, der	Інфаркт міокарда
Myokarditis, die	Міокардит
Myokardszintigrafie, die	Сцинтиграфія міокарда
Myom der Gebärmutter, das	Міома матки
Myom, das	Міома
Myometrium, das	Міометрій
Myopie, die	Короткозорість
Nabel, der	Пупок
Nabel, der -	Пупок
Nabelinfektion bei Neugeborenen, die	Пупкова інфекція у новонароджених
Nabelklemme	Затискач пупковий
Nabelschnur, die	Пуповина
Nabelschnurpunktion (Chordozentese), die	Пункція пуповини (хордоцентез)
nach Atem ringen	задихатися
nach dem Schlaf das Bett verlassen	вставати з ліжка після сну
nach und nach, allmählich	поступово
Nachfrage, die -n	Попит
Nachgehender Leistungsanspruch, der	Подальше право на отримання пільг

Fachwörterbuch für Pflege- und Gesundheitsberufe Deutsch-Ukrainisch
ISBN: 978-3-96213-490-7

Nachhaftung, die	Подальша відповідальність
nachhaltig	сталий
Nachhaltigkeit, die	Екологічність
nachlassen	слабшати
Nachlässigkeit, die	Недбалість
Nachmeldefrist, die	Пізній термін реєстрації
Nachmeldepflicht, die	Післяреєстраційне зобов'язання
Nachmittag, der -e	Пообіддя
Nachname, der -n	Прізвище
nachschauen	подивитися вгору
nachschlagen	довідуватися
nachsehen	дивитися
Nachsicht, die	Поблажливість
nachsichtig adj.	поблажливий
Nachsitzen, das	Залишення після уроків
Nachsorge, die	Післяопераційний догляд
nächst	найближчий
Nächste Woche hat sie wieder mal Spätdienst.	Наступного тижня вона знову чергуватиме допізна.
Nächstenliebe, die	Любов до ближнього
nächster Verwandter, der	Найближчий родич
nächstes Jahr	наступного року
Nacht, die; -(ä) e	Ніч
Nachteilsausgleich, der	Компенсація
Nachthemd, das	Нічна сорочка
Nachtkästchen des Patienten, das	Приліжкова тумбочка пацієнта
nächtlich	нічний

nächtliche Hyperhidrose : Nachtschweiss	Нічний гіпергідроз: нічна пітливість
nächtliches Schwitzen : Nachtschweiss	Нічна пітливість
Nächtliches Wasserlassen (Nykturie)	Нічне сечовипускання (ніктурія)
Nachtpflege, die	Нічний догляд
nachts, bei Nacht, in der Nacht	вночі
Nachtschiene	Нічна шина
Nachtschmerzen, der	Нічний біль
Nachtschweiß (nächtliches Schwitzen), der	Нічна пітливість (нічне потовиділення)
Nachtschweiss, der	Нічна пітливість
Nachttisch, der	Приліжковий столик
Nachtwandler, der -	Сновида
Nachtwandler, der -	Сновида
Nachversicherung Neugeborener, die	Додаткове страхування для новонароджених
Nachversorgung, die	Реабілітація
Nachvollziehen, das	Розуміння
Nachweis, der -e	Підтвердження
Nachweisgrenze, die -n	Поріг чутливості
Nachweisverfahren, das -	Метод виявлення
Nacken (Genick, das), der	Шия
Nacken, der -	Шия
Nackenfaltenmessung, die	Вимірювання шийної складки
Nackenschmerzen, die	Біль у шиї
Nackensteife, die	Жорсткість шиї
Nackensteifheit : Nackenschmerzen, die	Скутість шиї: біль у шиї

Fachwörterbuch für Pflege- und Gesundheitsberufe Deutsch-Ukrainisch
ISBN: 978-3-96213-490-7

Nackenstütze, die	Підтримка шиї
Nackentransparenz-Test (Nackenfalten-Messung), der	Тест на прозорість шиї (вимірювання шийної складки)
Nadel, der	Голка
Nadelbeseitigung, die	Видалення голки
Nadelfreie Injektion	Безголкова ін'єкція
Nadelspender, der	Дозатор голок
Nagelbettentzündung, die	Запалення нігтьового ложа
Nageletui, das	Футляр для нігтів
Nagelfeile, die -n	Пилка для нігтів
Nagelhaut, die	Кутикула
Nagelhautentferner, der	Засіб для видалення кутикули
Nagelknipser, der	Кусачки для нігтів
Nagelkorrekturspange	Затискач для корекції нігтів
Nagellack, der -s	Лак для нігтів
Nagellackentferner, der	Рідина для зняття лаку
Nagelpflegel, die	Лак для нігтів
Nagelpilz, der	Грибок нігтів
Nagelpolierfeile, die	Пилка для шліфування нігтів
Nagelschere, die	Ножиці для нігтів
Nagelverfärbung, die	Знебарвлення нігтів
Nähe, die	Поруч
Nahinfrarotspektroskopie, die	Спектроскопія ближньої інфрачервоної області
Nähnadel, die	Голка швейна
Nährstoffaufnahme, die	Споживання поживних речовин
Nährstoffbedarf, der	Потреба в поживних речовинах
Nährstoffe, die	Поживні речовини
Nährstoffe, die	Поживні речовини

Nährstoffzufuhr, die -en	Споживання поживних речовин
Nahrung aufnimmt, die	Споживання їжі
Nahrung, die -en	Їжа
Nahrungsaufnahme, die -n	Вживання їжі
Nahrungsergänzungen, die	Харчові добавки
Nahrungsergänzungsmittel, das	Харчові добавки
Nahrungsmittel, die -	Продукти харчування
Nahrungsmittelallergie, die	Харчова алергія
Nahrungsmittelsicherheit, die	Безпека харчових продуктів
Nahrungsmittelunverträglichkeit, die	Харчова непереносимість
Nahrungsnetze, die	Мережі розподілу харчування
Nahrungspassage, die -n	Транзит їжі через кишечник
Naht, die	Шов
Nahziel, das	Найближча мета
naiv adj.	наївний
NAKO Gesundheitsstudie	Дослідження здоров'я NAKO
Name, der -n	Ім'я
Namensbändchen, das	Іменна стрічка
Namensreaktionen, die	іменні реакції
Namensschild, das	Іменний бейджик
Narbe, die	Шрам
Narben- und Ödembehandlung, die -en	Лікування рубців і набряків
Narbenbehandlung, die	Лікування рубців
Narkolepsie, die	Нарколепсія
Narkose, die	Наркоз
Narkoseapparat, der	Наркозний апарат

Fachwörterbuch für Pflege- und Gesundheitsberufe Deutsch-Ukrainisch
ISBN: 978-3-96213-490-7

Narkosearzt, der	Лікар-анестезіолог
Narkosemaske, die	Анестезуюча маска
Narkosemittel, das	Анестетик
narkotisch (Adj.)	наркотичний
Narkotiseur, der	Анестезіолог
Narzissmus, der	Нарцисизм
Nase putzen, sich die	висякатися
Nase putzen, sich die	Сякання
Nase, die -n	Ніс
näselnd	гугнявий
Nasen-Lippen-Furche, die	Носогубна борозна
Nasenbein, das -e	Носова кістка
Nasenbein, der	Носова кістка
Nasenbluten, das	Носова кровотеча
Nasendusche (Nasenspülung), die	Промивання носа (зрошення носа)
Nasenhöhle, die -n	Порожнина носа
Nasenkorrektur (Rhinoplastik), die	Корекція носа (ринопластика)
Nasenloch, das	Ніздря
Nasenloch, das; -(ö) er	Ніздря
Nasennebenhöhlen, die	Придаткові пазухи носа
Nasennebenhöhlenentzündung, die	Синусит
Nasenpolypen, die	Поліпи носа
Nasenrachenspiegelung: Rachenspiegelung, die	Назофарингоскопія: фарингоскопія
Nasenscheidewand, die	Носова перегородка
Nasensonde	Носовий зонд
Nasenspiegelung, die	Ендоскопія носа

Nasenspray, der	Спрей назальний
Nasensprays, die	Спреї назальні
national	національний
Nationaler Krebsplan, der	Національний план боротьби з раком
Nationales Gesundheitssystem, das	Національна система охорони здоров'я
Nationalität, die -en	Національність
Naturalrabatte, die	Знижки в натуральній формі
Naturgesetze, die	Закони природи
Naturheilkunde, die	Натуропатія
Naturleistungen, die	Природні послуги
natürlich	природний
Natürliche und kosmetische Anti-Aging-Methoden, die	Природні та косметичні методи омолодження
Naturstoffe, die	Природні речовини
Naturstoffklasse, die -n	Клас природних речовин
Nausea : Übelkeit, die	Нудота
Nävus, der	Невус
Nebenhoden, die	Придатки яєчка
Nebenhodenentzündung, die	Запалення придатка яєчка
Nebenhöhle, die	Придаткова пазуха носа
Nebenniere, die	Наднирник
Nebenniereninsuffizienz, die	Надниркова недостатність
Nebennierenrinde, die	Кора надниркових залоз
Nebennierenrindenschwäche, die	Недостатність кори надниркових залоз
Nebennierentumor, der	Пухлина надниркових залоз
Nebenprodukte, die	Побічні продукти
Nebenreaktionen, die	Побічні реакції

Fachwörterbuch für Pflege- und Gesundheitsberufe Deutsch-Ukrainisch
ISBN: 978-3-96213-490-7

Nebenschilddrüse, die	Прищитоподібна залоза
Nebenschilddrüsenunterfunktion, die	Гіпофункція паращитовидної залози
Nebenversicherung, die	Додаткове страхування
Nebulisator, der	Небулайзер
Neckerei, die -en	Кепкування
Negativliste, die	Негативний список
Neid, der	Заздрість
neigen	бути схильним
Neigung, die -en	Схильність
Nekrose, die	Некроз
Nematoden, die	Нематоди
neonatal	Неонатальний
Neonatologie, die	Неонатологія
Neoplasma, das	Неоплазма
Nephrolithiasis, die	Нефролітіаз
Nephrolitiasis, die	Нефролітіаз
Nephrologe, Nephrologin, der/die	Нефролог
Nephrologie, die	Нефрологія
Nephropathie, die	Нефропатія
Nephrotisches Syndrom, das	Нефротичний синдром
Nerv, der -en	Нерв
Nervenchirugie, die	Хірургія нервів
Nervenfaser, die	Нервове волокно
Nervengeflecht, das	Нервове сплетіння
Nervengewebe, die	Нервова тканина
Nervenheilkunde, die	Неврологія
Nervenklinik, die	Неврологічна клініка

Nervenkrankheit, die	Нервові захворювання
Nervenkrieg, der	Нервова війна
Nervenleiden, das	Нейропатія
Nervenmobilisation, die -en	Мобілізація нервів
Nervenschmerzen, die	Нервовий біль
Nervenschock, der	Нервовий шок
Nervenschwäche, die	Нервова слабкість
Nervensystem	Нервова система
Nervensystem, das -e	Нервова система
Nervenzellen, die	Нервові клітини
Nervenzentrum	Нервовий центр
Nervöser Darm, der	Подразнений кишечник
Nervschmerzen, die	Нервовий біль
Nervus medianus, der	Серединний нерв
Nervus ulnaris, der	Ліктьовий нерв
Nervus, der	Нервус
Nesselfieber, das	Кропив'янка
Nesselsucht, die	Кропив'яна лихоманка
nett adj.	приємний
Netz der Wohnberatungsstelle und deren Finanzierung	Мережа житлових консультаційних центрів та їх фінансування
Netzhaut, die	Сітківка
Netzhautablösung, die	Відшарування сітківки
Netzhautfunktionstest: Elektroretinographie, die	Дослідження функції сітківки: Електроретинографія
Netzwerke, die	Мережі
Neu in der Schweiz	Новинка у Швейцарії
Neuanfang, der	Новий початок

Fachwörterbuch für Pflege- und Gesundheitsberufe Deutsch-Ukrainisch
ISBN: 978-3-96213-490-7

Neuaufnahme, die	Новий прийом
Neubeginn, der	Новий початок
Neue Untersuchungs- und Behandlungsmethoden, die	Нові методи обстеження та лікування
Neue Welt, die	Новий світ
Neuerkrankungen, die	Нові захворювання
Neugeborene, der/die	Новонароджений
Neugeborenen-Intensivstation, die	Відділення інтенсивної терапії новонароджених
Neugeborenes, das	Новонароджений
Neugier, die	Цікавість
Neugierde, die	Цікавість
neulich, kürzlich	недавно
Neuralgien, die	Невралгія
Neuro-Elektrische Stimulation	Нейроелектрична стимуляція
Neuro-Enhancement, das	Нейропосилення
Neuroanatomie, die -n	Нейроанатомія
Neurochirurg (in), der/die	Нейрохірург
Neurochirurgie, die	Нейрохірургія
neurodegenerative	нейродегенеративний
neurodegenerative Erkrankungen, die	Нейродегенеративні захворювання
Neurodermitis, die	Нейродерміт
Neurofibromatose Typ 1, die	Нейрофіброматоз 1 типу
Neurofibromatose Typ 2, die	Нейрофіброматоз 2 типу
Neurofibromatose, die	Нейрофіброматоз
Neurohypophyse, die	Нейрогіпофіз
Neurologe, Neurologin, der/die	Невролог
Neurologie, die	Неврологія

neurologisch	неврологічний
neurologische Erkrankungen, die	Неврологічні захворювання
Neurologische Krankheiten	Неврологічні захворювання
neurologische Nadel, die	голка неврологічна
neurologisches Assessment, das -s	Неврологічне обстеження
neuromuskuloskelettales System, das -e	Опорно-руховий апарат
neuronal	нейронний
neuronale Plastizität, die -en	Пластичність нейронів
neuronale Signalwege, die	Нейронний сигнальний шлях
Neuroophthalmologie, die	Нейроофтальмологія
Neuropathie, die	Нейропатія
Neuropathologie, die	Невропатологія
neuropsychiatrische Erkrankungen, die	Нервово-психіатричні захворювання
Neuropsychologie, die	Нейропсихологія
neuropsychologisch	нейропсихологічний
neuropsychologische Erkrankungen, die	Нервово-психологічні захворювання
Neuroradiologie, die	Нейрорадіологія
Neurorehabilitation, die	Нейрореабілітація
Neurotransmitter, der -	Нейромедіатор
Neurowissenschaft, die -en	Неврологія
Neutral-Null-Methode, die	Метод нейтрального нуля
Neuvermählten (Pl.), die	Молодята
nicht ambulant	неамбулаторний
nicht auf den Mund gefallen sein	бути винахідливим
nicht einschlafen können	неможливість заснути
nicht entzündet	не запалені

ISBN: 978-3-96213-490-7

Nicht erstattungsfähige Arzneimittel, die	Лікарські засоби, вартість яких не підлягає відшкодуванню
nicht klar	не зрозуміло
nicht regelmäßig	не регулярний
nicht schädigend für den Magen	не шкідливий для шлунку
nicht später als	не пізніше, ніж
Nicht verschreibungspflichtige Arzneimittel, das	Безрецептурні лікарські засоби
Nicht-Pflichtmedikamente, die	Необов'язкові лікарські засоби
nichtärztlich	немедичний
Nichtärztliche therapeutische Tätigkeitsfelder, die	Немедичні терапевтичні галузі
Nichtbezahlen der Prämie, die	Несплата страхового внеску
Nichteheliche Lebensgemeinschaft, die	Нешлюбне партнерство
Nichtintervention, die -en	Невтручання
Nichtraucher, der	Той, хто не палить
Nichtzahlung des Beitrags, die	Несплата страхового внеску
Nickerchen, das	Дрімота
Nidation, die	Імплантація
niederknien	опуститися на коліна
Niederlassung, die	Відділення
Niederlassungsarten, die	Типи закладів
Niederlassungsfreiheit, die	Свобода проживання та економічної діяльності
niedriger Blutdruck, der	Низький кров'яний тиск
Niedrigschwellige Betreuung, die	Легкодоступна медична допомога
Niere, die -n	Нирка
Nierenarterienstenose, die	Стеноз ниркової артерії
Nierenbecken, das	Ниркова миска

Nierenbecken, die	Ниркова миска
Nierenbeckenentzündung, die	Запалення ниркових мисок
Nierenentzündung, die	Запалення нирок
Nierenersatztherapie, die	Замісна ниркова терапія
Nierenfunktion, die -en	Функція нирок
Nierenfunktionsstörung, die	Порушення функції нирок
Nierenfunktionsszintigrahie: Nierenszintigraphie, die	Сцинтиграфія функції нирок: сцинтиграфія нирок
Niereninfarkt, der	Інфаркт нирки
Niereninsuffizienz akut, die	Ниркова недостатність, гостра
Niereninsuffizienz, die	Ниркова недостатність
Nierenkarzinom, das	Карцинома нирки
Nierenkrebs, der	Рак нирки
Nierenleeraufnahme, die	Промивання нирок
Nierenschale, die	Ниркоподібний тазик
Nierenschmerzen, die	Біль у нирках
Nierenschwäche, die	Ниркова недостатність
Nierenspiegelung, die	Реноскопія
Nierenstein, der	Камінь у нирках
Nierenszintigraphie, die	Сцинтиграфія нирок
Nierentransplantation, die	Трансплантація нирки
Nierentumoren, die	Пухлини нирок
Nierenversagen : Vermindertes Wasserlassen, das	Ниркова недостатність: зменшення сечовиділення
Nierenversagen akut, das	Ниркова недостатність гостра
Nierenversagen chronisch, das	Ниркова недостатність хронічна
Nierenversagen, das	Ниркова недостатність
Nierenzellkarzinom, das	Нирково-клітинна карцинома

Fachwörterbuch für Pflege- und Gesundheitsberufe Deutsch-Ukrainisch
ISBN: 978-3-96213-490-7

niesen	чхати
Niesen, das	Чхання
Nightingalesches System	Система Найтінгейла
Ninhydrintest, der	Нінгідриновий тест
Niplette	Коректор форми соска
Nissl-Färbung, die	Пляма Ніссля
Nocebo, der	Ноцебо
Nodus, der	Вузол
Nomenklatur, die -en	Номенклатура
Non-Hodgkin-Lymphome, die	Неходжкінські лімфоми
nonverbal	невербальний
nonverbale Kommunikation, die -en	Невербальна комунікація
Noradrenalin, das	Норадреналін
normal	нормальний
Normalisierungsprinzip	Принцип нормалізації
Normalität, die	Нормальність
Normativität, die	Нормативність
Normierungspraxen, die	Нормативні практики
Noroviren-Infektion, die	Норовірусна інфекція
Norovirus, das	Норовірус
Nosoden, die	Нозоди
nosokomiale Infektion, die	Внутрішньолікарняна інфекція
Not geratenen Menschen, die	Люди, які потрапили в біду
Notarzt, der	Лікар швидкої допомоги
Notaufnahme, die	Травмпункт
Notdienst, der	Аварійна служба
Notfall, der	Надзвичайна ситуація

Notfallaufnahme, die	Відділення невідкладної допомоги
Notfalldaten, die	Дані про надзвичайні ситуації
Notfälle, die	Надзвичайні ситуації
Notfällen helfen, bei	Допомога в надзвичайних ситуаціях
Notfallklingel, die	Дзвінок для екстрених ситуацій
Notfallmedizin, die	Швидка медична допомога
Notfallrettung, die	Аварійно-рятувальні роботи
Notfallset, das/der	Аварійний набір
Notfallsituation: Erkennen und Handeln	Надзвичайна ситуація: розпізнавання та дії
Notfallwagen, der	Візок швидкої допомоги
notieren, sich	занотувати
nötig	необхідний
Notiz, [sich] von etwas eine Notiz machen, die	занотовувати, записувати що-небудь
Notlagentarif, der	Аварійний тариф
Notrufarmband	Браслет із тривожною кнопкою
Notrufzentrale, die	Аварійно-диспетчерська служба
Notstand, der -(ä) e	Надзвичайна ситуація
Notwehr, die	Самооборона
Notwehr, die	Самооборона
notwendig	необхідний
Notwendigkeiten, die	Потреби
November, der -	Листопад
Noxen, die	Патогени
nüchtern	тверезий
Nucleus, der	Ядро
Nuklearmedizinische Untersuchung: Szintigraphie, die	Ядерно-медичне обстеження: сцинтиграфія

Fachwörterbuch für Pflege- und Gesundheitsberufe Deutsch-Ukrainisch
ISBN: 978-3-96213-490-7

Nukleinsäuren, die	Нуклеїнови кислоти
Numerische Rating-Skala	Числова рейтингова шкала
nur vom Sehen kennen	знати кого-небудь тільки в обличчя
nur von Ansehen kennen	знати кого-небудь тільки в обличчя
Nurse-Family Partnership	Партнерство медсестри і сім'ї
Nursing, das	Догляд за хворими
Nutrigenomik	Нутрігеноміка
Nutrition, die	Харчування
nutritiv	поживний
Nutzen für all	Користь для всіх
Nutzen, das	Вигода
Nutzenbewertung von Arzneimitteln, die	Оцінка користі лікарських засобів
Nutzer, der -	Користувач
Nützlich, effektiv und kostengünstig	Корисно, ефективно і недорого
Nutzungsdauerentscheidungen, die	Рішення про закінчення терміну експлуатації
Nykturie, die	Ноктурія
Nylon, das	Нейлон
Nystagmus (Augenzittern), de	Ністагм (тремтіння очей)
O-Beine, die	Варусна деформація ніг
Obacht, die	Увага
Oberarm, der -e	Плече
Oberarmbein (Oberarmknochen, der/die), das -e	Плечова кістка
Oberarmbruch, der	Перелом плеча
Oberarmknochen, der	Кістка плечової кістки
Oberarmschmerzen, die	Біль у надпліччі

Oberbauch, der	Підребер'я
Oberbauchschmerzen, die	Біль у верхній частині живота
obere Aorta abdominalis, die	Верхня частина черевної аорти
Oberes Sprunggelenk Bandriss, der	Розрив верхньої зв'язки гомілковостопного суглоба
Oberfläche, die	Поверхня
Oberflächentherapie, die	Поверхнева терапія
oberflächlich	поверхневий
Oberhaut, die	Епідерміс
Oberkiefer, der	Верхня щелепа
Oberkieferbein (Oberkiefer, der), das -e	Верхньощелепна кістка
Oberkörper, der	Верхня частина тулуба
Oberlippe, die	Верхня губа
Oberlippenrinne, die	Жолобок верхньої губи
Oberschenkel, der	Стегно
Oberschenkel, der -	Стегно
Oberschenkelbein, das -e	Стегнова кістка
Oberschenkelhalsbruch, der	Перелом шийки стегнової кістки
Oberschenkelknochen, der	Стегнова кістка
Oberschenkelmuskel, der	Стегновий м'яз
Oberschwester, die	Старша медсестра
Objektives Risiko, das	Об'єктивний ризик
Objektivität, die -en	Об'єктивність
Obliegenheiten, die	Зобов'язання
Obliegenheitsverletzungen, die	Порушення зобов'язань
obligatorisch	обов'язковий
Obstipation : Verstopfung, die	Закреп
obstruktiv	обструктивний

Fachwörterbuch für Pflege- und Gesundheitsberufe Deutsch-Ukrainisch
ISBN: 978-3-96213-490-7

occult	окультний
Ödem : Wasseransammlung, das	Набряк: накопичення води
Ödem, das	Набряк
Odontogen, die	Одонтогенний
Odontologie, die	Одонтологія
Oesophagus, der	Стравохід
Off-Label Use, der	Використання не за призначенням
offene Stelle, die	Вакансія
Offener Rücken, der	Розщеплення хребта
Offenes Bein, das	Хронічна венозна недостатність, що супроводжується трофічними порушеннями
Offenheit, die	Відкритість
Offenheit, die	Відкритість
offenherzig	відвертий
Öffentlich-rechtliche Verfolgung	Публічно-правове переслідування
Öffentlicher Gesundheitsdienst, der	Служба охорони здоров'я
öffentliches Recht, das	Публічне право
Öffentlichkeitsarbeit, die -en	Зв'язки з громадськістю
offizielle Stelle, die	Офіційний орган
Ohnmacht, der	Безсилля
Ohnmacht, die	безсилий
ohnmächtig	непритомний
Ohnmachtsanfall : Ohnmacht, der	Непритомність
Ohr, das -en	Вухо
Ohr, das -en	Вухо
Ohrenarzt, der	Отіатр
ohrenbetäubend	оглушливий
Ohrenentzündung, die	Вушна інфекція

Ohrenkorrektur (Ohren anlegen), die	Пластика вух
Ohrensausen, das	Шум у вухах
Ohrenschmalz entfernen	Видалення вушної сірки
Ohrenschmerzen, die	Біль у вухах
Ohrenspiegel, der	Вушна воронка
Ohrenspiegelung (Otoskopie) und Ohrmikroskopie, die	Отоскопія та мікроскопія вуха
Ohrentzündung äusserer Gehörgang, die	Вушна інфекція зовнішнього слухового проходу
Ohrentzündung, die	Вушна інфекція
Ohrgeräusch, das	Шум у вухах
Ohrläppchen, die	Мочка вуха
Ohrmuschel, die -n	Вушна раковина
Ohrspeicheldrüse, die	Привушна залоза
Ohrstöpsel, der	Беруші
Ohrthermometer, das	Вушний термометр
Okklusionsfolie	Оклюзійна фольга
Ökologie, die -n	Екологія
ökologische Studien, die	Екологічні дослідження
Ökonomen, die	Економісти
Ökonomie, die -n	Економіка
ökonomisch	економічний
Ökonomische Bedeutung	Економічне значення
ökonomische Evaluation, die -en	Економічна оцінка
Ökonomisches Prinzip, das	Економічний принцип
Oktober, der -	Жовтень
Öl ziehen: Fraglicher Schutz vor Karies	Полоскання рота олією: сумнівний захист від карієсу

ISBN: 978-3-96213-490-7

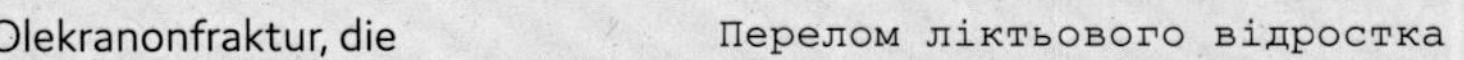

Olekranonfraktur, die	Перелом ліктьового відростка
Olfaktorischer Cortex, der	Нюхова кора головного мозку
Oligophrenie, die	Олігофренія
Oligopolstruktur, die -en	Олігопольна структура
Oligurie : Vermindertes Wasserlassen, die	Олігурія: зменшення сечовипускання
Omaha-Klassifikation	Класифікація Омахи
Ombudsleute, die	Омбудсмени
Ombudsmann/Ombudsfrau, der/die	Омбудсмен/Омбудсменка
Omphalitis, die	Омфаліт
Onchozerkose, die	Онхоцеркоз
Onkologie, die	Онкологія
Onkologische Krankheiten	Онкологічні захворювання
Onlay, das	Onlay-методика
Ontogenese, die -n	Онтогенез
Onychomykose, die	Оніхомікоз
Open General Studies, die	Відкриті загальні дослідження
Operation an der Hüfte, die	Операція на тазостегновому суглобі
Operation von Gehirntumoren, die	Операції при пухлинах головного мозку
Operation, die	Хірургія
Operationslagerung	Хірургічне позиціонування
Operationsmethode, die	Метод роботи
Operationsraum, der	Операційний зал
Operationssaal, der	Операційний зал
Operationstechnik, die	Хірургічна техніка
Operationstisch	Операційний стіл
Operationsvorbereitung, die	Підготовка до операції

Operative Eingriff	Хірургічне втручання
operieren	робити операцію
Opferentschädigungsgesetz (OEG), das	Закон про відшкодування шкоди потерпілим
Ophthalmoskopie, die	Офтальмоскопія
Ophthalmoskopie: Augenspiegelung, die	Офтальмологія: офтальмоскопія
Opportunist, der -en	Опортуніст
Optik, die -en	Оптика
Optiker, der	Оптик
optimale Ausgestaltung, die -en	Оптимальний дизайн
Optimierung, die -en	Оптимізація
Optimismus, der	Оптимізм
Optimist, der -en	Оптиміст
optimistisch adj.	оптимістичний
Optionspreistheorie, die	Теорія опціонного ціноутворення
Optionstarife, die	Додаткові тарифи
Optische Kohärenztomografie, die	Оптична когерентна томографія
Optometrist, der	Лікар-оптометрист
oral	оральний
Oralchirurgie, die	Оральна хірургія
Oralepidemiologie	Епідеміологія порожнини рота
Oraler Glukosetoleranztest (OGTT), der	Пероральний тест на толерантність до глюкози
Orbicularis-oris-Reflex, der	Очноямковий рефлекс
Orbita, die	Очна ямка
Orchitis, die	Орхіт
Ordentliche Kündigung, die	Звільнення з попереднім попередженням
Ordnung bringen, sich in	впорядкувати, навести порядок

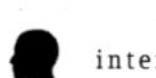
interkulturaverlag.de
Fachwörterbuch für Pflege- und Gesundheitsberufe Deutsch-Ukrainisch
ISBN: 978-3-96213-490-7

Ordnung, die	Порядок
Organ, das -e	Орган
Organelle, die -n	Орган
Organisation der Hygiene im Gesundheitswesen	Організація гігієни в секторі охорони здоров'я
Organisation, die -en	Організація
Organisations- und Massenkommunikation, die -en	Організаційна та масова комунікація
Organisationsabläufe, die	Організаційні процеси
Organisationswerdung, die	Організаційний розвиток
organische Chemie, die	Органічна хімія
organisieren, sich	організовувати
Organismus, der -en	Організм
Organotherapie, die	Органотерапія
Organpräparate, die	Органопрепарат
Organspende, die -n	Донорство органів
Organspenderin, die	Донор органів (жінка)
Organspiegelung: Endoskopie, die	Органна ендоскопія
Organstruktur, die	Структура органу
Organsysteme, die	Система органів
Organtransplantation, die -en	Трансплантація органів
Organübertragung, die	Пересадка органів
Organversagen, das -	Відмова органу
Orgasmus, der;-men	Оргазм
orientieren, sich	орієнтуватися
Orientierung, die -en	Орієнтація
Orientierungsstörungen, die	Порушення орієнтації
Orientierungswert, der	Орієнтовна вартість

Originalpräparat, das	Оригінальний препарат
Ornithose, die	Орнітоз
orphan diseases, das	Орфанні захворювання
Orphan Drug, der	Орфанний препарат
Orthese, die	Ортезування
Orthesen und Prothesen	Ортези та протези
Orthopäde, Orthopädin, der/die	Лікар-ортопед
Orthopädie, die	Ортопедія
Orthopädische Hilfsmittel, das	Ортопедичні засоби
Orthopädische Krankheiten	Ортопедичні захворювання
Orthopädische Schuhe, die	Ортопедичне взуття
Orthorexia nervosa, die	Нервова орторексія
Örtliche Bezirksstellen der Krankenkassen, die	Місцеві районні відділення лікарняних кас
Örtliche Selbsthilfegruppen verschiedener Ausricht, die	Місцеві групи самодопомоги різних типів
Örtliche Sportvereine, die	Місцеві спортивні клуби
Ortskrankenkassen (AOK), die	Місцеві лікарняні каси
OSG, der	Гомілковостопний суглоб
Osmolarität, die	Осмолярність
Osmose, die	Осмос
osmotischer Druck, der	Осмотичний тиск
Ösophagitis, die	Езофагіт
Ösophagus-Manometrie, die	Стравохідна манометрія
Ösophaguskarzinom, das	Карцинома стравоходу
Osso Venographie, die	Оссо-венографія
Össur (Unternehmen)	Össur (компанія)
Osteoarthritis, die	Остеоартроз

Fachwörterbuch für Pflege- und Gesundheitsberufe Deutsch-Ukrainisch
ISBN: 978-3-96213-490-7

Osteochondrom, das	Остеохондрома
Osteoidosteom, das	Остеоїдна остеома
Osteomalazie, die	Остеомаляція
Osteomyelitis, die	Остеомієліт
Osteopathie, die	Остеопатія
Osteopathie/Osteoporos	Остеопатія/Остеопороз
Osteoporose, die	Остеопороз
Osteosarkom, das	Остеосаркома
Ostitis, die	Остит
Oszillographie, die	Осцилографія
Otalgie, die	Оталгія
OTC-Arzneimittel, das	Безрецептурні препарати
Otitis externa, die	Зовнішній отит
Otitis media, die	Середній отит
Otitis, die	Отит
Otologie, die	Отологія
Otopexie (Otoplastik), die	Отопексія (отопластика)
Otopexie, die	Отопексія
Otosklerose, die	Отосклероз
Otoskop, das	Отоскоп
Ott-Zeichen, das	Синдром Отта
Ottobock	Компанія "Отто Бокк"
Outcomebewertung, die -en	Оцінка результатів
Outsourcing-Maßnahmen, die	Заходи з аутсорсингу
Ovar	Яєчник
Ovarektomie, die	Оваректомія
Ovarialkarzinom, das	Рак яєчників
Ovarialzysten, die	Кіста яєчника

Ovarium, das	**Яєчник**
Ovulation, die	Овуляція
ovulieren	**овулювати**
Oxygenator	Оксигенатор
Oxyon-Therapie, die	**Оксигенотерапія**
Oxyuriasis, die	Оксиурія
Paartherapie, die	**Подружня терапія**
Packungsbeilage/Fachinformation, die	Інструкція з прийому лікарських препаратів/інформація про фармацевтичний препарат
Packungsgröße, die	**Розмір упаковки**
Pädaudiologie, die	Педаудіологія
Pädiatrie, die	**Педіатрія**
Pädologie, die	Педологія
palliativ	**паліативний**
Palliativ Care, die	Паліативний догляд
Palliativbehandlung, die	**Паліативне лікування**
Palliative Care, das	Паліативний догляд
Palliative Therapie, die	**Паліативна терапія**
Palliativmedizin, die	Паліативна медицина
Palliativpflege	**Паліативна допомога**
Palliativstation	Паліативне відділення
Palliativtherapie, die	**Паліативна терапія**
Palliativversorgung, die	Паліативна допомога
palpabel	**прощупуваний**
Palpation, die	Пальпація
palpatorisch	**пальпаційний**
Palpitation : Herzstolpern, die	Пальпітація: прискорене серцебиття
Panaritium, das	**Панарицій**

ISBN: 978-3-96213-490-7

Pandemie, die	Пандемія
Pandemieplan, der	План на випадок пандемії
Pandemieprävention	Профілактика пандемії
Panik : Angst, die	Паніка : тривога
Panikattacke, die	Панічна атака
Panikstörung, die	Панічний розлад
Pankreas, das	Підшлункова залоза
Pankreasinsuffizienz, die	Панкреатична недостатність
Pankreaskrebs, der	Рак підшлункової залози
Pankreatitis, die	Панкреатит
PAP-Abstrich, der	Мазок на онкоцитологію
Papeln, das	Папули
Papiertaschentuch, das	Паперові серветки
Paradontitis, die	Пародонтит
Paradontose, die	Пародонтоз
paradox	парадоксальний
Paralleltarif, der	Паралельний тариф
Paralyse : Lähmungen, die	Паралі
Parameter, der -	Параметр
Paraphimose, die	Парафімоз
Paraplegie, die	Параплегія
Parasiten, die	Паразити
Parasitosen, die	Паразитози
Parasympathikus, der	Парасимпатична нервова система
Paratyphus, der	Паратиф
Parenterale Ernährung, die	Парентеральне харчування
Parese : Lähmungen, die	Парез : параліч
Parese, die	Парез

Parfum, das -s	Парфум
Parietallappen, der	Парієтальна частка
Paritätische Finanzierung, die	Паритетне фінансування
Paritätischer Wohlfahrtsverband, der	Паритетна спілка благодійних організацій
Parkinson Präeklampsie, der	Прееклампсія Паркінсона
Parkinson Syndrom, das	Синдром Паркінсона
Parkinson, der	Хвороба Паркінсона
Paro (Roboter)	Паро (робот)
Parodontitis, die	Пародонтит
Parodontologie, die	Пародонтологія
Paronychie, die	Пароніхія
Parotis, die	Привушна залоза
paroxysmal	пароксизмальний
partiell	частковий
Partikel, die	Частка
Partizipation, die -en	Участь
Partizipative Entscheidungsfindung	Спільне прийняття рішень
partizipative Gesundheitsforschung, die -en	Партисипативні дослідження в галузі охорони здоров'я
partizipative Modelle, die	Партисипативні моделі
Partnergesellschaft, die -en	Партнерська компанія
Partnerschaft, die	Партнерство
passend	відповідний
passiv	пасивний
Passive Rückversicherung, die	Пасивне перестрахування
passive Sterbehilfe, die	Пасивна евтаназія
Passung, die -en	Ґрипасування

Fachwörterbuch für Pflege- und Gesundheitsberufe Deutsch-Ukrainisch
ISBN: 978-3-96213-490-7

Pastille, die	Пігулка
Pate, der -n	Хрещений батько
Patella-Fraktur, die	Перелом надколінка
Patellaluxation, die	Вивих колінної чашечки
Patellareflex, der	Колінний рефлекс
Patenkind, das -er	Хрещеник
Patentgeschützte Arzneimittel, das	Лікарський засіб, захищений патентом
pathogen	патогенний
Pathogenese, die	Патогенез
Pathologe, Pathologin, der/die	Патологоанатом
Pathologie, die	Патологія
pathologisch	патологічний
Pathomechanismen, die	Патомеханізми
Pathophysiologie, die	Патофізіологія
pathophysiologische Ursachen, die	Патофізіологічні причини
Patient, der -en	Пацієнт
Patiente in den Operationssaal bringen, die	Доставка пацієнтів в операційну
Patienten aus dem Operationssaal abholen, die	Забирання пацієнтів з операційної
Patienten beim Aufstehen und Gehen helfen, die	допомагати пацієнтам вставати і ходити
Patienten beruhigen, einen	заспокоїти пацієнта
Patienten überweisen an, die	направляти пацієнтів до
Patienten und Patientinnen umlagern , die	переміщувати пацієнтів
Patientenakte, die	Карта пацієнта
Patientenaufenthaltsraum, der	Кімната відпочинку для пацієнтів
Patientenbeauftragte/r, die, der	Представник пацієнта

Patientenberatung, unabhängige (UPD), die	Консультування пацієнтів, незалежне
Patientenedukation	Просвітницька робота з пацієнтами
Patientenedukation, die -en	Просвітницька робота з пацієнтами
Patientenedukationskonzepte, die	Концепції навчання пацієнтів
Patienteneinzelzimmer, das	Пацієнтська одномісна палата
Patientenindividuelle Arzneimittelverblisterung	Блістеризація лікарських засобів, призначених для конкретного пацієнта
Patienteninformation	Інформація для пацієнта
Patienteninformationszentren, die	Інформаційні центри для пацієнтів
Patientenkartei, die	Карта пацієнта
Patientenkompetenz	Компетентність пацієнта
Patientenkurve, die	Пацієнтська крива
Patientenleitlinien, die	Керівництво для пацієнтів
Patientenorganisation, die	Організація пацієнтів
Patientenorientierung	Орієнтація на пацієнта
Patientenquittung, die	Квитанція для пацієнта
Patientenrechte, die	Права пацієнтів
Patientenschulung	Підготовка пацієнтів
Patientensicherheit, die -en	Безпека пацієнтів
Patientensicherheitsziele	Цільові показники безпеки пацієнтів
Patientenstuhl (Behandlungsstuhl), der	Крісло для пацієнта (процедурне крісло)
Patientenverfügung, die -en	Розпорядження пацієнта
Patientenverfügungs-Gesetz	Закон про передачу іншій особі прав щодо прийняття важливих медичних рішень у разі втрати дієздатності
Patientenzimmer für 3 bis 6 Patienten, das	Палата для 3-6 пацієнтів
Patientenzimmer für zwei Patienten, das	Палата для двох пацієнтів

Fachwörterbuch für Pflege- und Gesundheitsberufe Deutsch-Ukrainisch
ISBN: 978-3-96213-490-7

Patin, die -nen	Хрещена мати
Paukenhöhle, die -n	Тимпанальна порожнина
Paukenröhrchen, die	Тимпаностомічна трубка
Pauschalbeiträge, die	Паушальний внесок до фонду соціального страхування
Pauschalierende Entgelte für Psychiatrie und Psychosomatik (PEPP), die	Фіксовані тарифи на психіатрію та психосоматику
Pauschaltarif, der	Фіксований тариф
Pay for performance, die	Оплата по результатам роботи
Pazifist, der -en	Пацифіст
Peak-Flow-Messung, die	Вимірювання пікового потоку
Pedalerhöhung	Підйом педалі
Pedalsperre	Блокування педалей
Pediküre, die	Педикюр
Peeling machen	відлущувати
Peeling, die	Пілінг
Peer Education, die	Навчання за принципом "рівний-рівному"
Peer Involvement-Projekte, die	Проекти із залученням колег
PEG-Sonde, die	Трубка для черезшкірної ендоскопічної гастростомії
Pelotte	Пелот
Pelvis, der	Таз
Penetration, die	Проникнення
Penicillin, das	Пеніцилін
Penis, der	Пеніс
Peniskarzinom, das	Рак статевого члена
Peniskrebs, der	Рак статевого члена
Penisprothese	Протезування статевого члена

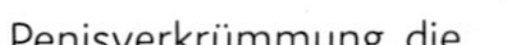

Penisverkrümmung, die	Викривлення статевого члена
Penisvorhaut, die	Крайня плоть статевого члена
Pensionär, der -e	Пенсіонер
Pensionäre, die	Пенсіонери
Pentagastrin-Test, der	Пентагастриновий тест
PentraSorb	Адсорбер PentraSorb
Peptide, die	Пептиди
Perfektionist, der -en	Перфекціоніст
Perforation, die	Перфорація
Performancemessung, die -en	Вимірювання ефективності
Performanz, die -en	Продуктивність
Perfusion, die	Перфузія
Perfusion, die -en	Перфузія
Perfusor	Перфузор
Periarthritis humero-scapularis, die	Плечо-лопатковий періартрит
Periduralanästhesie, die	Перидуральна анестезія
Perikard, das	Перикард
Perikarditis, die	Перикардит
Perimetrie, die	Периметрія
Perinatalmedizin, die	Перинатальна медицина
Periode, die	Період
Periodensystem, das -e	Періодична система
Periost, das	Окістя
peripher	периферійний
Periphere Arterielle Verschlusskrankheit, die	Оклюзійне захворювання периферичних артерій
Periphere und arterielle Verschlusskrankheit	Периферичне та артеріальне оклюзійне захворювання

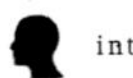

Fachwörterbuch für Pflege- und Gesundheitsberufe Deutsch-Ukrainisch
ISBN: 978-3-96213-490-7

peripheres Nervensystem, das -e	Периферична нервова система
Peripherie, die	Периферія
Periradikuläre Therapie, die	Перірадикулярна терапія
Peritoneum, das	Очеревина
Peritonitis, die	Перитоніт
Perkussion, die	Перкусія
perkutan	черезшкірний
permanent	постійний
Peronaeus-Stimulator	Стимулятор малогомілкової кістки
Person, die -en	Особа
Personal, das	Персонал
Personalabteilung, die	Відділ кадрів
Personalbemessung (Pflege), die	Нормативи чисельності персоналу (догляд)
Personalisierte Therapien, die	Персоналізована терапія
Personalmanagement, das -s	Управління персоналом
Personalmanagementfelder, die	Сфери управління персоналом
Personalwirtschaft, die	Управління персоналом
Personenbezogene Daten, die	Персональні дані
Personengesellschaftsrecht, das	Законодавство про партнерство
Personenkreise für die private Krankheitskostenversicherung, die	Групи осіб для приватного страхування медичних витрат
Personenlifter	Медичний підйомник
Personenwaage, die	Медичні ваги
Personenwahrnehmung, die -en	Сприйняття людини
persönlich	особистий
Persönliche Angaben	Персональні дані
persönliche Gesundheitsförderung, die	Зміцнення особистого здоров'я

Persönliche Gesundheitskompetenz, die	Особиста медична грамотність
Persönliches Budget, das	Особистий бюджет
Persönlichkeit, die -en	Особистість
Persönlichkeitsentwicklung, die -en	Розвиток особистості
Persönlichkeitsrechte, die	Права особистості
Persönlichkeitsstörung	Розлад особистості
Persönlichkeitsstörung, die	Розлад особистості
Perspektivenwechsel, der -	Зміна перспективи
Perspektivität, die -en	Перспектива
Perthes Test, der	Тест Пертеса
Pertussis	Коклюш
Perücke, die -n	Перука
Pessar, das	Песарій
Pessimist, der -en	Песиміст
Pest, die	Шкідник
PET (Positronen-Emissions-Tomografie), die	ПЕТ (позитронно-емісійна томографія)
Pfeiffer'sches Drüsenfieber, das	Залозиста лихоманка Пфайффера
Pferdekraft, die; -(ä) e	Кінські сили
Pferdeschwanz, der	Кінський хвіст
Pferdestärke, die -n (PS)	Кінські сили
Pflanze, die -n	Рослина
Pflanzen- und Tierreich, das -e	Рослинний і тваринний світ
Pflanzenheikunde, die	Фітотерапія
Pflaster mit Wirkstoffen, das	Пластир з активними компонентами
Pflaster, das	Пластир

Fachwörterbuch für Pflege- und Gesundheitsberufe Deutsch-Ukrainisch
ISBN: 978-3-96213-490-7

Pflege als Praxisfeld	Медсестринство як сфера практичної діяльності
Pflege alter Menschen mit akuten und chronischen Schmerzen	Догляд за людьми похилого віку з гострим та хронічним болем
Pflege bei gerontopsychiatrischen Veränderungen	Медсестринський догляд при геронтопсихіатричних змінах
Pflege des äußeren Erscheinungsbildes	Догляд за зовнішнім виглядом
Pflege infektionskranker alter Menschen	Догляд за людьми похилого віку з інфекційними захворюваннями
Pflege planen, durchführen, dokumentieren und evaluieren	Планування, реалізація, документування та оцінка догляду
Pflege und Begleitung sterbender alter Menschen	Догляд та підтримка людей похилого віку, які помирають
Pflege- und Medizinmanagement, das -s	Управління медичним обслуговуванням та медикаментозним забезпеченням
Pflege-Neuausrichtungs-Gesetz	Закон про реорганізацію системи сестринського догляду
Pflege-Pauschbetrag	Одноразова допомога по догляду за хворим
Pflege-Qualitätssicherungsgesetz	Закон про забезпечення якості сестринського догляду
Pflege-Transparenzvereinbarung, die	Угода про прозорість надання медичної допомоги
Pflege-Weiterentwicklungsgesetz	Закон про подальший розвиток довгострокового догляду
Pflege-Weiterentwicklungsgesetz, das	Закон про подальший розвиток сфери догляду за хворими
Pflege, die	Догляд за хворими
Pflegeabhängigkeitsskala	Шкала залежності від догляду
Pflegeanstalt, die	Будинок престарілих
Pflegearbeit, die -en	Робота по догляду
Pflegeassessment	Оцінка сестринського догляду
Pflegeausbildung, die -en	Професійна підготовка з догляду

Pflegeauskunft, die	Інформація щодо догляду
Pflegebedarf	Потреба у догляді
Pflegebedarf, der	Потреба у догляді
Pflegebedürfnisse, die	Ппотреби у догляді
pflegebedürftig	який потребує постійного догляду
pflegebedürftige Eltern, die	батьки, які потребують постійного догляду
Pflegebedürftige, die/der	Той, що потребує постійного догляду
Pflegebedürftigkeit, die	Потреба в догляді
Pflegebedürftigkeits-Richtlinien	Рекомендації щодо довготривалого догляду
Pflegebegleitung, die -en	Супровід по догляду за хворими
Pflegeberatung, die -en	Консультування з питань догляду
Pflegeberufe, die	Професія у сфері догляду
Pflegeberufegesetz	Закон про сестринські професії
Pflegeberufereformgesetz	Закон про реформування медсестринства
Pflegediagnose	Сестринський діагноз
Pflegediagnostik, die	Діагностика для догляду за хворими
Pflegedienst, der -e	Амбулаторна служба догляду за хворими та інвалідами
Pflegedienstleitung	Управління медсестринством
Pflegedokumentation, die	Медична документація
Pflegeeinrichtung, die	Заклад медичного спостереження та догляду
Pflegefachassistent	Асистент медичної сестри
Pflegefachfrau	Дипломована медсестра
Pflegefachkraft in der ambulanten Pflege	Медсестра в амбулаторному лікуванні
Pflegefachkraft,die	Фахівець з догляду за хворими
Pflegeforschung, die -en	Дослідження у сфері догляду

interkulturaverlag.de
Fachwörterbuch für Pflege- und Gesundheitsberufe Deutsch-Ukrainisch
ISBN: 978-3-96213-490-7

Pflegegeld, das	Допомога по догляду
Pflegegrad, das	Ступінь догляду
Pflegehandeln, das	Діяльність у сфері догляду
Pflegeheim, das	Будинок престарілих
Pflegehilfsmittel, das	Допоміжні засоби для догляду за хворими
Pflegeinformatik	Медсестринська інформатика
Pflegeinformation, die	Інформація по догляду
Pflegeintervention	Втручання у догляд
Pflegeinterventionen, die	Втручання у догляд
Pflegekasse, die	Страхування на випадок необхідності догляд
Pflegekinder, die	Діти, які потребують догляду
Pflegekomplexmaßnahmen-Score	Оцінка комплексних заходів з догляду
Pflegekraft, die -(ä) e	Доглядальниця
Pflegekrankenversicherung, die	Страхування на випадок хвороби
Pflegekurs	Курс догляду
Pflegekurs, der	Курс догляду
Pflegekurse für Angehörige, die	Курси по догляду для родичів
Pflegeleistung, die	Послуги з догляду
Pflegeleitbild	Місія догляду
Pflegemaßnahme, die	Заходи щодо догляду
Pflegemode, die	Мода на догляд
Pflegemodell	Модель догляду
pflegen	доглядати
pflegen, sich	доглядати
pflegend	турботливий
Pflegende Angehörige	Опікуни
Pflegenote, die	Клас догляду

Pflegeökonomie, die	Економіка медсестринства
Pflegepädagogik, die	Медсестринська освіта
Pflegeperson, die	Обслуговуючий персонал для особи, яка потребує опіки
Pflegepersonal-Regelung, die	Положення про обслуговуючий персонал для особи, яка потребує опіки
Pflegepersonal-Stärkungsgesetz	Закон про наділення повноваженнями сестринського персоналу
Pflegepersonal, das	Обслуговуючий персонал для особи, яка потребує опіки
Pflegepflichtversicherung, die	Обов'язкове страхування на випадок виникнення необхідності в догляді через хворобу або старість
Pflegeplanung, die	Планування догляду
Pflegepraxis, die -ktiken/-en	Практика з догляду
Pflegeprozess	Процес догляду
Pflegeprozess, der -e	Процес догляду
Pflegeprozesstheorie	Теорія медсестринського процесу
Pflegequalität	Якість догляду
Pflegequalität, die -en	Якість догляду
Pflegeraum, der	Кімната для догляду за хворими
Pflegereform, die	Реформа охорони здоров'я
Pflegerin, die	медсестра
pflegerisch	догляд за хворими
pflegerische Interventionen, die	сестринські втручання
pflegerische Versorgung, die	Догляд за хворими
Pflegerisches Assessment in der Geriatrie	Оцінка сестринського догляду в геріатрії
pflegerisches Assessment, das -s	Оцінка догляду за хворими
Pflegeroboter, der	Робот-санітар
Pflegesachleistungen, die	Послуги з догляду за хворими

Fachwörterbuch für Pflege- und Gesundheitsberufe Deutsch-Ukrainisch
ISBN: 978-3-96213-490-7

Pflegesatz	Тариф на медичне обслуговування
Pflegeschritt, der	Етап догляду за хворими
Pflegeschule	Школа підготовки медсестер
Pflegeschüler (in), der/die	Учень, який вивчає догляд за хворими
Pflegesessel	Крісло медсестринське
Pflegesituationen, die	Ситуації догляду за хворими
Pflegestandard	Стандарт надання медичної допомоги
Pflegestärkungsgesetz, das	Закон про посилення догляду за хворими
Pflegestudent (in), der/die	Студент, який вивчає догляд за хворими
Pflegestufe I, die	Рівень догляду I
Pflegestufe II, die	Рівень догляду II
Pflegestufe III, die	Рівень догляду III
Pflegestufe null, die	Рівень догляду 0
Pflegestützpunkt, der	Консультаційний центр з догляду
Pflegestützpunkte, die	Консультаційні центри з догляду
Pflegesystem	Пункт допомоги по догляду
Pflegetagebuch, das	Щоденник догляду
Pflegetagegeld, das	Допомога по щоденному догляду
Pflegetätigkeit, die	Діяльність по догляду
Pflegeteam, das -s	Команда по догляду
Pflegetheorien, die	Теорії догляду
Pflegeverbrauchsmaterial, das	Витратні матеріали для догляду за хворими
Pflegevermittlung, die	Агентство по догляду за хворими
pflegeversichert	застрахований на випадок необхідності догляду
Pflegeversichertennummer, die	Номер страхування на випадок необхідності у догляді
Pflegeversicherung (Deutschland)	Страхування на випадок потреби в догляді (Німеччина)

Pflegeversicherung (PV), die -en	Страхування на випадок потреби в догляді
Pflegeversicherungsbeitrag, der	Внесок на страхування на випадок потреби в догляді
Pflegeversicherungsprämie pensionierte Beamte, die	Внесок на страхування на випадок потреби в догляді для державних службовців, які вийшли на пенсію
Pflegeversicherungszuschlag, der	Доплата за страхування на випадок потреби в догляді
Pflegevisite	Медсестринські обходи
Pflegewissenschaft, die	Наука про догляд
Pflegewohngeld	Допомога по догляду в стаціонарних закладах
Pflegezeit (Arbeitsfreistellung)	Відпустка по догляду за дитиною (вільний від роботи час)
Pflegezeit, die	Час догляду
Pflegezeitgesetz	Закон про час догляду
Pflegezeitgesetz, das	Закон про час догляду
Pflegezusatzversicherung, die	Додаткове страхування на випадок потреби в догляді
Pflicht- und freiwillig Versicherte, die	Обов'язково та добровільно застраховані особи
Pflichtkassen, die	Обов'язкове страхування
Pflichtversicherter, der	Застрахований у порядку обов'язкового страхування
Pflichtversicherungsgrenze, die	Ліміт обов'язкового страхування
Pfortader, die	Ворітна вена
Pfund, das -e (500 gr)	Фунт
pH-Messung, die -en	Вимірювання pH
Phäochromozytom, das	Феохромоцитома
Pharmacoeconomics, die	Фармакоекономіка
Pharmaindustrie, die	Фармацевтична промисловість
Pharmakodynamik, die -en	Фармакодинаміка

ISBN: 978-3-96213-490-7

Pharmakokinetik	Фармакокінетика
Pharmakologie, die	Фармакологія
Pharmakoökonomie, die -n	Фармакоекономіка
Pharmakovigilanz, die	Фармаконагляд
Pharmaökonomie, die -n	Фармакоекономіка
Pharmazentralnummer, die	Центральний фармацевтичний номер
Pharmazeut, die	Фармацевт
pharmazeutisch (Adj.)	фармацевтичний
pharmazeutische Firma, die	Фармацевтична компанія
pharmazeutische Industrie, die	Фармацевтична промисловість
Phasen, die	Фази
Phasendiagramme, die	Фазові діаграми
Phenylketonurie, die	Фенілкетонурія
Philanthrop, der -en	Філантроп
Philtrum (Oberlippenrinne, die), das	Філтрум
Phimose, die	Фімоз
Phlebitis, die	Флебіт
Phlebographie, die	Флебографія
Phlebologie, die	Флебологія
Phlebotomus-Fieber, das	Флеботомна лихоманка
Phlegmone, die	Флегмона
Phobie, die	Фобія
Phonation, die	Фонація
Phonetik, die	Фонетика
phonetisches Alphabet, das	Фонетичний алфавіт
Phoniatrie, die	Фоніатрія
Phonochirurgie, die	Фонохірургія

Phonokardiographie, die	Фонокардіографія
Phonologie, die	Фонологія
Photochemie, die	Фотохімія
Photodynamische Therapie, die	Фотодинамічна терапія
Photometrie, die -n	Фотометрія
Photosynthese, die	Фотосинтез
Phototherapie, die	Фототерапія
Physikalische Therapie, die	Фізична терапія
Physikalische Verfahren, das	Фізичний процес
Physiologie, die	Фізіологія
physiologisch	фізіологічний
physiologische Chemie, die	Фізіологічна хімія
physiologische Prozesse, die	Фізіологічні процеси
Physiotherapeut (in), der/die	Фізіотерапевт
physiotherapeutische Akutversorgung, die -en	Фізіотерапевтична невідкладна допомога
physiotherapeutische Prävention, die -en	Фізіотерапевтична профілактика
Physiotherapie (früher: Krankengymnastik), die	Фізіотерапія (раніше: лікувальна фізкультура)
Physiotherapie, die	Фізіотерапія
physisch	фізичний
physische Umwelt, die	Фізичне середовище
Phytotherapie, die	Фітотерапія
Pica-Syndrom, das	Синдром Піка
PICC-Katheter	PICC-катетер
Pickel, der	Гнійник
picken, sich	колоти
Pigmentfleck, der	Пігментна пляма

ISBN: 978-3-96213-490-7

Pigmentflecken, die	Пігментна пляма
Pille danach, die	Таблетки вранці після прийому їжі
Pille, die	Таблетка
Pillenbox	Таблетниця
Pilz, der	Грибок
Pilzinfektion der Haut mit Hefepilzen, die	Грибкове ураження шкіри дріжджовими грибами
Pilzinfektionen, die	Грибкові інфекції
Pinsel, der	Щітка
Pinzette, die	Пінцет
Pityriasis versicolor, die	Висівкоподібний лишай
Pivot-Shift-Test, der	Тест на виявлення латерального зісковзування
PKU bei Baby & Kind, das	Фенілкетонурія у малюків та дітей
Placebo	Плацебо
Placebo-Behandlung, die	Лікування плацебо
Placebo, das	Плацебо
Plan, der	План
planen	планувати
Plankostenrechnung, die -en	Розрахунок планової собівартості
Plantarfasziitis, die	Підошовний фасціїт
Planung, die -en	Планування
Planungsbereich, der	Область планування
Planungsgrundlagen, die	Основи планування
Planungsmethoden, die	Методи планування
Planungsqualität, die -en	Якість планування
Planungszyklus, der -klen	Цикл планування
Plasma, das	Плазма
Plasmozytom, das	Плазмоцитома

plastische Chirurgie, die	Пластична хірургія
plastische Operation, die -en	Пластична операція
Plastizität, die -en	Пластичність
Platte, die	Пластина
Plattenepithelkarzinom, das	Плоскоклітинна карцинома
Plattformlift, der	Підйомник платформи
Plattfuss, der	Плоскостопість
Plattfuß, der	Плоскостопість
Platz nehmen	зайняти місце
Platzwunde, die	Рвана рана
Plausibilitätsprüfung, die	Перевірка достовірності
Plazenta, die	Плацента
Plegie : Lähmungen, die	Плегія: параліч
Pleuraerguss, der	Плевральний випіт
Pleuritis, die	Плеврит
Plexus brachialis, der	Плечове сплетіння
Plexus, der	Сплетіння
plötzlich	раптовий
Plötzliche Bewusstlosigkeit : Ohnmacht, die	Раптова втрата свідомості: непритомність
Plötzlicher Kindstod, der	Синдром раптової дитячої смерті
plump	громіздкий
PLZ, die	Поштовий індекс
Pneumologie, die	Пневмологія
Pneumonie, die	Пневмонія
Pneumonieprophylaxe	Профілактика пневмонії
Pneumothorax, der	Пневмоторакс
Po, der	Сідниці

ISBN: 978-3-96213-490-7

Pochen des Blutes an den Gefäßwänden, das	Пульсація крові на стінках кровоносних судин
Pocken, die	Віспа
Podiatrie, die	Подіатрія
Podologie, die	Подологія
Polarographie, die	Полярографія
Poliklinik, die	Поліклініка
Polio (Poliomyelitis), die	Поліомієліт
Politik, die -en	Політика
politische Strategien, die	Політичні стратегії
politischer Prozess, der -e	Політичний процес
Pollakisurie, die	Полакіурія
Pollenallergie, die	Алергія на пилок
Polyarthritis chronische, die	Поліартрит хронічний
Polydipsie : Durst, die	Полідипсія: спрага
Polyester, der	Поліестер
Polymere, die	Полімери
Polymorbidität, die	Поліморбідність
Polyneuropathie, die	Полінейропатія
Polynome, die	Поліном
Polyp, der	Поліп
Polysomnographie: Schlaflaboruntersuchung, die	Полісомнографія: лабораторне дослідження сну
Polytrauma, das	Політравма
Polyurie, die	Поліурія
Poolen von Leistungen, die	Об'єднання послуг
poolen, sich	об'єднуватися
Pore, die	Пора

Porphyrie, die	Порфірія
Portabilität (der Alterungsrückstellungen), die	Мобільність
Portalpraxis, die	Портальна практика
Porzellanzahn, der	Порцеляновий зуб
POS, das	Психоорганічний синдром
Positionierung, die -en	Позиціонування
positiv	позитивний
Positivbeispiel, das -e	Позитивний приклад
Positivismus, der	Позитивізм
Positivliste, die	Позитивний список
Positronen-Emissions-Tomographie, die	Позитронно-емісійна томографія
Postdisektomie-Syndrom, das	Постдисектомічний синдром
postoperativ	післяопераційний
postpartal	післяпологовий
Posttraumatische Belastungsstörung, die	Посттравматичний стресовий розлад
potential	можливий
potentielle Lösungsmöglichkeiten	Потенційні рішення
Potentiometrie, die	Потенціометрія
Potenzmittel, das	Засіб підвищення потенції
Potenzprobleme, die	Проблеми з потенцією
Potenzstörung, die	Порушення потенції
Präeklampsie, die	Прееклампсія
Pragmatik, die	Прагматизм
Prahler, der -	Хвалько
Prahlerei, die	Хвалькуватість

ISBN: 978-3-96213-490-7

Präimplantationsdiagnostik (PID), die	Передімплантаційна генетична діагностика
Präkanzerose, die	Передраковий стан
Praktikanten aus dem Ausland, die	Стажери з-за кордону
Praktikanten, die	Стажери
Praktikum, das -ka	Стажування
Praktikumsstelle, die -n	Місце стажування
praktischer Arzt, Ärztin, der/die	Лікар-терапевт
Praktisches Jahr, das	Рік практики
Prämenstruelles Syndrom, das	Передменструальний синдром
Prämie, die	Премія
Prämienkorrektur, die	Преміальна корекція
Prämienregionen (Grundversicherung), die	Преміальні регіони (базове страхування)
pränatal	пренатальний
Pränatal- und Präimplantationsdiagnostik, die	Пренатальна та передімплантаційна діагностика
Pränataldiagnostik, die	Пренатальна діагностика
präoperativ	передопераційний
Präparat, das	Препарат
Präparierklemmen, die	Препарувальний затискач
Präsentation, die -en	Презентація
Präsentationstechniken, die	Техніки презентації
Präsenzseminar, das -e	Очний семінар
Prävalenz, die	Широка поширеність
Prävention in der Krankenversicherung, die	Профілактика в медичному страхуванні
Prävention und Gesundheitsförderung	Профілактика та зміцнення здоров'я

Prävention und Gesundheitsförderung in der Altenpflege	Профілактика та зміцнення здоров'я при догляді за людьми похилого віку
Präventionsform, die -en	Форма профілактики
Präventionsforum, der	Профілактична публічна дискусія
Präventionsgesetz, das	Закон про профілактику
Präventionskampagnen, die	Профілактичні кампанії
Präventionskonferenz, nationale, die	Національна профілактична конференція
Präventionsmaßnahmen, die	Заходи профілактики
Präventionsmöglichkeiten, die	Можливості профілактики
Präventionsprogramme, die	Профілактичні програми
Präventionsreise, die	Профілактична подорож
Präventionsstrategie, nationale, die	Національна стратегія профілактики
Präventionsstrategien, die	Стратегії профілактики
präventiv	превентивний
präventive Dienste, die	Профілактичні послуги
Präventive Maßnahmen	Профілактичні заходи
präventiver Effekt	Профілактичний ефект
Praxen von Physiotherapeuten, die	Практики фізіотерапевтів
Praxis, die	Практика
Praxisanleitung	Практичний посібник
Praxisbegleitung, die -en	Практична підтримка
Praxisbesonderheiten, die	Особливості практики
Praxisbudget, das	Бюджет практики
Praxisdurchführung, die -en	Впровадження практики
Praxisgebühr, die	Щоквартальний внесок за медичне обслуговування

ISBN: 978-3-96213-490-7

Praxisgemeinschaft, die -en	Групова лікарська практика
Praxisgründung, die	Створення практики
Praxismanagement, das	Управління практикою
Praxismodelle, die	Моделі практики
Praxisorientierte Pflegediagnostik	Практично-орієнтована медсестринська діагностика
Praxistransfer, der -s	Передача практичного досвіду
Praxisübernahme, die	Практика поглинання
Prehn-Zeichen, das	Синдром Прена
Preis, der -e	Ціна
Preispolitik, die	Цінова політика
Preisschwankungen, die	Коливання цін
Preisträger, der -	Лауреат премії
Prellung, die	Контузія
Presbyakusis, die	Стареча приглухуватість
Presbyopie, die	Пресбіопія
Pressearbeit, die -en	Робота із засобами масової інформації
pressen	тиснути
Pressen, das	Пресування
Pretest, der -s	Попередній тест
Prick-Test, der	Скарифікаційна проба
prickeln	поколювати
primär	первинний
Primär-, Sekundär- und Tertiärprävention	Первинна, вторинна та третинна профілактика
Primärarzt, der	Лікар первинної ланки
Primärarztmodell, das	Модель лікаря первинної ланки
Primärarztprinzip, das	Принцип лікаря первинної ланки
Primärkassen, die	Первинні лікарняні каси

Primärprävention, die -en	Первинна профілактика
Primärtumor, der	Первинна пухлина
Primärversorgung, die	Первинна медична допомога
Prinzip, das -ien	Принцип
Prinzipien, die	Принципи
Prinzipienethik, die	Принципова етика
Priorisierung, die -en	Визначення пріоритетів
Prioritäten, die	Пріоритети
privat	приватний
Privatarzt, der	Приватний лікар
Privatärztliche Behandlung, die	Приватне медичне обслуговування
Private Abteilung, die	Приватний відділ
Private Equity, die	Приватні інвестиції
Private Kranken- und Pflegeversicherung	Приватне медичне страхування та страхування на випадок потреби в догляді
Private Krankenversicherung (PKV), die	Приватне медичне страхування
Private Krankenversicherung-Ombudsmann, der	Приватне медичне страхування - омбудсмен
Privatisierung, die -en	Приватизація
Privatklinik, die	Приватна клініка
Privatpatienten, die	Приватні пацієнти
Privatsphäre, die	Приватність
Privatversicherte, der	Приватно застрахована особа
Privatzimmer, das	Індивідуальна кімната
Pro Generika	Про-дженерики
Probatorische Sitzung, die	Випробувальний сеанс
Probe, die	Проба

Fachwörterbuch für Pflege- und Gesundheitsberufe Deutsch-Ukrainisch
ISBN: 978-3-96213-490-7

Probeantrag, der	Заявка на відбір проб
Probeentnahme: Biopsie, die	Взяття проби: біопсія
Probennahme, die -n	Відбір проб
Probenvorbereitung, die -en	Підготовка зразків до випробування
Problem mit der Atmung, das	Проблеми з диханням
Problem, das	Проблема
Problemanalyse, die -n	Аналіз проблеми
Probleme und Ressourcen erkennen	виявити проблеми і ресурси
Probleme, die	Проблеми
Problemerfassung, die -en	Виявлення проблем
problemlos	без проблем
Problemstrukturierung, die -en	Структурування проблеми
Product Placement, das -s	Продакт-плейсмент
Produkt- und Programmpolitik, die	Продуктова та програмна політика
Produkte, die	Продукція
Produktion, die -en	Виробництво
Produktionsfaktoren, die	Фактори виробництва
Produktivität, die	Продуктивність
Produktpolitik, die	Продуктова політика
Produktseiten, die	Сторінка в Інтернеті з описом продукту або виробу продукту
Produzent/in, der/die -en/-nen	Виробник
Professionalisierung, die -en	Професіоналізація
Professionalisierungsdebatte, die -n	Дебати щодо професіоналізації
professionell	професійний
professionell tätigen	діяти професійно

professionelle Handlungsfelder, die	Професійні сфери діяльності
professionelle Pflegepraxis, die -ktiken/-en	Професійна практика догляду за хворими
Professionelle Zahnreinigung (PZR), die	Професійна чистка зубів
Professionelle Zahnreinigung, die	Професійна чистка зубів
Professionen, die	Професії
Professionstheorien, die	Професійні теорії
Profilbildung, die -en	Створення профілю
Profitieren in der Grundversicherung, die	Прибуток у базовому страхуванні
Prognose, die	Прогноз
Programmkonzeption, die -en	Розробка програми
Progression, die	Прогресія
Progressive Muskelentspannung nach Jacobson, die	Прогресивна м'язова релаксація по Якобсону
Progressive Muskelentspannung, die	Прогресивне розслаблення м'язів
Progressive Muskelrelaxation, die	Прогресивне розслаблення м'язів
Projekt, das -e	Проект
Projektbeschreibung, die -en	Опис проекту
Projekte, die	Проекти
Projektelemente, die	Елементи проекту
Projektgestaltung, die -en	Розробка проекту
Projektimplementation, die	Реалізація проекту
Projektionen, die	Прогнози
Projektmanagement, das -s	Управління проектами
Projektplanung, die -en	Планування проекту
Projektvorhaben, das -	План проекту

ISBN: 978-3-96213-490-7

Projektwoche, die -n	Тиждень проекту
Prokaryonten, die	Прокаріоти
Proktitis, die	Проктит
Proktologe, Proktologin, der/die	Проктолог
Proktologie, die	Проктологія
Prolaktinom, das	Пролактинома
Proliferationskontrolle, die -n	Контроль за проліферацією
Promotion, die	Надання наукового ступеня кандидата наук
Promotoraktivität, die -en	Промоутерська діяльність
prophylaktisch	профілактичний
Prophylaxe, die	Профілактика
Prospekt, der/das	Рекламний проспект
Prostata Früherkennungstest: PSA-Test, der	Скринінгове дослідження простати
Prostata Hyperplasie benigne, die	Доброякісна гіперплазія передміхурової залози
Prostata, die	Простата
Prostatabiopsie, die	Біопсія простати
Prostataentzündung, die	Простатит
Prostatakarzinom, das	Рак простати
Prostatakrebs, der	Рак простати
Prostatatumoren, die	Пухлини передміхурової залози
Prostatavergrösserung gutartig, die	Доброякісне збільшення простати
Prostatavergrößerung, die	Збільшення простати
Prostatitis, die	Простатит
Protein, das -e	Білок
Proteinbiochemie, die	Біохімія білка

Proteinkomplexe, die	Білкові комплекси
Proteinreingungsstrategien, die	**Стратегії очищення білків**
Proteinreinigung, die -en	Очищення білка
Prothese, die	**Протез**
Prothesentraining, das -s	Навчання протезуванню
Prothetik, die	**Протезування**
Protokollführung, die -en	Управління протоколами
Protonentherapie, die	**Протонна терапія**
Prozedur, die	Процедура
Prozent, das -e	**Відсоток**
Prozentsatz, der	Відсоток
prozentual adj.	**відсотковий**
Prozentuale Selbstbeteiligung, die	Відсоток франшизи
Prozentualer Selbstbehalt, der	**Відсоток франшизи**
Prozess der Heilung, der	Процес зцілення
Prozess, der -e	**Процес**
Prozessbeobachtung, die -en	Спостереження за процесом
Prozesse, die	**Процеси**
Prozessmanagement, das -s	Управління процесами
Prozessmodell, das -e	**Модель процесу**
Prozessqualität, die -en	Якість процесу
Prozessschema, das -ta	**Технологічна схема**
Prozessschritte, die	Етапи процесу
Prüfdienst, der	**Інспекційна служба**
Prüfverfahren, das-	Процедура випробування
Prügelei, die -en	**Бійка**
Pruritus, der	Свербіж
Pseudokrupp, der	**Помилковий круп**

Fachwörterbuch für Pflege- und Gesundheitsberufe Deutsch-Ukrainisch
ISBN: 978-3-96213-490-7

Psoas-Zeichen, das	Псоас-синдром
Psoriasis, die	Псоріаз
Psyche, die	Психіка
Psychiater (in), der/die	Психіатр
Psychiatrische Untersuchung, die	Психіатрична експертиза
Psychische Sättigung	Психічне насичення
Psycho-/Soziolinguistik, die	Психо/.соціолінгвістика
Psychoanalyse, die	Психоаналіз
Psychohygiene	Ментальна гігієна
Psychologe, Psychologin, der/die	Психолог
Psychologie, die	Психологія
psychologisch	психологічний
Psychologische Psychotherapeuten, die	Психолог-психотерапевт
Psychologisches Testverfahren: Psychotest, der	Процедура психологічного тестування: Психотест
Psychophysiologie, die	Психофізіологія
Psychoregulation, die	Психорегуляція
Psychose, die	Психоз
Psychosomatische Erkrankungen, die	Психосоматичні захворювання
Psychosomatische Störungen, die	Психосоматичні розлади
psychosoziale Bedürfnisse, die	Психосоціальні потреби
Psychotherapeut (in), der/die	Психотерапевт
Psychotherapie (heilkundliche), die	Психотерапія (лікувальна)
Psychotherapieforschung	Психотерапевтичні дослідження
Ptosis, die	Птоз
Pubertät, die	Статева зрілість
Public Health Action Cycle, die -s	Цикл дій у сфері громадського здоров'я

Public Health Nutrition	Громадське здоров'я та харчування
Public Health, das	Громадське здоров'я
Public Private Partnership, die -s	Державно-приватне партнерство
Public-Health-Kontext, der -e	Контекст громадського здоров'я
Pucken	Загортання в ковдру-конверт
Pudendus-Neuralgie, die	Пудендальна невралгія
Puder, das	Пудра
Puderdose, die	Пудрениця
Puderkissen, das	Пудрова подушка
Puderpinsel, der	Пензлик для пудри
Puderquaste, die	Пухівка (для пудри)
Puderrouge, das	Пудрові рум'яна
Puffer, der -	Буфер
Puffersysteme, die	Буферні системи
Pulmo, der	Легені
Pulmonale Hypertonie, die	Легенева гіпертонія
pulmonalis	Легенева артерія
Puls, der -e	Пульс
Pulsbeschleunigung : Herzrasen, die	Прискорення пульсу: прискорене серцебиття
pulsierender Schmerz, der	Пульсуючий біль
Pulsoxymetrie, die	Пульсоксиметрія
Pulsschlag, der	Частота пульсу
Pulver, das	Порошок
Pulverfeuerlöscher, der	Порошковий вогнегасник
Pulverinhalator	Порошковий інгалятор
Punktion, die	Пункція
Pünktlichkeit, die	пунктуальність

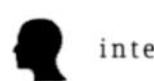

Fachwörterbuch für Pflege- und Gesundheitsberufe Deutsch-Ukrainisch
ISBN: 978-3-96213-490-7

Punktwert, der	Грошова вартість бала
Pupille, die	Зіниця
Pupillen-Test, der	Тест зіниць
Purpura Schönlein-Henoch, die	Пурпура шенлейна-геноха
Purulenz	Нагноєння
Pustel, der	Пустула
putzen	чистити
Pyelitis	Пієліт
Pyelogramm, die	Пієлограма
Pyelonephritis, die	Пієлонефрит
Pyjama, der/das	Піжама
Pylorus, der	Воротар шлунка
Pylorusstenose, die	Пілоричний стеноз
Pyramide des Rechts	Піраміда права
Q-Fieber, das	Ку-лихоманка
QALYs (Quality Adjusted Life Years), die	QALYs (Quality Adjusted Life Years - Роки життя, скориговані з урахуванням якості)
Quadrat, der -e	Квадрат
Quadratmeter, der - (qm)	Квадратний метр
Quadrizeps-Sehnen-Ruptur, die	Розрив сухожилля чотириголового м'яза
Qual, die -en	Мука
Qualifikation, die -en	Кваліфікація
Qualität, die -en	Якість
qualitative Methoden, die	Якісні методи
Qualitätsausschuss, der	Комітет з якості
Qualitätsberichte, die	Звіти про якість
Qualitätsbewertung, die -en	Оцінка якості

Qualitätsentwicklung und -sicherung, die -en	Розвиток та забезпечення якості
Qualitätsentwicklung, die -en	Розвиток якості
Qualitätsindikatoren (Krankenhausplanung), die	Показники якості (планування роботи лікарні)
Qualitätskontrolle, die -n	Контроль якості
Qualitätskorrigiertes Lebensjahr	Рік життя з поправкою на якість
Qualitätsmanagement, das -s	Управління якістю
Qualitätsmanagementsysteme, die	Системи управління якістю
Qualitätsmaterialien, die	Якісні матеріали
Qualitätsmerkmale einer kultursensiblen Altenpflege	Якісні особливості культурно-чутливого догляду за людьми похилого віку
Qualitätspreise, die	Нагороди за якість
Qualitätsprüfung, die	Перевірка якості
Qualitätssicherung, die -en	Забезпечення якості
Qualitätsstufen, die	Рівні якості
Qualitätszirkel, der	Коло якості
qualvoller Schmerz, der	Нестерпний біль
Quantenmechanik, die	Квантова механіка
quantitative Datenerhebung, die -en	Збір кількісних даних
quantitative Methoden, die	Кількісні методи
Quarantäne, die	Карантин
Quartal, das	Квартал
Quartäre Prävention	Квартальна профілактика
Querbettsitzen	Сидіння на поперечному ліжку
Querschnitt-Patienten, die	Паралізовані пацієнти
Querschnittslähmung, die	Поперечний параліч
Querschnittstudien, die	Перехресні дослідження

ISBN: 978-3-96213-490-7

Quittung, die	Квитанція
Quote, die	Квота
Rabatt, der	Знижка
Rabattverträge, die	Договори щодо знижки
Rabies, die	Сказ
rächen an, sich	помститися за
Rachen, der	Глотка
Rachenabstrich, der	Мазок із глотки
Rachenhöhle, die	порожнина глотки
Rachenmandel, die	Глоткова мигдалина
Rachenspiegelung, die	Фарингоскопія
Rachitis, die	Рахіт
rachsüchtig adj.	мстивий
radialer Handbeuger, der	Радіальний згинач кисті
radikal adj.	радикальний
Radikalreaktionen, die	Радикальні реакції
Radioimmuntherapie, die	Радіоімунотерапія
Radioiodtherapie (RIT), die	Радіойодтерапія
Radiologe, Radiologin, der/die	Радіолог
Radiologie, die	Радіологія
Radiotherapie, die	Променева терапія
Radiusfraktur, die	Перелом променевої кістки
Rahmen, der -	Рамки
Rahmenbedingungen	Рамкові умови
Rahmenbedingungen, die	Рамкові умови
Rahmenübereinkommen der WHO zur Eindämmung des Tabakgebrauchs	Рамкова конвенція ВООЗ із боротьби проти тютюну

Rand einer Wunde, der	Край рани
Rand, der	Край
rasch	швидко
Rasierapparat, das	Бритва
Rasierapparat, der -e	Бритва
Rasiercreme, die -s	Крем для гоління
rasieren	голитися
rasieren, sich	голитися
Rasierer, der	Бритва
Rasierklinge, die	лезо бритви
Rasierpinsel, der	Помазок
Rasierpinsel, der	Помазок
Rasierschaum, der	Піна для гоління
Rassel, die	Брязкальце
Rasselgeräusch, der	Хрипи (у легенях)
rational	раціональний
rationales Handeln, das	Раціональна дія
Rationalisierung, die -en	Раціоналізація
Rationalität, die	Раціональність
Rationierung, die -en	Раціонування
Ratschlag, der; -(ä) e	Порада
Ratschow- Lagerungsprobe, die	Позиційна проба Ратшоу
Ratsuchend	Той, хто шукає поради
rau	шорсткуватий, грубий
Raub, der -e	Грабіж
rauben	грабувати
Räuber, der -	Грабіжник
Rauchen, das	Куріння

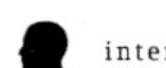

interkulturaverlag.de

Fachwörterbuch für Pflege- und Gesundheitsberufe Deutsch-Ukrainisch
ISBN: 978-3-96213-490-7

Raucherbein, das	Нікотинова гангрена
Raucherentwöhnung, die	Відмова від куріння
Raucherhusten, das	кашель курця
Raucherlunge, die	Легені курця
Raucherpause, die	Перекур
rauchfrei	бездимний
rauchfreie Zonen, die	Зони, вільні від куріння
raue Fersen, die	Грубі підбори
raue Füße, die	Грубі ступні
raue Hände, die	Загрубілі руки
raue Stimme, die	Грубий голос
rauh	грубий
Raum für Notaufnahmen, der	Приміщення для надання невідкладної допомоги
Raum, der; -(ä) e	Приміщення
Rauminhalt, der -e	наповнення номерів
Rausch, der; -(ä) e	Шум
Rauschen im Ohr, das	Шум у вусі
Rauschgift, das -e	Наркотик
räuspern, sich	відкашлюватися
Raynaud-Syndrom, das	Синдром Рейно
reagieren auf ein Medikament oder eine Behandlung	реагувати на препарат або лікування
Reaktionen, die	Реакції
Reaktionsgleichungen, die	Хімічні рівняння реакцій
Reaktionskinetik, die	Кінетика реакції
Reaktionsmechanismen, die	Механізми реагування
Reaktionsprofile, die	Профілі реакції
Reaktionssteuerung, die -en	Контроль реакції

Reaktivität, die -en	Реактивність
Realisierung, die	Реалізація
Realitäts-Orientierungs-Training	Тренінг з орієнтації в реальності
Reanimation, die	Реанімація
Reanimationsbrett	Реанімаційна дошка
reanimieren	реанімувати
Reasoning, das	Обґрунтування
Rebound-Phänomen, die	Явище відскоку
Recherche, die -n	Дослідження
Rechnungsgrößen in der Sozialversicherung, die	Принципи бухгалтерського обліку в соціальному страхуванні
Rechnungsgrundlagen, die	Бази бухгалтерського обліку
Rechnungslegung, die -en	Бухгалтерська звітність
Rechnungswesen, das	Бухгалтерський облік
Rechnungszins, der	Відсоткова ставка, що використовується при розрахунку страхової премії
recht	правий
Recht, das	Право
Rechte und Pflichten der Pflegefachkraft	Права і обов'язки медсестри
Rechtfertigung, die -en	Виправдання
Rechtfertigungsproblematik, die -en	Проблема обґрунтування
Rechtliche Rahmenbedingungen	Правові рамкові умови
rechts	праворуч
Rechtsanspruchsleistung, die	Право на отримання допомоги за законом
Rechtsaufsicht, die	Правовий нагляд
Rechtsbehelfsbelehrung, die	Роз'яснення про порядок оскарження рішення
Rechtsbehelfsmöglichkeiten, die	Засоби правового захисту

ISBN: 978-3-96213-490-7

Rechtsdurchsetzung, die	Правозастосування
Rechtsformen, die	Організаційно-правові форми
Rechtsgeschäfte, die	Юридичні операції
Rechtsgrundlagen - Private Krankenversicherung, die	Правові основи - Приватне медичне страхування
Rechtsgrundlagen des Versicherungsvertrages, die	Правові основи договору страхування
Rechtsgrundlagen, Gesetzliche Krankenversicherung,, die	Правові засади, обов'язкове медичне страхування
Rechtsgüter, die	Юридичні активи
Rechtsmedizin, die	Юридична медицина
Rechtsobjekt	Правовий об'єкт
Rechtsordnung der Bundesrepublik Deutschland	Правова система Федеративної Республіки Німеччина
Rechtsschutzversicherung, die -en	Страхування судових витрат
Rechtssubjekt	Суб'єкт права
Rechtswissenschaften, die	Право
rechtzeitig	вчасно
Rede, die -n	Виступ
reden	розмовляти
reden mit	поспілкуватися з
redlich	добросовісний
Redlichkeit, die	Чесність
Redoxchemie, die	Окислювально-відновна хімія
Redoxpotentiale, die	Окислювально-відновні потенціали
Redoxreaktionen, die	Окислювально-відновні реакції
Referendare, die	Референдари
Referenzwerte, die	Референтні значення
reflektieren	розмірковувати

Reflex-Therapie, die	Рефлексотерапія
Reflexdystrophisches Syndrom (RDS), das	Рефлекторно-дистрофічний синдром
Reflexe, die	Рефлекси
Reflexhammer, der	Неврологічний молоток
Reflexzonenmassage, die	Масаж рефлекторних зон
Reflexzonentherapie, die	Рефлексотерапія
Reflux : Sodbrennen, der	Рефлюкс: печія
Refluxkrankheit, die	Рефлюксна хвороба
Refluxösophagitis, die	Рефлюкс-езофагіт
Reformhäusern, die	Магазин продуктів для раціонального харчування
Regelentgelt, das	Регулярна плата
Regelhöchstsatz, der	Максимальна стандартна ставка
Regelleistung, die	Послуга із соціального страхування
Regelleistungsvolumina, arzt- und praxisbezogen, die	Стандартні обсяги послуг, пов'язані з лікарем та практикою
regelmäßig	звичайний
Regeln, die	Правила
Regelung, die	Положення
Regelversorgung (beim Zahnersatz), die	Стандартний догляд (для зубних протезів)
Regelversorgung Zahnersatz, die	Стандартний догляд за зубними протезами
Regenbogenhaut, die	Райдужна оболонка ока
Regionale Anästhesie, die	Регіонарна анестезія
Regionalisierung, die	Регіоналізація
Registered Nurse	Дипломована медична сестра
regnerisch	дощовий
Regress, der	Регрес

ISBN: 978-3-96213-490-7

Regression, die -en	Регресія
Regulation, die -en	Регулювання
regulieren, sich	регулювати
Regulierungen, die	Регулювання
Reha-Klinik, die -en	Реабілітаційна клініка
Reha-Programm, das	Реабілітаційна програма
Reha, die	Реабілітація
Rehabilitanten, die	Реабілітант
Rehabilitation vor Pflege	Реабілітація перед доглядом
Rehabilitation, die -en	Реабілітація
Rehabilitations- und Behandlungsphasen, die	Етапи реабілітації та лікування
Rehabilitationsklinik,	Реабілітаційна клініка
Rehabilitationskonzepte, die	Концепції реабілітації
Rehabilitationskur, die	Реабілітаційне лікування
Rehabilitationsleistungen, die	Реабілітаційні послуги
Rehabilitationsplan, der	План реабілітації
Rehabilitationsrecht, das	Реабілітаційне право
Rehabilitationssport, der	Реабілітаційний спорт
rehabilitative Pflege, die	Реабілітаційний догляд
rehabilitatives Training, das -s	Реабілітаційне навчання
rehabilitierende Bewegungstherapie, die	Реабілітаційна лікувальна фізкультура
Rehadat	Інформаційна система Rehadat
reiben	втирати
Reibetest, der	Проба з втиранням
Reichsversicherungsordnung, die	Імперське положення про страхування
Reichweite, die -n	Діапазон

reif	дозрілий
Reihen, die	Ряди
Reihenfolge, die	Порядок
Reiki, das	Рейки
rein	чистий
Reiniger, der	Очищувач
Reinigung, die -en	Прибирання
Reinigungsbürste, die	Щітка для очищення
Reinlichkeit, die	Чистота
Reisebett, das	Дорожнє ліжко
Reiseimpfungen, die	Вакцинація для подорожуючих
Reisekrankheit, die	Морська хвороба
Reisemedizinl die	Медикамент для подорожей
Reithosenfettsucht, die	Ліпедема
Reiz- und Impulsleitung, die -en	Стимул та імпульсна провідність
Reiz, der -e	Стимул
reizbar sein	бути дратівливим
Reizbarkeit, die	Дратівливість
Reizblase Rheuma, das	Ревматичний подразнений сечовий міхур
Reizblase, die	Подразнений сечовий міхур
Reizdarmsyndrom, das	Синдром подразненого кишечника
reizend	подразливий
reizlos	позбавлений принадності
Reizstromtherapie, die	Тлектростимуляційна терапія
Rekonvaleszenz, die	Реконвалесценція
Rekrutierung, die -en	Підбір персоналу
rektal	ректальний
Rektoskop, das	Ректоскоп

Fachwörterbuch für Pflege- und Gesundheitsberufe Deutsch-Ukrainisch
ISBN: 978-3-96213-490-7

Rektoskopie und Koloskopie, die	Ректоскопія та колоноскопія
Rektoskopie, die	Ректоскопія
Rektum, das	Пряма кишка
Relaxans, das	Релаксанти
Relaxierung, die	Релаксація
relevant	значущий
Relevante Krankheitsbilder	Важливі клінічні симптоми
Reliabilität, die	Надійність
Remission, die	Ремісія
Remissionsdauer, die	Тривалість ремісії
Remissionsrate (-quote), die	Швидкість ремісії
Rente, die -n	Пенсія
Rentenbeiträge für Pflegepersonen, die	Пенсійні внески для осіб, які здійснюють догляд за тим, хто потребує опіки
Rentenberatung von LVA, die	Консультація з питань пенсійного забезпечення від управління соціального страхування
Rentenversicherung, die	Пенсійне страхування
Rentenversicherung, die -en	Пенсійне страхування
Rentenversicherungsnummer, die	Номер пенсійного страхування
Rentner, der/die	Пенсіонер
Reorganisation, die -en	Реорганізація
Replikation, die -en	Реплікація
Reproduktionsmedizin, die	Репродуктивна медицина
Resektion, die	Резекція
Resident Assessment Instrument	Інструмент оцінки резидентів
Resilienz (Psychologie)	Стійкість (психологія)
Resilienz, die -en	Стійкість
Resilienzkonzepte, die	Концепції стійкості

Resilienztraining, das -s	Тренінг зі стійкості
Resistenz, die	**Стійкість**
Resonanz, die -en	Резонанс
Resorption, die -en	**Ресорбція**
Resource Utilization Group	Група з питань використання ресурсів
Respekt, der	**Повага**
Respiration, die	Подих
respiratorisch	**респіраторний**
respiratorische Störungen, die	Респіраторні розлади
Ressource, die -n	**Ресурс**
Ressourcenmodell, das -e	Ресурсна модель
Ressourcenorientierung, die -en	**Ресурсна орієнтація**
Ressourcenverteilung, die -en	Розподіл ресурсів
Restharnbestimmung, die	**Визначення залишкової сечі**
Restkostenversicherung, die	Страхування залишкової вартості
Restless-Legs-Syndrom, das	**Синдром неспокійних ніг**
Resultat einer Untersuchung, das	Результат обстеження
retard	**пролонгованої дії**
Retention, die	Утримання
Rettungsdienst, der	**Служба порятунку**
Rettungshubschrauber, der	Рятувальний вертоліт
Rettungskorsett	**Рятувальний корсет**
Rettungsleiter, die	Рятувальна драбина
Rettungswagen, der	**Автомобіль швидкої допомоги**
Reue, die	Каяття
Reue, die	**Каяття**
reversibel	оборотний
Revitorganpräparate, die	**Препарати Revitorgan**

ISBN: 978-3-96213-490-7

Reye-Syndrom, das	Синдром Рейє
Rezept, das	Рецепт
Rezeptgebühr, die	Плата за рецепт
Rezeption, die	Черговий адміністратор, сприйняття
Rezeptor, der	Рецептор
Rezeptoren, die	Рецептори
Rezeptpflicht, die	Обов'язкове пред'явлення рецепта
Rezidiv,	Рецидив
Rezidiv, das	Рецидив
rezidivierend	рецидивуючий
reziprokes Gehgestell, das	Ходунки для інвалідів
Rheuma, die	Ревматизм
rheumatischer Formenkreis, der -e	Ревматична клініко-морфологічна група
Rheumatisches Fieber, das	Ревматична лихоманка
Rheumatoide Arthritis - Stadien, die	Стадії ревматоїдного артриту
Rheumatoide Arthritis, die	Ревматоїдний артрит
Rheumatologie, die	Ревматологія
Rhinitis, die	Риніт
Rhinophym, das	Ринофіма
Rhinoplastik, die	Ринопластика
Rhinoskopie, die	Риноскопія
Rhonchopathie : Schnarchen, die	Ронхопатія: хропіння
Rhythmen, die	Ритми
Rhythmus, der	Ритм
Rhythmusstörungen, die	Порушення ритму
Richten und Verabreichen von Arzneimitteln	Підготовка та введення ліків

richten, sich	спрямовані
Richtgrößen, die	Цільові орієнтири
richtig	правильний
Richtig Atmen mit Atemgymnastik	Правильно дихати за допомогою дихальної гімнастики
Richtigkeit, die	Коректність
Richtlinien, die	Керівні принципи
riechen	пахнути
Riechschleimhaut, die	Нюхова слизова оболонка
Riechstörung und Schmeckstörung, die	Порушення нюху та смакових відчуттів
Riechstörung, die	Порушення нюху
Riese, der -n	Гігант
Right-coding, das	Правильне кодування
Ring, der	Кільце
Ringelröteln, die	Інфекційна еритема
Ringfinger, der	Безіменний палець
Rinne-Test, der	Тест Рінне
Rippe, die -n	Ребро
Rippenbruch, der	Перелом ребер
Rippenfell, das	Плевра
Rippenfellentzündung, die	Плеврит
Rippenknorpel, der	Реберний хрящ
Rippenmuskel, der	Реберний м'яз
Risiken und Ressourcen, die/die	Ризики та ресурси
Risiko, das -en	Ризик
Risikoabschätzung, die -en	Оцінка ризиків
Risikoanalyse, die -n	Аналіз ризиків

Fachwörterbuch für Pflege- und Gesundheitsberufe Deutsch-Ukrainisch
ISBN: 978-3-96213-490-7

Risikoansatz, der -(ä) e	Ризик-орієнтований підхід
Risikobegriff, der	Поняття ризику
Risikodiskurse, die	Дискурс про ризики
Risikofaktor, der	Фактор ризику
Risikogruppen, die	Групи ризику
Risikolebenslagen, die	Ризикові життєві ситуації
Risikomanagement Versicherung, das/die	Управління ризиками у сфері страхування
Risikomanagement, das -s	Управління ризиками
Risikomerkmal, das	Фактор ризику
Risikopatienten, die	Пацієнти групи ризику
Risikoprüfung, die	Перевірка наявності та ступеня ризику
Risikoselektion, die	Відбір ризиків
Risikostrukturausgleich (RSA), der	Структурна компенсація ризиків
Risikoverhalten, das	Ризикована поведінка
Risikovorsorge zum Schutz der Mitarbeiter	Завчасна підготовка до ризиків для захисту працівників
Risikozuschlag, der	Надбавка за ризик
rissige Fersen, die	Потріскані п'ятки
rissige Füße, die	Потріскані стопи
rissige Nägel, die	Потріскані нігті
Ritual, das	Ритуал
Riva-Rocci, der	Ріва-Роччі
Robert-Koch- Institut, das	Інститут Роберта Коха
Roheit, die -en	Грубість
Röhre, die -n	Трубка
Rohstoffe, die	Сировина
Rollator, der	Ролятор

Rollen, die	Ролики
Rollstuhl, der	Інвалідний візок
Rollstuhlfahrer, der	Інвалід-візочник
Romantik, die	Романтика
Romberg Stehversuch, der	Ортостатична проба Ромберга
Röngenbild, das	Рентгенівський знімок
röntgen	просвічувати рентгенівськими променями
Röntgen der Galle und Bauchspeicheldrüse (ERCP), das	Рентген жовчного міхура та підшлункової залози
Röntgen-Thorax, die	Рентгенографія органів грудної клітки
Röntgen, das	Рентген
röntgen, sich	просвічувати рентгенівськими променями
Röntgenaufnahme, die	Рентгенівський знімок
Röntgenbild, das	Рентгенівський знімок
Röntgendiagnostik, die	Рентгенівська діагностика
Röntgengenerator, der	Рентгенівський генератор
Röntgengerät für Panoramaaufnahmen , das	Рентгенівський апарат для панорамних знімків
Röntgenpass, der	Рентгенівський паспорт
Röntgenschirm, der	Рентгенівський екран
Röntgenstrahl, der	Рентгенівський промінь
Rooming-in, das	Спільне перебування в лікарняній палаті хворої дитини з матір'ю
Rossolimo-Reflex, der	Рефлекс Россолімо
rot	червоний
rot gefärbt	червоного кольору
Rotatorenmanschettenruptur, die	Розрив ротаторної манжети
Rotavirus, das	Ротавірус
Rote Flecken auf der Haut	Червоні плями на шкірі

Fachwörterbuch für Pflege- und Gesundheitsberufe Deutsch-Ukrainisch
ISBN: 978-3-96213-490-7

Rote Hautflecken : Hautausschlag	Червоні плями на шкірі: шкірний висип
Rote Liste, die	Червоний список
Röteln, die	Краснуха
röten, sich	червоніти
Rotes Auge, die	Почервоніння очей
rotes Blutkörperchen, das	Еритроцит
Rotes Kreuz, das	Червоний хрест
Rotierende zahnärztliche Instrumente	Ротаційні стоматологічні інструменти
Routinebildung, die -en	Повсякденна освіта
Routinedaten, die	Поточні дані
Rovsing-Zeichen, das	Симптом Ровзінга
Rubeola, die	Рубеола
Rückatmung, die	Зворотне дихання
Rückbildung, die	Розсмоктування
Rückdatierung, die	Датування заднім числом
Rücken, der -	Спина
Rückengymnastik, die	Гімнастика для спини
Rückenmark, das	Спинний мозок
Rückenmarksanästhesie, die	Спинномозкова анестезія
Rückenmuskel, der	М'язи спини
Rückenmuskulatur, die	М'язи спини
Rückenschmerzen haben	мати біль у спині
Rückenschmerzen, die	Біль у спині
rückenschonend	щадний для спини
rückenschonendes Arbeiten, das	Щадна для спини робота
Rückenschule, die -n	Гімнастика для хребта
Rückfallfieber, das	Зворотний кліщовий спірохетоз

Rückgrat, das, e	Хребет
Rücklagen bei einer Private Krankenversicherung, die	Резерви у приватному медичному страхуванні
Rücklagen, die	Резерви
Rückmeldung, die	Відгук
Rücksicht, die	Ввічливість, увага
rücksichtlos	неуважний
Rücksichtslosigkeit, die	Безцеремонність
rücksichtsvoll	ввічливий, уважний
Rückstellung, die	Резерв
Rückstufung, die	Переведення до більш низької категорії
Rücktransport, der	Зворотнє транспортування
Rücktritt, der	Одностороннє анулювання договору
Rücktrittsproblematik, die -en	Проблеми з одностороннім анулюванням договору
Rücktrittsrecht des Versicherungsnehmers, das	Право відмови страхувальника від договору
Rückversicherung, die	Перестрахування
rückwärts gehen	задкувати
Rückzahlung Versicherungsleistungen, die	Погашення страхових виплат
Ruf, der -e	Дзвінок
Rufglocke, die	Дзвінок
Rufhilfe, die	Система екстреного виклику допомоги
Ruhe-EKG: Elektrokardiogramm, das	ЕКГ у стані спокою: електрокардіограма
Ruhe, die	Відпочинок
Ruhemembranpotential, das -e	Потенціал спокою мембрани
Ruhensversicherung, die	Страхування від тимчасової втрати працездатності

Fachwörterbuch für Pflege- und Gesundheitsberufe Deutsch-Ukrainisch
ISBN: 978-3-96213-490-7

Ruheraumliege, die	Кушетка в кімнаті відпочинку
Ruheschmerz, der	Біль у стані спокою
ruhig adj.	спокійний
Ruhigstellung, die	Іммобілізація
rühmen	хвалити
rühmen, sich	хвалитися
rühren	помішувати
rührend	зворушливий
Rührung, die	Розчулення
Rumpel-Leede-Test, der	Тест Румпель-Лееде
Rumpf Armen, der	Кут між плечем і тулубом
Rumpf, der; (ü) e	Тулуб
runzelig	зморшкуватий
Ruptur des ulnaren Kollateralbands, die	Розрив ліктьової бічної зв'язки
Ruptur des vorderen Kreuzbandes, die	Розрив передньої хрестоподібної зв'язки
Ruptur, die	Розрив
Rürup-Kommission, die	Базова пенсія
rutschfeste Boden, der	Неслизька підлога
Saal, der	Зала
Sachbezüge, die	Винагорода в натуральній формі
Sachkundenachweis, der -e	Свідоцтво про компетенцію
Sachleistungen, die	Натуральні послуги
Sachleistungsprinzip, das	Принцип негрошових послуг
Sachverhalten, das	Факти
Sachverständigenrat zur Begutachtung der Entwicklung im Gesundheitswesen, der	Експертна рада з питань оцінки розвитку системи охорони здоров'я

saft sein	будь соковитим
sagen	сказати
Salbe, die	Мазь
Saliva, die	Слина
Salmonellen-Enteritis, die	Сальмонельозний ентерит
Salmonellen-Erkrankung, die	Сальмонельоз
Salmonellen-Infektion bei Baby & Kind, die	Сальмонельозна інфекція у немовлят та дітей
Salmonellen-Infektion, die	Сальмонельозна інфекція
Salmonellen-Lebensmittelvergiftung, die	Харчове отруєння сальмонелою
Salmonellose, die	Сальмонельоз
Salutogenese	Салютогенез
Salz, das -e	Сіль
Salzhaushalt, der	Сольовий баланс
salzig	солоний
Samenausführungsgang, der	Сім'явивідна протока
Samenbläschen, das	Сім'яний пухирець
Samenleiter, der	Сім'явивідні протоки
Sammelinkasso, der	Колективний збір
Samstag, der -e	Субота
Samt, der	Оксамит
Sanatorium, das	Санаторій
Sanatoriumsbehandlung, der	Санаторно-курортне лікування
sanft	ніжний
sanft berühren	ніжно торкатися
Sanitäter, der	Фельдшер
Sanitäter, Sanitäterin, der/die	Фельдшер

Fachwörterbuch für Pflege- und Gesundheitsberufe Deutsch-Ukrainisch
ISBN: 978-3-96213-490-7

Sanitätshaus	Магазин товарів медичного та лікувально-профілактичного призначення
Sanitätshäuser, die	Магазини товарів медичного призначення
Sarg, der; -(ä) e	Труна
Sarkoidose, die	Саркоїдоз
Sarkome, die	Саркома
Satin, der	Сатин
Satzung, die	Статут
sauber	чистий
Sauberhaltung, die	Підтримання чистоти
Sauberkeit, die	Чистота
Saubermachen, das	Чищення
Säuberung, die	Прибирання
Sauerstoff-Atemmaske, die	Кисневий респіратор
Sauerstoff-Mehrschritt-Therapie, die	Киснева багатоступенева терапія
Sauerstoff, der	Кисень
Sauerstoffanschluss, der	Підключення кисню
Sauerstoffbindungskurve, die -n	Крива зв'язування кисню
Sauerstoffflasche, die	Кисневий балон
Sauerstoffinsufflation, die	Киснева інсуфляція
Sauerstoffkanüle, die	Киснева канюля
Sauerstoffsonde, die	Кисневий зонд
Sauerstofftherapie, die	Киснева терапія
Sauger, der	Соска
Saugglocke, die	Вакуумний екстрактор
Säugling, der -e	Немовля
Säuglingspflege	Догляд за немовлям
Säuglingstod, der	Смертність новонароджених

Säuglingszimmer, das	Дитяча кімната
Säule, die -n	Стовп
Säumniszuschlag, der	Пеня за прострочення платежу
Sauna, die	Сауна
Säure-Base-Reaktion, die -en	Кислотно-лужна реакція
Säure-Basen-Theorie, die	Кислотно-основна теорія
Säure, die -n	Кислота
Säuren-Basen-Haushalt, der	Кислотно-лужний баланс
Saures Aufstossen	Кислотна регургітація
Säuresekretion, die -en	Секреція кислоти
Scanzoni-Zange	Щипці Сканцоні
Schädel-Hirn-Trauma, das	Черепно-мозкова травма
Schädel-Hirn-Verletzungen, die	Черепно-мозкові травми
Schädel, der -	Череп
Schädelbasis, die	Основа черепа
Schädelhirntrauma, das -ta	Черепно-мозкова травма
schaden	шкодити
Schaden dokumentieren	задокументувати ушкодження
Schaden melden	повідомити про пошкодження
Schaden, der -(ä)	Збиток, ушкодження
Schadenersatz, der	Відшкодування збитків
Schadenquote, die	Коефіцієнт збитковості
Schadensabwicklung, die -en	Порядок притягнення до матеріальної відповідальності за заподіяну шкоду
Schadensanzeige, die -n	Повідомлення про заподіяння шкоди
Schadensfall, der -(ä) e	Випадок виникнення збитків
Schadensmeldung, die -en	Звіт про пошкодження
Schadensversicherung, die	Страхування збитків

Fachwörterbuch für Pflege- und Gesundheitsberufe Deutsch-Ukrainisch
ISBN: 978-3-96213-490-7

Schadenvolumina, die	Обсяг збитків
Schädigung, die	Пошкодження
Schall, der	Звук
schaltete ein	увімкнено
Schaltjahr, das -e	Високосний рік
Scham, die	Сором
Schambehaarung, die	Лобкове волосся
Schambein, das	Лобкова кістка
Schambein, das -e	Лобкова кістка
Schambeinentzündung, die	Симфізит
Schambeinfuge, die	Лобковий симфіз
Schamberg, der	Венерин пагорб
schämen, sich	соромитися
Schamgefühl, das	Сором
Schamhaar, das	Лобкове волосся
Schamhafigkeit, das	Сором
Schamhaft	соромливий
Schamlippe, die	Статева губа
Schamlippen, die	Статеві губи
schamlos (Adj.)	безсоромний
Schamlosigkeit, die,-,-en	Безсоромність
Schampoo, das	Шампунь
Schande, die	Ганьба
Schande, die	Ганьба
schändlich	ганебний
scharf	гострий
scharfsichtig	далекоглядний
Scharlach, der	Яскраво-червона фарба

Scharpie	Корпія
Schätzwerte, die	Приблизна вартість
schaudern	здригатися
Schaufensterkrankheit, die	Облітеруючий ендартеріїт
Schaukelstuhl, der	Крісло-гойдалка
Schaum, der; -(ä) e	Піна
Schaumbad, das	Пінна ванна
Scheide, die	Піхва
Scheidenausfluss, der	Вагінальні виділення
Scheidenentzündung, die	Вагініт
Scheideninfektionen, die	Вагінальні інфекції
Scheidenkrebs, der	Рак піхви
Scheidenpilz, der	Вагінальний грибок
Scheidenpilzinfektion, die	Вагінальна грибкова інфекція
Scheidenwand, die	Стінка піхви
Scheidung, die -en	Розлучення
Scheinselbstständigkeit, die	Фіктивна самозайнятість
Scheitel (Wirbel), der	Вершина сколіотичної дуги
Scheitel, der -	Вершина сколіотичної дуги
Schema, das	Схема
Schemata, die	Схеми
Schenkel, der -	Стегно
Schenkelhalsbruch, der	Перелом шийки стегна
Schenkelhalsfraktur, die	Перелом шийки стегна
Schere, die -n	Ножиці
Scherz, der -e	Жарт
scherzen	жартувати
scherzhaft	жартівливий

Fachwörterbuch für Pflege- und Gesundheitsberufe Deutsch-Ukrainisch
ISBN: 978-3-96213-490-7

Schessel, der -	Шессель
Scheuermann Morbus, der	Хвороба Шойермана
Scheuermann-Krankheit, die	Хвороба Шойермана
Schicht, die	Зміна
Schichtwechsel, der	Уінець зміни
Schicksal, das -e	Доля
Schiedsklausel, die	Арбітражне застереження
Schiedsverfahren, das	Арбітраж
Schiefe Zähne, die	Криві зуби
Schiefzehe, die	Кривий палець на нозі
schielen	бути косооким
Schielen, das	Косоокість
Schienbein, das	Гомілка
Schienbeinknochen, der	Кістка гомілки
Schienbeinschmerzen, die	Біль у гомілці
Schiene, die	Шина
Schienen- und Hilfsmittelversorgung, die -en	Забезпечення шиною та допоміжними засобами
Schienenhülsenapparat	Шинно-гільзовий апарат
Schilddrüse, die	Щитовидна залоза
Schilddrüsenentzündung, die	Тиреоїдит
Schilddrüsenkarzinom, das	Рак щитовидної залози
Schilddrüsenkrebs, der	Рак щитовидної залози
Schilddrüsenstörung, die	Порушення функції щитовидної залози
Schilddrüsenüberfunktion, die	Гіпертиреоз
Schildknorpel, der	Щитовидний хрящ
Schilling-Test, der	Тест Шилінга
Schinkengang	Тренування мобільності Schinkengang

Schirmer-Test, der	Тест Ширмера
Schizophrenie, die	Шизофренія
Schlaf	Сон
Schlaf fallen, in	засинати
Schlaf-Apnoe-Syndrom, das	Синдром тимчасової зупинки дихання під час сну
Schlaf, der	Сон
Schlafanzug, der	Піжама
Schlafapnoe-Syndrom, das	Синдром апное під час сну
Schlafapnoe, die	Апное під час сну
Schläfe, die	Скроня
Schläfe, die -n	Скроня
schlafen	спати
schlafen gehen	лягати спати
Schläfenbein, das	Скронева кістка
Schlaffördernde Maßnahmen	Заходи, що сприяють сну
Schlafkrankheit, die	Сонна хвороба
Schlaflaboruntersuchung, die	Лабораторне дослідження сну
schlaflose Nächte	Безсонні ночі
Schlaflosigkeit, die	Безсоння
Schlaflosigkeit, die	Безсоння
Schlafmedizin, die	Сомнологія
Schlafmittel in Form von Tabletten, das	Снодійні препарати у формі таблеток
Schlafmittel, das -	Снодійне
Schlafmuster und Schlaftypen, die	Закономірності сну та типи сну
Schlafphasen	Фази сну
schläfrig	сонний
schläfrig sein	бути сонливим

ISBN: 978-3-96213-490-7

Schläfrigkeit, die	Сонливість
Schlafsack, der	Спальний мішок
Schlafstörung, die	Розлад сну
Schlafstörungen	Розлади сну
Schlafstörungen, die	Розлади сну
Schlaftablette, die	Снодійне у формі таблеток
Schlag auf Schlag antworten	відповідати раз за разом
Schlag, der; -(ä) e	удар
Schlagader, die -n	Артерія
Schlaganfall durch Gefäßverschluss, der	Інсульт внаслідок оклюзії судин
Schlaganfall, der; -(ä) e	Інсульт
schlagen	бити
schlagen	бити
Schlägerei, die -en	Бійка
schlank	тонкий, стрункий
schlecht betragen, sich	погано себе поводити
schlecht gelaunt sein	мати поганий настрій
schlechte Gewohnheit, die	Шкідлива звичка
schlechte Nachricht, die	Погана новина
schlechte Nachrichten verkünden, die	повідомити погані новини
Schlechter Atem : Mundgeruch, der	Неприємний запах з рота
Schleiersehen, das	Помутніння в очах
Schleim, der	Мокротиння
Schleimbeutel, der	Навколосуглобова сумка
Schleimbeutelentzündung, die	Запалення слизової сумки
Schleimdrüse, die	Слизова залоза

Schleimhaut, die	Слизова оболонка
Schleimhautentzündung, die	Запалення слизової оболонки
Schleimhauterkrankung, die	Захворювання слизової оболонки
Schleimhautgewebe, die	Слизова оболонка
Schleimhautschwellung im Mund und Rachen, die	Набряк слизової оболонки в роті та горлі
schleimlösendes Mittel, das	Відхаркувальний засіб
Schleimprobe, die	Аналіз слизу
Schlendrian, der -e	Рутина
schleppend	млявий
Schleudertrauma, das	Хлистоподібна травма
Schlichtheit, die	Простота
Schlichtungsstelle der Ärztekammer, die	Арбітражний суд медичної асоціації
Schließmuskel, der	Сфінктер
Schlinge, die	Петля
Schluckauf, der	Гикавка
schlucken	ковтати
Schluckstörungen im Alter	Утрудненість ковтання в похилому віці
Schluckstörungen, das	Утрудненість ковтання
Schlummer, der	Дрімота
schlummern	дрімати
Schlüsselbein, das -e	Ключиця
Schlüsselbeinbruch, der	Перелом ключиці
Schlussphase, die	Заключний етап
Schmach, die	Ганьба
schmachten	сохнути
schmackhaft	смачний

Fachwörterbuch für Pflege- und Gesundheitsberufe Deutsch-Ukrainisch
ISBN: 978-3-96213-490-7

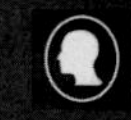

schmackhaft	смачний
Schmeckstörung, die	Розлад смакових відчуттів
Schmerz im Kopf, der	Головний біль
Schmerz, der -en	Біль
Schmerz, der -en	Біль
Schmerzanfall, der	Напад болю
Schmerzbehandlung, die -en	Лікування болю
Schmerzbewertung, die	Оцінка болю
Schmerzbewertungsskala, die	Шкала оцінки болю
Schmerzeinschätzung, die	Оцінка болю
Schmerzempfindlichkeit, die	Больова чутливість
schmerzen	боліти
Schmerzen (hat)	відчувати біль
Schmerzen aushalten	терпіти біль
Schmerzen beim Blinzeln, die	Біль при морганні
Schmerzen beim Eisprung, die	Біль під час овуляції
Schmerzen beim Geschlechtsverkehr der Frau, die	Біль під час статевого акту у жінки
Schmerzen beim Geschlechtsverkehr des Mannes, die	Біль під час статевого акту у чоловіка
Schmerzen beim Stillen, die	Біль під час годування груддю
Schmerzen beim Stuhlgang, die	Біль під час дефекації
Schmerzen bereiten	викликати біль
Schmerzen im Bauch, die	Біль у животі
Schmerzen im Bein, die	Біль у ногах
Schmerzen im Gesäß, die	Біль у сідницях
Schmerzen im Händen : Schmerzen im Arm, die	Біль в руках: біль в руці

Schmerzen im Unterbauch : Unterleibschmerzen der Frau, die	Біль внизу живота: біль внизу живота у жінок
Schmerzen in der Kniekehle, die	Біль в підколінній ямці
Schmerzensgeld, das	Відшкодування за заподіяний нематеріальний збиток
schmerzfrei	безболісно
Schmerzgefühl, das	Больові відчуття
Schmerzgrenze, die	Больовий поріг
schmerzhaft (Adj.)	болісний
schmerzlich (Adj.)	болісний
schmerzlindernd (Adj.)	знеболюючий
Schmerzlinderung, die	Знеболення
Schmerzlinderungsmittel, das	Зняття больового синдрому
schmerzlos (Adj.)	безболісний
Schmerzmanagement, das -s	Лікування болю
Schmerzmechanismen, die	Больові механізми
Schmerzmittel spritzen, das	вводити знеболювальне
Schmerzmittel, das	Знеболюючі препарати
Schmerzpatienten, die	Пацієнти з болем
Schmerzskala, die	Шкала болю
schmerzstillend	болезаспокійливий
Schmerzsyndrom, das -e	Больовий синдром
Schmerztabletten, die	Знеболюючі таблетки
Schmerztheorien, die	Теорії болю
Schmerztherapie mit Opioiden, die	Терапія болю опіоїдами
Schmerztherapie, die	Терапія болю
Schmerztropfen, die	Знеболюючі краплі
schmerzvoll (Adj.)	хворобливий

ISBN: 978-3-96213-490-7

Schmerzzustand, der	Больовий стан
Schmierblutung : Vaginale Blutung, die	Мажуча кровотеча: вагінальна кровотеча
Schmierblutung, die	Мажуча кровотеча
Schminke, die -n	Макіяж
schminken, sich	фарбуватися
schminken, sich	малюватися
Schmirgelscheibe, die	Наждачний диск
Schmuck, der	Прикраса
schmutzig	брудний
Schnabeltasse	Поїльник
Schnabeltasse, die	Поїльник
schnarchen	хропіти
Schnarchen, das	Хропіння
Schnecke, die -n	Равлик
Schneeanzug, der	Зимовий костюм
Schneidenzahn, der	Різцевий зуб
Schneidermuskel, der	Різцевий м'яз
Schneidezahn, der	Різцевий зуб
schnell	швидкий
schnell machen, sich	поспішати
Schnellender Finger, der	Палець, що клацає
Schnellrestaurant, das	Фаст-фуд
Schnitt, der	Різана рана
Schnittstellen, die	Інтерфейси
Schnittstellenmanagement, das -s	Управління інтерфейсом
Schnittwunde richtig behandeln, die	Правильна обробка різаної рани

Schnittwunde, die	**Різана рана**
Schnuller, der	Соска
Schnupfen, der	**Нежить**
Schnurrbart, der; (ä) e	Вуса
Schock, der	**Шок**
Schokoladenkuchen, der	Шоколадний торт
schön	**прекрасний**
schon lange	протягом тривалого часу
Schönheheitsbehandlungen, die	**Косметичні процедури**
Schönheit, die	Краса
Schönheitschirurgie, die	**Косметична хірургія**
Schönheitsoperation, die	Пластична операція
Schönheitsoperationen, die	**Пластичні операції**
Schorf (Exsudat), der	Парша (ексудат)
Schorf, der	**Парша**
Schrecken, der	Переляк
Schreckhaftigkeit, die	**Лякливість**
schrecklich fühlen, sich	почувати себе жахливо
Schrei, der -e	**Крик**
Schreiattacken beim Baby, die	Напади плачу у немовлят
schreiben	**писати**
Schreibschwäche, die	Аграфія
schreien	**кричати**
schreiten	прямувати
schriftlich verordnen	**прописати в письмовій формі**
schriftlicher Bericht des behandelnden Arztes, der	Письмовий висновок лікуючого лікаря
Schriftsprachestörungen, die	**Порушення писемного мовлення**

Fachwörterbuch für Pflege- und Gesundheitsberufe Deutsch-Ukrainisch
ISBN: 978-3-96213-490-7

schrill	пронизливий
Schritt, der -e	Крок
Schrittinnovationen, die	Крокові інновації
Schrittmacher, der -	Кардіостимулятор
Schrittmacherfunktion, die -en	Функція кардіостимулятора
Schröpfen, das	Купінг
Schröpfschnepper	Ланцет
Schrunde, die	Садно
schüchtern adj.	сором'язливий
Schuld, die	Провина
Schuld, die -en	Провина
schulische Gegebenheiten, die	Шкільні обставини
Schulkiosk, der -e	Шкільний кіоск
Schulkrankenschwester	Шкільна медсестра
Schulmedizin, die	Шкільна медицина
Schulsport, die	Шкільний спорт
Schulter-Hand-Syndrom, das	Плечокистьовий синдром
Schulter, die -n	Плече
Schulterblatt, das	Лопатка
Schultergelenk, das	Плечовий суглоб
Schultergelenk, das -e	Плечовий суглоб
Schultergelenkentzündung, die	Запалення плечового суглоба
Schultergürtel, der	Плечовий пояс
Schulterluxation, die	Вивих плеча
Schulterverrenkung, die	Вивих плеча
Schulung, die -en	Навчання
Schulz von Thun	Шульц фон Тун
Schuppen, die	Лупа

Schuppenflechte, die	Псоріаз
schuppige Haut, die	Лускаta шкіра
schürfen	подряпати (шкіру)
Schürfwunde, die	Садно
Schüttelfrost, der	Переміжна лихоманка
schütteln	трястися
Schütteltrauma beim Kind, das	Травма від струсу у дитини
Schutz, der	Захист
Schutzbrille, die	Захисні окуляри
schützen	захищати
schützen, sich	захистити себе
Schutzfaktor	Захисний фактор
Schutzfaktoren, die	Захисні фактори
Schutzhelm, der	Захисна каска
Schutzhose, die	Захисні штани
Schutzimpfung, die	Профілактичне щеплення
Schutzimpfungen der Krankenkassen, die	Профілактичні щеплення, що надаються медичними страховими компаніями
Schutzmaske, die	Захисна маска
schwach	слабкий
schwach fühlen, sich	відчувати слабкість
Schwäche, die -n	Слабкість
Schwächeanfall, der	Напад слабкості
Schwamm, der	Губка
schwanger	вагітна
Schwangere Frau, die	Вагітна жінка
Schwangerschaft, die -en	Вагітність
Schwangerschaft, die -en	Вагітність

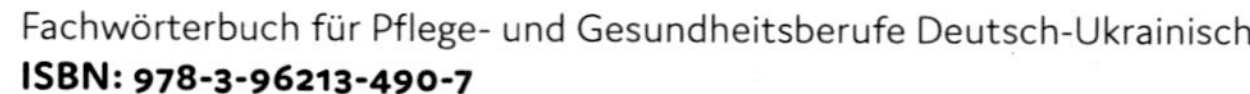
Fachwörterbuch für Pflege- und Gesundheitsberufe Deutsch-Ukrainisch
ISBN: 978-3-96213-490-7

Schwangerschafts-vorsorgeuntersuchungen, die	Профілактичний медогляд при вагітності
Schwangerschaftsabbruch , der	Аборт
Schwangerschaftsabbruch im Ausland, der	Аборт за кордоном
Schwangerschaftsabbruch, der	Аборт
Schwangerschaftsbedingter Bluthochdruck, der	Підвищений артеріальний тиск при вагітності
	Центри консультування вагітних
Schwangerschaftskonfliktgesetz, das	Закон про конфлікт під час вагітності
Schwangerschaftstest, der	Тест на вагітність
Schwangerschaftsunterbrechung, die	Аборт
Schwangerschaftsvergiftung, die	Токсикоз під час вагітності
Schwangerschaftsverhütung, die	Контрацепція
schwanken	хитатися
Schwannom, das	Шваннома
schwärmen	висипати
schwarzer Hautkrebs, der	Чорний рак шкіри
Schweden	Швеція
Schweigen, das	Мовчання
Schweigepflicht-Entbindungserklärung, die	Бланк відмови від права на мовчання
	Декларація про конфіденційність
Schweigepflichts- und Datenschutzproblematik, die -en	Питання конфіденційності та захисту даних
Schweinegrippe, die	Свинячий грип
Schweingrippe-Impfung, die	Вакцинація проти свинячого грипу
Schweiß, der	Піт

Schweißdrüse, die	Потова залоза
Schweißgeruch, der	Запах поту
Schweißperle, die	Крапелька поту
Schweizer Rentnerinnen und Rentner mit Wohnsitz in einem EU-/EFTA-Staat	Швейцарські пенсіонери, які проживають в країні-члені ЄС/ЄАВТ
Schweizerische Unfallversicherungsanstalt (SUVA), die	Швейцарський фонд страхування від нещасних випадків
Schwellkörper, der	Кавернозне тіло
Schwellung am Hals, die	Набряк шиї
Schwellung, die -en	Набряк
Schwenksitz	Поворотне сидіння
Schwerbehinderte, die	Інвалід
Schwerbehindertenausweis, der	Посвідчення інваліда
schwere Beine, die	Вжкі ноги
schwere Krankheit, die	Важка хвороба
Schwere Muskelschwäche, die	Сильна м'язова слабкість
schwerer, dicker werden	ставати важче, повніше
Schweres Akutes Respiratorisches Syndrom, das	Тяжкий гострий респіраторний синдром
schwerfällig	громіздкий
schwerhörige Person, die	Людина з вадами слуху
Schwerhörigkeit	Глухуватість
Schwerhörigkeit bei Menschen mit Demenz	Глухуватість у людей з деменцією
Schwerhörigkeit Sozialphobie, die	Глухуватість при соціофобії
Schwerhörigkeit, die	Глухуватість
Schwermut, die	Меланхолія
Schwerpflegebedürftige, die	Сильно залежні від догляду

Fachwörterbuch für Pflege- und Gesundheitsberufe Deutsch-Ukrainisch
ISBN: 978-3-96213-490-7

Schwerpunkt, der -e	Фокус
Schwerpunktpraxen, die	Спеціалізовані медичні клініки
schwerstpflegebedürftig	ті, які гостро потребують допомоги
Schwerstpflegebedürftige, die	Сильно залежні від догляду
schwerwiegend	серйозний
Schwesternschule der Universität Heidelberg	Школа медсестер Гейдельберзького університету
Schwielen, die	мозолистий
Schwierigkeit, die	Складність
Schwierigkeit, die -en	Складність
Schwierigkeiten beim Einschlafen, die	Труднощі із засинанням
Schwierigkeiten haben beim Urinieren	Утруднене сечовипускання
Schwimmbäder, die	Басейни
Schwindel befallen, sich	страждати від запаморочення
Schwindel, der-	Запаморочення
Schwindelgefühl, das	Відчуття запаморочення
schwindlig	схильний до запаморочень
schwingen	розмахувати
schwitzen	пітніти
Schwitzen in der Schwangerschaft, das	Пітливість під час вагітності
Schwung, der	Розмах
Sclera, die	Склера
Screening-Einheit, die	Блок скринінгу
Screening, das -s	Скринінг
Scrutiny-Verfahren	Процедура перевірки
Seborrhoe, die	Себорея

Seborrhoische Dermatitis, die	Себорейний дерматит
Seborrhoisches Ekzem, das	Себорейна екзема
Sechste Deutsche Mundgesundheitsstudie	Шосте німецьке дослідження здоров'я порожнини рота
Sedativum, das	Заспокійливе
sedieren	давати заспокійливий препарат
Sediment, das	Осад
Seekrankheit, die	Морська хвороба
seelisch empfinden	психологічно відчувати
Seelsorge	Душеопікунство
Segelohren bei Kindern, die	Дитяча клаповухість
sehbehindert	з вадами зору
Sehfeldbestimmung, die	Визначення поля зору
Sehhilfe	Засіб для корекції зору
Sehhilfen (z.B. Brillen, Kontaktlinsen), die	Засоби для корекції зору (наприклад, окуляри, контактні лінзи)
Sehhilfen, die	Засоби для корекції зору
Sehkraft, die	Гострота зору
Sehleistung, die	Гострота зору
Sehminderung : Sehstörung, die	Порушення зору: розлад зору
Sehne, die -n	Сухожилля
sehnen nach	прагнути до
Sehnenriss des Oberschenkelstreckers, der	Розрив сухожилля розгинача стегна
Sehnenscheide, die	Сухожильна піхва
Sehnenscheidenentzündung, die	Запалення сухожильної піхви
Sehnerv, der	Зоровий нерв
Sehnsucht nach dem Zuhause, die	Туга за домом
Sehnsucht, die	Туга, прагнення

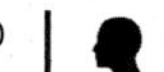
interkulturaverlag.de
Fachwörterbuch für Pflege- und Gesundheitsberufe Deutsch-Ukrainisch
ISBN: 978-3-96213-490-7

Sehnsucht, die; -(ü) e	Туга, прагнення
Sehschärfeskala, die	Шкала гостроти зору
Sehschwäche, die	Слабкозорість
Sehstörung, die	Порушення зору
Sehtest, der	Перевірка зору
Sehvermögen, das	Гострота зору
Seide, die	Шовк
Seife, die -n	Мило
seine Muttersprache verlernen	забути рідну мову
seine Stimme verstellen	маскувати свій голос
seit einem Monat	вже місяць
Seite, die -n	Сторінка
Seitenbandriss am Knie, der	Розрив зв'язок в коліні
Seitenbandriss, der	Розрив бічної зв'язки
Seitenstrangangina, die	Бічна гангрена
seitlich	бічний
Sekret, das	Секрет
Sekretion, die -en	Секреція
Sektion, die	Секція
sekundär	вторинний
Sekundärprävention, die -en	Вторинна профілактика
Sekundärstoffwechsel, der -	Вторинний метаболізм
Sekunde, die -n	Секунда
Sekundenherztod, der	Миттєва серцева смерть
Selbestmord begehen	покінчити життя самогубством
Selbst- und Fremderhebung, die -en	Самостійне та стороннє опитування
selbständig Tätige, die	Самозайняті

Selbständige, der	Самозайнятий
Selbständigkeit, die	Самозайнятість
Selbständigkeits-Index für die Neurologische und Geriatrische Rehabilitation	Індекс незалежності для неврологічної та геріатричної реабілітації
Selbstbedienung, die	Самообслуговування
Selbstbehalt (SB), der	Франшиза
Selbstbehalt in der Grundversicherung, der	Франшиза в базовому страхуванні
Selbstbestimmung, die	Самовизначення
Selbstbestimmungsrecht	Право на самовизначення
Selbstbeteiligung, die	Франшиза
Selbstbewusstsein, das	Самовпевненість
Selbstbräuungscreme, die	Крем для автозасмаги
Selbstdarstellung, die -en	Самовираження
Selbsterfahrung, die -en	Самоусвідомлення
Selbstgefährdendes Verhalten	Поведінка, що завдає шкоди самому собі
Selbsthilfe, die -n	Самодопомога
Selbsthilfegruppe	Група самодопомоги
Selbsthilfegruppen, die	Групи самодопомоги
Selbsthilfegruppen, geordnet nach speziellen Krankheiten, die	Групи самодопомоги, відсортовані за конкретними захворюваннями
selbstklebendend	самоклеючий
selbstklebender kleinerer Wundverband, der	Самоклеюча ранова пов'язка меншого розміру
Selbstlosigkeit, die	Самовідданість
Selbstmanagement, das -s	Персональний менеджмент
Selbstmassage, die	Самомасаж
Selbstmedikation, die	Самолікування
Selbstmord begehen	покінчити життя самогубством

Fachwörterbuch für Pflege- und Gesundheitsberufe Deutsch-Ukrainisch
ISBN: 978-3-96213-490-7

Selbstmord, der -e	Самогубство
Selbstmordversuch, der	Спроба самогубства
Selbstpflege	Догляд за собою
Selbstpflegekompetenz	Вміння догляду за собою
Selbstregulation, die -en	Саморегулювання
selbstständig	самостійний
Selbstständige Tätigkeit, die	Самозайнятість
Selbstständige und Freiberufler in der - Gesetzliche Krankenversicherung,, die	Самозайняті особи та фрілансери в системі загальнообов'язкового медичного страхування
Selbstständigkeit, die	Самозайнятість
Selbstsucht, die	Егоїзм
selbstsüchtig	егоїстичний
Selbstuntersuchung der Brust, die	Самообстеження молочних залоз
Selbstversorgung, die -en	Самозабезпечення
selbstverständlich	само собою зрозумілий
Selbstverständlichkeit, die	Дещо, само собою зрозуміле
Selbstverstümmelung, die	Заподіяння самому собі тілесного ушкодження
Selbstverwaltung - Gesetzliche Krankenversicherung,, die	Самоврядування - Державне медичне страхування
Selbstverwaltung GKV, die	Самоврядування
Selbstverwaltung in der Sozialversicherung, die	Самоврядування у соціальному страхуванні
Selbstverwaltung, ärztliche, die	Самоврядування, медичне
Selbstverwaltung, berufsständische, die	Самоврядування, професійне
Selbstverwaltung, die -en	Самоврядування
Selbstverwaltung, gemeinsame, die	Самоврядування, колективне

Selbstwirksamkeit, die	Самоефективність
Selektionsbias, die	Упередженість відбору
Selektivität, die	Селективність
Selektivvertrag, der	Вибірковий контракт
Seltene Erkrankungen, die	Рідкісні захворювання
seltsam	дивний
Semantik, die	Семантика
Seminar, das -e	Семінар
senil adj.	старечий
Senior, der -en	Літня людина
Senioren-WG, das	Гуртожиток для літніх людей
Senioren, die	Літні люди
Seniorenalarm, der	Кнопка життя для літніх людей
Seniorenbüros – lokale Anlaufstellen	Установи у справах літніх людей – місцеві координаційні центри
Seniorenclubs, die	Клуби для літніх людей
Seniorengymnastik, die	Спортивна гімнастика для літніх людей
Seniorenheim, das	Будинок престарілих
Seniorenresidenz, die	Резиденція для людей похилого віку
Seniorentarif, der	Тариф для літніх людей
Seniorenvertretung	Представництво інтересів людей похилого віку
senken	знижувати
sensibel	чутливий
Sensibilisierung, die -en	Чутливість
Sensibilitätsstörungen : Gefühlsstörungen in Armen oder Beinen, die	Порушення чутливості: порушення чутливості в руках або ногах
Sensibilitätsstörungen, die	Порушення чутливості

ISBN: 978-3-96213-490-7

Sensitivität, die	Чутливість
sensomotorische Bewegungssteuerung, die -en	Сенсомоторне управління рухами
Sensoren, die	Сенсори
Sepsis, die	Сепсис
September, der -	Вересень
Septischer Schock, der	Септичний шок
Serge, die	Саржа (тканина)
serös	серозний
Serum, das	Сироватка
Service-Profit-Chain, die -s	Ланцюжок отримання прибутку від послуг
Service, der	Сервіс
Servicemanagement, das -s	Управління послугами
Setting-Ansatz	Підхід до налаштування
Setting, das	Налаштування
Setting, das	Налаштування
Settingansatz, der; -(ä) e	Підхід до налаштування
Settings, die	Налаштування
setzen, sich	сідати
setzend	сидячий
setzende Institution	Установа, що встановлює правила
Setzung, die -en	Застосування
Seuchen, die	Епідемії
Seuchenschutzmaßnahmen, die	Заходи захисту від епідемій
sexual (Adj.)	сексуальний
Sexualaufklärung, der	Статеве виховання
Sexualberatung für Kinder, Jugendliche und Erwachsene, die	Сексуальне консультування дітей, підлітків та дорослих

Sexualdelikt, das	Сексуальні злочини
Sexualerziehung, die	Статеве виховання
Sexualethik, die	Сексуальна етика
Sexualforschung, die	Сексуальні дослідження
Sexualhormon, die	Статевий гормон
Sexualhygiene, die	Статева гігієна
sexualisieren	сексуалізувати
Sexualität, die	Сексуальність
Sexualkopfschmerz, der	Головний біль при сексуальній активності
Sexualkunde, die	Статеве виховання
Sexualkundeunterricht, der	Статеве виховання
Sexualleben, das	Сексуальне життя
Sexually Transmitted Diseases, STD, die	Захворювання, що передаються статевим шляхом
Sexualmord, der	Убивство на сексуальному підґрунті
Sexualorgan, das	Статевий орган
Sexualpädagogik, die	Статеве виховання
Sexualpartner, der	Статевий партнер
Sexualpathologie, die	Сексуальна патологія
Sexualpsychologie, die	Сексуальна психологія
Sexualverhalten, das -	Сексуальна поведінка
Sexualverkehr, der	Статеві зносини
Sexualwissenschaft, die	Сексологія
sexuell	сексуальний
sexuell angeregendes Mittel, das	Сексуально стимулюючий засіб
Sexuell übertragbare Krankheit, die	Захворювання, що передаються статевим шляхом
Sexuell, Adj.	сексуальний

ISBN: 978-3-96213-490-7

Sexuelle Unlust, die	Відсутність бажання займатися сексом
Shampoo, das -s	Шампунь
Shared Decision Making, das	Спільне прийняття рішень
Shiatsu, das	Шиацу
Shorts, die	Шорти
Shunt, der	Шунт
siamesische Zwillinge, die	Сіамські близнюки
Sicca-Syndrom, das	Синдром сухого ока
sich auszeichnen	відзначатися
Sicheres Instrument	Безпечний інструмент
Sicherheitsnadel, die	Безпечна шпилька
Sicherstellungsauftrag, der	Гарантія забезпечення медичної допомоги застрахованим
Sicherstellungszuschlag, der	Гарантійна надбавка
sichtbar	видимий
Sick-Sinus-Syndrom, das	Синдром слабкості синусового вузла
Siebbein, das -e	Решітчаста кістка
Siedlungsgemeinschaft	Селищна громада
Sigma, das	Сигмоподібна кишка
Signaltransduktion, die -en	Сигнальна трансдукція
Signalwege, die	Ланцюги передачі сигналу
signifikant	значний
Silberhütchen	Срібний ковпачок
Simulation, die	Симуляція
simultan	одночасний
Sind sie schwanger?	Ви вагітні?
Sindbis-Fieber, das	Лихоманка Сіндбіс
Single Photon Emission Computed Tomography (SPECT), die	Однофотонна емісійна комп'ютерна томографія

Singstimme, die -n	Співочий голос
Singultus : Schluckauf, der	Сингультус: гикавка
sinister	зловісний
sinistra	лівий
Sinn, der -e	Сенс
Sinneseindrücke, die	Сенсорні враження
Sinneserfahrung, die	Чуттєвий досвід
Sinnesorgan	Орган чуття
Sinnesorgane, die	Органи чуття
Sinnesphysiologie, die	Фізіологія органів чуття
Sinneszellen, die	Чутливі клітини
Sinnfindung, die	Знаходження сенсу
Sinnhaftigkeit, die	Доцільність
Sinnlichkeit, die	Чуттєвість
Sinusitis, die	Синусит
Sinusknoten, der	Синусовий вузол
Sirup, der	Сироп
Sistierung, die	Затримання
Sitte, die -n	Звичай
Sitten, die	Звичаї
sittlich	моральний
Sittlichkeit, die	Мораль
Situation, die	Ситуація
Situationsdeutungen, die	Ситуативні інтерпретації
Sitzbein, das -e	Сіднична кістка
Sitzen, das	Поза сидячи
Sitzhose	Спеціальні кріплення для сидіння на інвалідному візку

ISBN: 978-3-96213-490-7

Sitzlandprinzip, das	Принцип розташування
Sitzlift, der	Підіймач сидіння
Sitzplatz, der	Сидіння
Sitzschiene	Опора сидіння
Skabies, die	Короста
Skalpell, das	Скальпель
skandinavische Spa, das/der	Скандинавський спа-центр
skandinavisches Spa, das	Скандинавський спа-центр
Skelet, der	Скелет
Skelett (Knochengerüst, Gerippe, Gebein, das, Knochen, die), das	Скелет
Skelett, das	Скелет
Skelettmuskulatur, die -en	Скелетна мускулатура
Skelettszintigrafie (Skelettszintigraphie), die	Скелетна сцинтиграфія
Skelettszintigraphie, die	Скелетна сцинтиграфія
Skidaumen, der	"Палець лижника"
Skizze, die	Ескіз
Sklera, die	Склера
Skoliose, die	Сколіоз
Skorbut, der	Цинга
Skrotum, das	Мошонка
Snacks, die	Закуски
Sodbrennen, das	Печія
Softwarelupe	Програмний збільшувач
Sohle, die -n	Підошва
Solare Keratose, die	Сонячний кератоз
Solarium, das	Солярій

Solarplexus, der	Сонячне сплетіння
Solidargemeinschaft, die	Солідарне суспільство
Solidarität, die	Солідарність
Solidaritätsprinzip, das	Принцип солідарності
Solidaritätszuschlag, der	Податкова надбавка на підтримку солідарності
solitär	одинарний
Solvabilität, die	Платоспроможність
somatisch	соматичний
Somatoforme Störung, die	Соматоформний розлад
Sommer, der -	Літо
Sommersprosse, die	Ластовинка
Sommersprossen, die	Ластовиння
Somnolenz, die	Сонливість
Sonde (Medizin)	Зонд (медицина)
Sonde, die	Зонд
Sonderkündigungsrecht für GKV-Versicherte, das	Виключне право на розірвання договору для застрахованих осіб у системі ДМС
Sonderkündigungsrecht, das	Виключне право на розірвання договору
Sonderling, der -e	Дивак
Sonnenallergie, die	Алергія на сонце
Sonnenaufgang, der; -(ä) e	Схід сонця
Sonnenbaden, das	Засмагання на сонці
Sonnenbank, die	Шезлонг
Sonnenbrand, der	Сонячний опік
Sonnenbräune, die	Засмага
Sonnenbrille, die	Сонцезахисні окуляри
Sonnencreme, die	Лосьйон для засмаги

Fachwörterbuch für Pflege- und Gesundheitsberufe Deutsch-Ukrainisch
ISBN: 978-3-96213-490-7

Sonnengläser, die	Сонцезахисні окуляри
Sonnenhut, der	Капелюх від сонця
Sonnenstich, der	Сонячний удар
Sonntag, der -e	Неділя
Sonographie, die	Сонографія
Sonographie: Ultraschalluntersuchung, die	Сонографія: ельтразвукове дослідження
Sonstige Einkünfte, die	Інші доходи
Soor, der	Молочниця
Sorge, die -n	Турбота
sorgenfrei	безтурботний
sorgenlos	безтурботний
Sorgerecht, das	Право опіки
Sorgfalt, die	Старанність
sorgfältig	ретельний
Sortierungssignale, die	Сортування сигналів
sozial	соціальний
Sozial- und Gesundheitsbereiche Praxismodelle, die	Практичні моделі соціального та медичного сектору
Sozialarbeiter (in), der/die	Соціальні працівники
Sozialausgleich, der	Соціальний баланс
Sozialdaten, die	Соціальні дані
Sozialdienst	Соціальні послуги
Soziale Absicherung von Pflegepersonen, die	Соціальний захист осіб, які здійснюють догляд
soziale Arbeit, die	Соціальна робота
soziale Konstruktion, die -en	Соціальне конструкція
soziale Probleme, die	Соціальні проблеми
soziale Sicherung, die -en	Система соціального захисту

soziale Teilhabe, die	Соціалізація
soziale und kommunikative Netzwerke, die	Соціальні та комунікаційні мережі
Soziale und kulturelle Rahmenbedingungen, die	Соціальні та культурні рамки
Soziale Ungleichheit, die -en	Соціальна нерівність
Soziale Unterstützung, die	Соціальна підтримка
Soziale Unterstützungssystem	Система соціальної підтримки
Sozialepidemiologie	Соціальна епідеміологія
Sozialepidemiologie, die	Соціальна епідеміологія
sozialepidemiologische Studien, die	Соціально-епідеміологічні дослідження
soziales Lernen, das	Соціальне навчання
Soziales Marketing, das	Соціальний маркетинг
Sozialgeheimnis, das	Соціальна таємниця
Sozialgerichtsbarkeit, die	Соціальна справедливість
Sozialgerichtsgesetz (SGG), das	Закон про соціальні суди
Sozialgesetzbuch (SGB) §21	Соціальний кодекс
Sozialgesetzbuch, das	Соціальний кодекс
Sozialgesetzbücher, die	Соціальний кодекс
Sozialgruppe, die	Соціальна група
Sozialhilfe für Pflegebedürftige, die, die	Соціальна допомога особам, які потребують постійного стороннього догляду
Sozialhilfe, die	Соціальна допомога
Sozialhygiene	Соціальна гігієна
sozialkognitiv	соціально-когнітивний
Sozialkognitives Prozessmodell, das	Модель соціального когнітивного процесу
Sozialleben, das	Громадське життя

Fachwörterbuch für Pflege- und Gesundheitsberufe Deutsch-Ukrainisch
ISBN: 978-3-96213-490-7

Sozialleistung, die	Соціальний пакет
Sozialmedizin, die	Соціальна медицина
Sozialpädagogik, die	Соціальна педагогіка
sozialpädiatrisch	соціально-педіатричний
Sozialpädiatrische Behandlung, die	Соціальне педіатричне лікування
Sozialpädiatrische Zentren	Соціально-педіатричні центри
sozialpsychiatrisch	соціально-психіатрична
Sozialpsychiatrische Zentren, die	Соціально-психіатричні центри
Sozialrechtssystem, das -e	Система соціальної справедливості
Sozialreform, die	Соціальна реформа
Sozialstation, die	Установа соціального обслуговування
Sozialstruktur, die -en	Соціальна структура
Sozialsystem, das -e	Соціальна система
Sozialversicherung, die	Соціальне страхування
Sozialversicherungsabkommen, das	Угода про соціальне забезпечення
Sozialversicherungsausweis, der	Картка учасника системи соціального страхування
Sozialversicherungsmodell, das -e	Модель соціального забезпечення
Sozialversicherungswahlen, die	Вибори до органів соціального забезпечення
Sozialwahl, die	Вибори до органів соціального забезпечення
sozialwissenschaftlich	суспільствознавчий
sozialwissenschaftliche und epidemiologische Methoden, die	Соціологічні та епідеміологічні методи
sozioemotionale Störungen, die	Соціально-емоційні розлади
soziokulturell	соціокультурний
soziokulturelle Faktoren, die	Соціокультурні чинники
sozioökonomisch	соціально-економічний

sozioökonomische Lage, die	Соціально-економічна ситуація
sozioökonomische und kulturelle Bedingungen, die	Соціально-економічні та культурні умови
Soziotherapie, die	Соціотерапія
Spagyrik, die	Обробка свіжих лікарських рослин
Spaltbohrer m (Fissurenbohrer)	Фіссурний бор
Spaltlampen-Untersuchung, die	Обстеження за допомогою щілинної лампи
Spann, der	Підйом
Spannungskopfschmerz, der	Головний біль вазомоторного характеру
Spannungspneumothorax, der	Напружений пневмоторакс
Spannungsreihe, die -n	Натяжна серія
Sparbeitrag, der	Страховий внесок
Sparpotenzial, das	Потенціал економії
Spartentrennung, die	Розділення напрямків діяльності
Spartipps, die	Поради щодо заощаджень
Spasmus, der	Спазм
Spaß, der; -(ä) e	Задоволення
spaßhaft	кумедний
Spastik, de	Спастика
spastisch	спастичний
spät	пізній
Spätdienst, der	Вечірнє чергування
späte Abend, der -e	Пізній вечір
Spatel, der	Шпатель
später	пізніше
spätestens	щонайпізніше
Spazierstock, der	Тростина
Speibecken, das	Плювальниця

Fachwörterbuch für Pflege- und Gesundheitsberufe Deutsch-Ukrainisch
ISBN: 978-3-96213-490-7

Speiche, die -n	Променева кістка
Speichel, der	Слина
Speicheldrüse, die	Слинна залоза
Speichelfluss, der	Слиновиділення
Speichelsekretion, die -en	Секреція слинної залози
Speichenbruch, der	Перелом променевої кістки
Speichenschutz	Захист променевої кістки
Speiseröhre, die -n	Стравохід
Speiseröhrenentzündung, die	Езофагіт
Speiseröhrenkrebs, der	Рак стравоходу
Speisesaal, der	Обідня зала
Speisesalz, das	Харчова сіль
Spektroskopie, die	Спектроскопія
Spekulum, das	Гінекологічне дзеркало
Sperma, das	Сперма
Spermiogramm, das	Спермограма
Spermium, das	Сперматозоїд
Spezialist für, der	Спеціаліст з питань
Spezialitätenliste (SL), die	Перелік спеціальностей
Spezialkliniken und -abteilungen, die	Спеціальні клініки та відділення
speziell	спеціальний
spezielle Dokument, das	Спеціальний документ
Spezielle Tumoren, die	Особливі пухлини
Spezifische Immuntherapie, die	Специфічна імунотерапія
Spezifische Problemlagen	Специфічні проблемні питання
Spezifität, die -en	Специфіка
Sphinkter, der	Сфінкер

Sphygnomanometer, das	Сфігноманометр
Sphygnomanometer,das	Сфігноманометр
Spiegel, der	Дзеркало
Spiegelung des Enddarmes: Rektoskopie, die	Ендоскопія прямої кишки: ректоскопія
Spiegelungen, die	Дзеркала
Spielanzug, der	Ігровий костюм
Spielenachmittag, der	Ігри в другій половині дня
Spina bifida, die	Спина Біфіда
spinal	спинномозковий
Spinalanästhesie, die	Спинномозкова анестезія
Spinale Muskelatrophie, die	Спинальна м'язова атрофія
Spinaliom, das	Спіналіома
Spinalkanalstenose, die -n	Спинномозковий стеноз
Spinalnerven, die	Спинномозкові нерви
Spind, der	Dузька одностулкова шафа
Spinozelluläres Karzinom, das	Спіноцелюлярна карцинома
Spirale, die	Спіраль
Spiritusflamme, die	Спиртовий факел
Spitalambulanz, die	Лікарняна амбулаторія
Spitalzusatz-Versicherungen, die	Додаткове лікарняне страхування
Spitze Blattern	Вітряна віспа
Spitzenverband, der	Головне об'єднання
Splitter, der	Осколок
Splitter, die	Осколок
Spondylarthritis ankylosans, die	Анкілозуючий спондилоартрит
Spondylolisthesis, die	Спондилолістез
Spongiosa, die	Губчаста речовина кістки

ISBN: 978-3-96213-490-7

Sponsoring, das -s	Спонсорство
spontan	спонтанний
Spontanheilung, die	Спонтанне загоєння
Sport- und Gesundheitswissenschaften, die	Наука про спорт та наука про здоров'я
Sport, der	Спорт
Sportbiologie, die	Спортивна біологія
Sporternährung, die	Спортивне харчування
Sportphysiotherapie, die -n	Спортивна фізіотерапія
Sportprogramme, die	Спортивні програми
Sportvereine in der Umgebung, die	Спортивні клуби в районі
Sportvereine, die	Спортивні клуби
Spott, der	Знущання
spotten über	насміхатися над
spöttisch	глузливий
Sprach- und Schriftsprachstörungen, die	Розлади усного та писемного мовлення
Sprach-, Sprech-, Stimm- und Schluckstörungen, die	Порушення мови, мовлення, голосу та ковтання
Sprache- und Sprechstörungen bei älteren Menschen	Порушення мови та мовлення у літніх людей
Sprache, die -n	Мова
Sprachentwicklung, die -en	Мовний розвиток
Sprachfehler, die	Мовленнєві розлади
Sprachförderung, die -en	Прискорення розвитку мовлення
Sprachgebrauch, der	Використання мови
Sprachpsychologie, die	Психологія мовлення
Sprachstörungen, die	Мовні розлади
sprachsystematische Ebenen, die	Лінгвістичні рівні

Sprachtherapie, die -n	Логотерапія
Sprachverarbeitung, die -en	Обробка лінгвістичної інформації
Sprachverarbeitungsmodelle, die	Моделі обробки мови
sprechen	говорити
Sprechen, das	Говоріння
Sprechende Medizin	Розмовна медицина
Sprecherwerb, der -e	Освоєння мови
Sprecherziehung, die -en	Мовленнєве виховання
Sprechstörung, die	Розлад мовлення
Sprechstunde, die -n	Приймальні години
Sprechwerkzeug, das -e	Мовний інструмент
Sprechzimmer, das	Кімната для переговорів
Spritze (Medizin)	Шприц (медицина)
spritzen, sich	зробити собі ін'єкцію
Spritzkanal, der	Сім'явивідна протока
spröde sein	бути крихким
Sprue, die	Спру
Sprühnebel, der	Туман, що виникає при розбризкуванні рідини
Sprungbein, das	Надп'яткова кістка
Sprunggelenk, das	Гомілковостопний суглоб
Sprunggelenkbruch, der	Перелом гомілковостопного суглоба
Spuckbecken, das	Плювальниця
Spuckbeutel	Блювотний пакет
spucken	плювати
Spüle, die	Кухонна раковина
spülen	промивати
Spülkasten, der	Змивний бачок

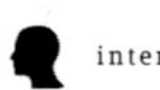
interkulturaverlag.de Fachwörterbuch für Pflege- und Gesundheitsberufe Deutsch-Ukrainisch
ISBN: 978-3-96213-490-7

spülte ab	змитий
Spulwürmer, die	Аскариди
Spur, die	Слід
Spurenanalyse, die -n	Аналіз слідів
Spurenbestandteile, die	Мікрокомпоненти
Spurenelemente, die	Мікроелементи
Sputum, das	Мокротиння
Sputumuntersuchung, die	Аналіз мокротиння
Staat, der -en	Держава
staatlich	державний
Staatliches Modell	Державна модель
Staatsangehörigkeitsschlüssel, der	Ключ громадянства
Staatsbürger, der -	Громадянин
Staatsbürger, der -	Громадянин
Staatsbürgerschaft, die -en	Громадянство
Staatseingriffe, die	Втручання з боку держави
Staatsverbrechen, das -	Державний злочин
stabil	стабільний
stabil machen, sich	стабілізувати
stabile Seitenlage, die	Стійке бічне положення
stabilisieren, sich	стабілізуватися
Stabsichtigkeit, die	Астигматизм
Stadien, die	Стадії
Stadium des tiefsten Schlafes, das	Стадія найглибшого сну
Stadium, das	Етап
Stadtverwaltung, die	Муніципалітет
Stakeholder, der -	Зацікавлена сторона
Stammblatt, das	Облікова картка клієнта

stammeln	заїкатися
Stammzellen, die	Стовбурові клітини
Stammzellforschung, die -en	Дослідження стовбурових клітин
Stammzelltherapie, die	Терапія стовбуровими клітинами
Stammzelltransplantation, die	Трансплантація стовбурових клітин
Standard-Grundversicherung, die	Стандартне базове страхування
Standardisierbarkeit, die	Стандартизація
Standardisierung, die -en	Стандартизація
Standardisierungsverfahren, das -	Процедура стандартизації
Standardpflegeplan	Стандартний план догляду
Standardtarif, brancheneinheitlicher, der	Стандартний тариф, загальногалузевий
Standardtarif, der	Стандартний тариф
Standardversicherung, die	Стандартне страхування
standhaft	непохитний
Stange, die	Жердина
Stanzbiopsie der Prostata: Prostatabiopsie, die	Біопсія простати
Stärke, die	Сила
starker Schmerz, der	Сильний біль
Starrkrampf, der	Правець
Starterkulturen, die	Посівні культури
Statine, die	Статини
Station im Krankenhaus, die	Відділення в лікарні
Station, die	Відділення
stationär	стаціонарний
Stationäre Behandlung, die	Стаціонарне лікування
Stationäre Ergänzungsversicherung, die	Додаткове страхування при стаціонарному лікуванні

Fachwörterbuch für Pflege- und Gesundheitsberufe Deutsch-Ukrainisch
ISBN: 978-3-96213-490-7

Stationäre Heilbehandlung, die	Стаціонарне лікування
Stationäre Leistungen und Behandlungen, die	Стаціонарне лікування та пільги
Stationäre Pflege, die	Стаціонарний догляд
Stationäre Unterkunft, die	Стаціонарне проживання
Stationäre Versorgung, die	Стаціонарне лікування
Stationärer Bereich, der	Стаціонарне відділення
Stationsstützpunkt, der	База відділення
Stationszimmer, das	Палатна кімната
Statistik, die -en	Статистика
statistische Grundlagen, die	Статистична база
Status, der	Статус
Stauung, die	Застій
Steatohepatitis, die	Стеатогепатит
stechen	колоти
Stechen im Auge, das	Печіння в очах
Stechen im Herz, das	Пекучий біль у серці
Stechen im Knie, das	Печіння в коліні
Stechen im Kopf, das	Удар в голову
Stechen im Ohr, das	Печіння у вусі
Stechen in der Lunge, das	Печіння в легенях
Stechen in der Schulter, das	Колючий біль у плечі
stechen, sich	колоти
stechende Schmerzen, die	Колючий біль
stechender Schmerz, der	Колючий біль
Steckbecken	Судно
Steckbeckenspüler	Ополіскувач для судна
stehlen	викрадати

Steife Gelenke (Gelenksteife), die	Жорсткі суглоби
Steifer Hals/Nacken, der	Жорстка шия
Steifer Rücken, der	Жорстка спина
Steißbein, das -e	Куприк
Steißgeburt, die	Пологи при сідничному передлежанні
Stelle, die	Місце
Stenomaske	Стеномаска
Stent, der	Стент
Stentimplantation, die	Імплантація стента
Sterbebett, das -en	Смертне ложе
Sterbegeld, das	Допомога на випадок смерті
Sterbehäuser, die	Хоспіси
Sterbehilfe, die -n	Евтаназія
Sterbehilfeproblematik, die -en	Проблема евтаназії
sterben	вмирати
Sterben, das	Смерть
Sterbeprozess, der	Процес вмирання
Sterbetafel, die	Таблиця смертності
Sterbewahrscheinlichkeit, die	Ймовірність смерті
sterblich adj.	смертний
Sterblichkeit, die	Смертність
Stereochemie, die	Стереохімія
Stereoisomerie, die	Стереоізомерія
steril	стерильний
Sterile Kompresse, die	Компрес стерильний
Sterilisation (Empfängnisverhütung), die	Стерилізація
Sterilisation der Frau, die	Стерилізація жінки

ISBN: 978-3-96213-490-7

Sterilisation des Mannes, die	Стерилізація чоловіка
Sterilisation, die	Стерилізація
sterilisieren	стерилізувати
Stern, der -e/-s	Зірка
Sternum, das	Грудина
Stethoskop, das	Стетоскоп
Steuer, die	Податок
Steuerbares Einkommen, das	Оподатковуваний прибуток
Steuerbares Vermögen, das	Активи, що підлягають оподаткуванню
Steuerersparnis, die	Економія на податках
Steuern, die	Податки
Steuerung gesundheitlicher Fragen, die	Контроль за питаннями охорони здоров'я
Steuerung, die -en	Контроль
Steuerungsinstrument, das -e	Інструмент контролю
Steuervorschriften zur Pflegeversicherung, die	Податкове регулювання страхування по догляду за хворими
Stich, der	Укол
Stichheiler, der	Засіб для лікування укусів
Stichprobe, die -n	Вибірковий контроль
Stichprobenverfahren, das -	Процедура відбору проб
Stickstoff, der	Азот
Stickstoffverbindungen, die	Сполуки азоту
Stiftzahn (Ringstiftzahn), der	Штифтовий зуб
Stigma, das -	Стигма
stigmatisieren	стигматизувати
Stillbüstenhalter, der	Бюстгальтер для грудного вигодовування
Stille, die	Грудне вигодовування

stillen	годувати дитину груддю
Stillen, das	Грудне вигодовування
Stillhütchen	Накладка на сосок
Stillkissen, das	Подушка для годування
Stillschweigen, das	Мовчання
Stimmband, das; -(ä) er	Голосова зв'язка
Stimmband, das; -(ä) er	Голосова зв'язка
Stimmbänder, die	Голосові зв'язки
Stimmbildung, die -en	Формування голосу
Stimme, die -n	Голос
Stimme, die -n	Голос
Stimmentwicklung, die -en	Розвиток голосу
Stimmgabel, die	Камертон
Stimmgabelprüfung, die	Випробування камертоном
Stimmgebung, die -en	Голосоутворення
Stimmlippenuntersuchung: Stroboskopie, die	Обстеження голосових зв'язок: стробоскопія
Stimmprothese	Голосовий протез
Stimmsitz, der -e	Підгонка голосу
Stimmung, die -en	Настрій
Stimmungsschwankungen, die	Перепади настрою
Stimulation, die -en	Стимулювання
Stinkender Urin	Смердюча сеча
Stirn runzeln, die	морщити лоба
Stirn, die -en	Лоб
Stirnband, der	Стрічка для волосся
Stirnbein, das -e	Лобова кістка
Stirnhöcker, der	Лобовий бугор

ISBN: 978-3-96213-490-7

Stirnhöhle, die -n	Лобова пазуха
Stirnmuskel, der	Лобовий м'яз
Stirnwulst, der	Надбрівна дуга
Stöchiometrie, die	Стехіометрія
stocken	застоюватися
Stoffbahn, die	Тканинне полотно
Stoffbinde	Бинт тканинний
Stoffchemie, die	Хімія речовини
Stoffeigenschaften, die	Властивості матеріалів
Stoffkreisläufe, die	Життєві цикли матеріалу
Stoffrecht, das	Матеріальне право
Stofftransport, der -e	Рух мас
Stoffwechsel, der	Метаболізм
Stoffwechselerkrankung, die	Захворювання обміну речовин
Stoffwechselerkrankungen, die	Захворювання обміну речовин
Stoffwechselkrankheit, die	Захворювання обміну речовин
Stoffwechselprozesse, die	Метаболічні процеси
Stoffwechselstörung, die	Порушення обміну речовин
Stoffwechselvorgänge, die	Обмінні процеси
Stoffwechselwege, die	Метаболічні шляхи
Stolle Sanitätshaus	Магазин товарів медичного та лікувально-профілактичного призначення Stolle
stolz auf	пишатися
stolz sein	пишатися
Stomabeutel, der	Калоприймач
Stomatherapie	Стоматерапія
stören	заважати
stören, sich	заважати

Störgrößen, die	Перешкоди
Störung der Wundheilung	Порушення процесу загоєння ран
Störung des Sehvermögens, die	Порушення зору
Störung, die	Порушення, перешкода
Störungen des Menstruationszyklus, die	Порушення менструального циклу
Störungsbilder, die	Прояви хвороби
Stoßwellentherapie, die	Ударно-хвильова терапія
stottern	заїкатися
Strabismus, der	Косоокість
Strabologie, die	Страбологія
Strafarbeit, die -en	Виправні роботи
Strafe, die -n	Покарання
Strafgesetzbuch, das -(ü) er	Кримінальний кодекс
Strafrechtliche Haftung	Кримінальна відповідальність
Strahlenangst	Тривога через опромінення
Strahlenerkrankung, die	Променева хвороба
Strahlenphysik, die	Радіофізика
Strahlentherapie, die	Променева терапія
Strahlung, die -en	Радіація
Straining	Проціджування
Strampelhöschen, das	Повзунки (штанці)
strecken	випростати
Streckenmuskel, der	М'яз-розгинач
Strecksehnenverletzung, die	Травма сухожилля розгинача
Streifen am Bauch, die	Смуги на животі
Streifen am Po, die	Смуги на сідницях

Fachwörterbuch für Pflege- und Gesundheitsberufe Deutsch-Ukrainisch
ISBN: 978-3-96213-490-7

Streifen an den Oberschenkeln, die	Смуги на стегнах
Streifen auf der Brust, die	Смуги на грудях
Streit, der -e	сваритися
streitsüchtig	сварливий
Strenge, die	Суворість
Streptokokken-Infektion, die	Стрептококова інфекція
Streptokokken-Schnelltest: Rachenabstrich, der, der	Швидкий тест на стрептокок: мазок з горла
Stress, der	Стрес
Stressbewältigung, die -en	Управління стресом
Stressechokardiografie, die	Стрес-ехокардіографія
Stressmanagement-Programm, das -e	Програма управління стресом
Stressmanagement, das -s	Управління стресом
Stressreduktion, die -en	Зменшення стресу
Stroke-Unit, die	Відділення інтенсивної терапії для хворих з інсультом
Strömungen, die	Течії
Strömungsfelder, die	Поля течії
Struktur aus gleichartigen Zellen, die	Будова подібних клітин
Struktur-, Planungs-, Prozess- und Ergebnisqualität	Якість структури, планування, процесу та результатів
Struktur-Wirkungsbeziehung, die -en	Зв'язок між структурою та впливом
Struktur, die	Структура
Strukturfonds (Krankenhäuser), die	Структурні фонди
Strukturformeln, die	Структурні формули
strukturieren, sich	структурувати

strukturiert	структурований
Strukturierte Behandlungsprogramme, die	Структуровані програми лікування
Strukturierung, die -en	Структурування
Strukturqualität, die -en	Структурна якість
Strukturreformen, die	Структурні реформи
Strukturverträge, die	Структурні контракти
struppig	розпатланий
Stück, das -e	Штука
Studenten aus dem Ausland, die	Студенти з-за кордону
Studenten-Krankenversicherung, die	Студентське медичне страхування
Studenten, die	Студенти
Studentische Krankenversicherung, die	Студентське медичне страхування
Studien, die	Дослідження
Studiendesign, das -s	Дизайн дослідження
Studientypen, die	Види досліджень
Studium, das -en	Навчання
Stufenweise Wiedereingliederung, die	Поступове повернення в звичне соціальне середовище
Stuhl, der	Випорожнення, стілець
Stuhldrainagesystem	Система відведення калових мас
Stuhlgang fördert, den	сприяти випорожненню кишечнику
Stuhlgang haben	мати випорожнення
Stuhlgang, der	Випорожнення
Stuhllehne, die	Спинка стільця
Stuhlverstopfung : Verstopfung, die	Запор
Stunde, die -n	Година

Fachwörterbuch für Pflege- und Gesundheitsberufe Deutsch-Ukrainisch
ISBN: 978-3-96213-490-7

stundenlang	годинами
Stupor, der	Ступор
stur adj.	упертий
Sturz im Alter	Падіння в похилому віці
Sturz, der	Падіння
stürzen	зіштовхувати, перекидати
stürzen, sich	впасти
Sturzprophylax	Профілактика падіння
Sturzprophylaxe	Запобігання падінню
Stützung, die -en	Дотація
Subarachnoidalblutung, die	Субарахноїдальний крововилив
Subclavian-steal-Syndrom, das	Синдром хребетного відтоку
subfebrile Tempratur, die	Субфебрильна температура
Subformen, die	Підформи
Subjektive Merkmale, die	Суб'єктивні характеристики
subjektive Sinnsetzungen, die	Суб'єктивні відчуття
subkutan	підшкірний
subkutaner Bluterguss, der	Підшкірна гематома
sublingual	сублінгвальний
Subsidiarität, die	Субсидіарність
Subsidiaritätsprinzip, die	Принцип субсидіарності
Substanzen, die	Речовини
Substanzklassen, die	Класи речовин
substituieren	замінювати
Substitution, die -en	Заміна
Substitutionstherapie, die	Замісна терапія
Substitutive Krankenversicherung, die	Заміщаюче медичне страхування

Sucht, die -(ü) e	Залежність
Suchterkrankung, die -en	Залежність
Suchtklausel, die	Застереження про залежність
Suchtmittelkonsum, der	Вживання речовин, що спричиняють залежність
Suchtprävention	Профілактика залежності
Sudor, der	Піт
Suizid, der	Самогубство
Suizidologie	Суїцидологія
Suizidproblematik, die -en	Проблема самогубств
Summation, die -en	Підбиття підсумків
Summe, die -n	Сума
Summenaktionspotential, das -e	Загальний потенціал дій
Summenbegrenzung, die	Обмеження по сумі
Summenversicherung, die	Страхування на встановлену страхову суму
Sunrise Medical	Компанія Санрайз Медікал
superior	найвищої якості
supervidierend	наглядовий
Supervision, die -en	Нагляд
Supply Chain Management, das -s	Управління ланцюгами поставок
Suppositorium, das	Суппозиторій
Suppression, die	Придушення
Suprasegmentalia, die	Супрасегментація
suspekt	підозрілий
süß	солодкий
Sweatshirt, das	Світшот
Symbiose, die	Симбіоз
Symbiosen, die	Симбіози

ISBN: 978-3-96213-490-7

symmetrisch	симетричний
Symmetrische und komplementäre Interaktion	Симетрична та комплементарна взаємодія
Sympathie, die	Симпатія
Sympathikus, der	Симпатичний нерв
Symphyse, die	Симфіз
Symphysis pubica, die	Лобковий симфіз
Symptom, das	Симптом
Symptomatik, die -en	Симптоматика
symptomatische Behandlung, die	Симптоматичне лікування
Symptomkomplexe, die	Симптомокомплекси
Synapsen, die	Синапси
Synaptogenese, die	Синаптогенез
Synaptosome, die -en	Синаптосома
Synchronzeitschaltuhr, die	Синхронний таймер
Syndrom, der	Синдром
synergetisch	синергетичний
Synergie, die	Синергія
Synkope, die	Непритомність
Synthese, die	Синтез
Syntheseleistungen, die	Послуги синтезу
Syphilis, die	Сифіліс
System, das -e	Система
Systematic Reviews, die	Систематичні огляди
Systematik, die -en	Систематика
systematisch vorbereiten, sich	систематично готуватися
systematische Fehler, die	Систематичні помилки
Systematisierung, die -en	Систематизація

Systemic Inflammatory Response Syndrome, die	Синдром системної запальної відповіді
systemisch	системний
Systemmodell	Системна модель
Systemtheoretische und konstruktivistische Ansätze, die	Теорія систем та конструктивістські підходи
Systole, die -n	Систола
Szintigrafie, die	Сцинтиграфія
Szintigraphie, die	Сцинтиграфія
T-shirt, das	Футболка
Tablett, das	Таця
Tabletten, die	Таблетки
Tablettenausdrückhilfe	Виштовхувач таблеток
Tablettenteiler	Розділювач таблеток
Tachyarrhythmie, die	Тахіаритмія
Tachykardie, die	Тахікардія
Tachypnoe, die	Тахіпное
Tadel, der -	Догана
Tag neigt sich, der	День добігає кінця
Tag, an dem gebadet wird	День купання
Tag, der -e	День
Tagegeld im Ausland, das	Добові за кордоном
Tagesablauf, der	Розпорядок дня
Tagesanbruch, der; -(ü) e	Світанок
Tageschirurgie, die	Хірургія в денному стаціонарі
Tagesgleiche Pflegesätze, die	Тарифи на лікування в денний стаціонар
Tagesmütter Vermittlung, die	Пошук нянь для дітей
Tagesmutter, die	Приватна няня

Fachwörterbuch für Pflege- und Gesundheitsberufe Deutsch-Ukrainisch
ISBN: 978-3-96213-490-7

Tagespflege, die	Денна дитяча група
Tagespflegezentrum für, das	Центр денної дитячої групи
Tagesrucksack, der	Одноденний рюкзак
Tagesstrukturierende Maßnahmen	Заходи щодо структурування дня
täglich	щоденний
tagsüber adj.	протягом дня
Tai-Chi, der	Тай-цзи
Taille, die -n	Талія
Takt, der	Такт
taktil	тактильний
taktlos	безтактний
Talgdrüsen, die	Сальні залози
Talkum, das	Тальк
Talkumpuder, der	Тальк
Tampon, der	Тампон
Tamponade	Тампонація
Tänie, die	Стрічка товстої кишки
tapfer	хоробрий
Tarif, der	Тариф
Tarifbedingungen, die	Умови тарифу
Tarifgruppe, die	Тарифна група
Tarifwechsel, der	Зміна тарифу
TarMed	Тариф на медичне обслуговування
Tarsaltunnelsyndrom, das	Синдром тарзального тунелю
Taschenlampe, die	Кишеньковий ліхтарик
Taschentuch, das	Хустинка
Taschentuch, das; -(ü) er	Хустинка
Tastsinn, der	Відчуття дотику

Tastsinn, der	Відчуття дотику
Tastuntersuchung der Brust: Brustselbstuntersuchung, die	Пальпаторне обстеження молочних залоз: самообстеження молочних залоз
Tastuntersuchung der Prostata: Prostata Untersuchung, die	Пальпація простати: обстеження передміхурової залози
Tastwand, die	Сенсорна панель
tat gut	добре впоралися
Tat umsetzen, in die	реалізувати
Tat, die -en	Дія
Tatbestandsirrtum, der -(ü) er	Фактична помилка
tätig	активний
Tätigkeit, die -en	Діяльність
Tätigkeiten, die	Напрямки діяльності
Tätigkeitsanalysen, die	Аналізи діяльності
Tätigkeitsfelder, die	Сфери діяльності
Tatkraft, die	Енергія
tatkräftig	енергійний
Tätlichkeit, die -en	Рукоприкладство
Tätowierung, die	Татуювання
tatsächlich	фактичний
Tattoo entfernen, die	видаляти татуювання
Tattooentfernung, die	Видалення татуювання
taub	онімілий
taube Finger, die	Оніміли пальці
Taubheit : Hörverlust, die	Глухота: втрата слуху
taubstumm	глухонімий
Taufe, die -n	Хрещення
Taufname, der -n	Ім'я при хрещенні

Fachwörterbuch für Pflege- und Gesundheitsberufe Deutsch-Ukrainisch
ISBN: 978-3-96213-490-7

Taufschein, der -e	Свідоцтво про хрещення
Taufstein, der -e	Хрещальна купіль
Tauschen, das	Обмін
Taxisstand in der Nähe, der	Стоянка таксі по сусідству
Teamarbeit, die -en	Командна робота
Teambesprechung, die	Зустріч команди
Teamentwicklung, die -en	Розвиток команди
technische Gerät, das	Технічний пристрій
Technische Hilfsmittel, das	Технічні засоби
Technologien, die	Технології
Teddybär, der	Плюшевий ведмедик
Teil der Pflegedokumentation, der	Частина медичної документації
Teil, der -e	Частина
Teilbereiche, die	Підрозділи
Teilergebnisse, die	Часткові результати
Teilhabe, die	Участь
Teilhabeansprüche, die	Заявки на участь
Teilkaskoversicherung, die -en	Часткова страховка каско для автомобіля
Teilkostenrechnung, die -en	Часткова калькуляція собівартості
Teilkrone, die	Часткова коронка
teilnehmen	брати участь
Teilnehmerliste, die	Список учасників
Teilnehmerproblematik, die -en	Проблема учасника
Teilprothese, die	Частковий протез
Teilremission, die	Часткова ремісія
teilstationäre	напівстаціонарний
Teilstationäre Behandlung, die	Часткове стаціонарне лікування
Teilstationäre Einrichtungen, die	Часткові стаціонарні заклади

Teilstationäre Pflege, die	Частковий стаціонарний догляд
Teilstationäre Pflegesätze, die	Частковий стаціонарний догляд
teilweise	частковий
Teilzeitbeschäftigung, die	Неповна зайнятість
Teilzulassung, die	Частковий допуск
Teint, der	Колір обличчя
Telefonkosten Krankenhaus, die/das	Плата за телефонний зв'язок у лікарні
Telefonnummer des ärztlichen Notdienstes, die	Номер телефону служби екстреної медичної допомоги
Telefonnummer, die -n	Номер телефону
Telefonseelsorge, die	Телефон довіри
Telefonsprechstunde, die	Консультація по телефону
Telematik, die	Телематика
Telemedizin, die	Телемедицина
Teleservices, die	Телекомунікаційні послуги
Temperament, das	Темперамент
Temperatur, die	Температура
Temperaturabfall, der	Падіння температури
Temperaturabnahme, die	Падіння температури
Temperaturänderungen, die	Зміна температури
Temperaturanstieg, der	Підвищення температури
Temperaturanzeiger, der	Індикатор температури
Temperaturausgleich, der	Вирівнювання температур
Temperatureinwirkungen, die	Температурний вплив
Temperaturfelder, die	Температурні поля
Temperaturgefälle, die	Градієнт температури
Temperaturkurve, die	Температурна крива

ISBN: 978-3-96213-490-7

Temperaturmessgerät, das	Прилад для вимірювання температури
Temperaturmessung, die	Вимірювання температури
Temperaturmethode, die	Температурні методи
Temperaturregler, der	Регулятор температури
Temperaturregulation, die -en	Регулювання температури
Temperaturrückgang, der	Падіння температури
Temperaturschwankung, die	Коливання температури
Temperaturskala, die	Температурна шкала
Temperatursturz, der	Падіння температури
Temperaturunterschied, der	Різниця температур
temporär	тимчасовий
Tendovaginitis, die	Тендовагініт
Tennisarm, der	Травматичний епікондиліт
teratogene Substanzen, die	Тератогенні речовини
Termin, der	Прийом
terminal	кінцевий
Terminservicestellen, die	Служба запису на прийом
Tertiärprävention, die -en	Третинна профілактика
Testament, das	Заповіт
Testament, das -e	Заповіт
Testosteron, das	Тестостерон
Teststreifen, die	Тест-смужка
Testtheorie, die -n	Теорія випробувань
Tetanus-Impfung, die	Щеплення проти правця
Tetanus, die	Правець
Tetraplegie, die	Тетраплегія
Thalamus, der	Таламус
Thalassotherapie, die	Таласотерапія

Thema, das -en	Тема
themenzentriert	тематично орієнтовані
Themenzentrierte Selbstdarstellung, die	Тематична самопрезентація
Theoretische Grundlagen	
theoretische und exemplarische Aufarbeitung, die -en	Теоретичні засади
theoretischer Rahmen, der -	Теоретична база
Theorie der interpersonalen Beziehung in der Pflege	Теорія міжособистісних стосунків у сфері догляду
Theorie der Ressourcenerhaltung	Теорія ресурсозбереження
Theorie über das Altern	Теорія старіння
Theorie, die -n	Теорія
Theorien und Modelle der Pflege	Теорії та моделі медсестринства
Therapeut (in), der/die	Терапевт
Therapeutic Intervention Scoring System	Система оцінки терапевтичного втручання
Therapeutik, die	Терапевтика
therapeutisch	терапевтичний
therapeutische Kommunikation, die -en	Терапевтичне спілкування
Therapie, die -n	Терапія
Therapieansätze, die	Терапевтичні підходи
Therapiefreiheit, die	Терапевтична свобода
Therapiegruppe, die	Терапевтична група
Therapiemöglichkeiten, die	Варіанти терапії
Therapieoptionen, die	Варіанти терапії
Therapieplatz, der	Місце проведення терапії
therapierbar	піддається лікуванню
therapieren	проводити терапію

ISBN: 978-3-96213-490-7

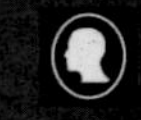

Therapierichtungen der Biologischen Medizin, die	Терапевтичні напрямки біологічної медицини
Therapierung, die	Терапія
Therapietreue, die	Дотримання режиму лікування
Therapieverfahren, das -	Методи лікування
Therapieziele, die	Цілі терапії
thermal	термальний
Thermalbad, das	Термальна ванна
Thermalquelle, die	Термальне джерело
Thermalschwimmbad, das	Иермальний басейн
thermisch	термічний
Thermodynamik, die	Термодинаміка
Thermometer, das	Термометр
Thiamin, das	Тіамін
Thomasschiene	Рейка Томаса
Thorax, der	Грудна клітка
Thrombophlebitis, die	Тромбофлебіт
Thromboplastinzeit: Quick-Test, die	Тромбопластиновий час
Thrombose-Prophylax	Профілактика тромбозів
Thrombose, die	Тромбоз
Thromboseprophylaxe, die	Профілактика тромбозів
Thrombozyten, die	Тромбоцити
Thrombozytose, die	Тромбоцитоз
Thrombus, der	Тромб
Thymus, der	Вилочкова залоза
Thymuskarzinom, das	Рак тимуса
Thymuskrebs, der	Рак тимуса

Thyreoidea, die	Щитовидна залоза
Thyreoiditis, die	Тиреоїдит
Tibia,	Велика гомілкова кістка
Ticstörung, die	Тикозний розлад
tief	глибокий
tief	глибокий
Tiefe Hirnstimulation (THS), die	Глибока стимуляція мозку
Tiefe Venenthrombose, die	Тромбоз глибоких вен
Tiefe, die -n	Глибина
Tiefenpsychologisch fundierte Psychotherapie (TfP), die	Психодинамічна психотерапія
Tiefschlaf, der	Глибокий сон
Tier- und Pflanzenzelle, die -n	Тваринна і рослинна клітина
Tier, das -e	Тварина
Tierbisse, die	Укуси тварин
Tierhaarallergie, die	Алергія на шерсть тварин
Tiermodelle, die	Тваринні моделі
Tiers payant, der	Оплата третьою особою
Tinea capitis, die	Дерматофітія
Tinea pedis, die	Мікоз стоп
Tinnitus : Ohrgeräusche, der	Шум у вухах: дзвін у вухах
Tinnitus, der	Шум у вухах
Titration, die -en	Титрування
Tod des Versicherten, der	Смерть застрахованої особи
Tod, der	Загибель
Tod, der-e	Смерть
Todesanzeige, die -n	Повідомлення про смерть
Todesfall, der	Смертельний випадок

Fachwörterbuch für Pflege- und Gesundheitsberufe Deutsch-Ukrainisch
ISBN: 978-3-96213-490-7

Todesfall, der; -(ä) e	Смертельний випадок
Todesfallleistung, die	Допомога у зв'язку зі смертю
Todesursache, die	Причина смерті
Toilette, die	Туалет
Toilettenartikel, die	Туалет
Toilettenbürste, die	Щітка для туалету
Toilettenpapier, das	Туалетний папір
Toilettensitz, der	Сидіння для унітазу
Toilettenstuhl, der	Стілець-туалет
Toleranz, die	Толерантність
tolerieren	терпіти
Tollwut, die	Сказ
Ton, der; -(ö) e	Глина
Tonne, die -n	Тонна
Tonsillitis, die	Тонзиліт
Tonus, die	Тонус
Töpfchen, das	Горщик
Torheit, die -en	Безумство
töricht	безрозсудний
Torquer	Торкер
tot	мертвий
total	всього
Total-Quality-Management, das -s	Загальне управління якістю
totale Endoprothese, die	Тотальне ендопротезування
Totalprothese, die	Повний протез
Tote, der/die -n	Небіжчик
töten	вбивати
Totenbett, das -en	Смертне ложе

Totgeburt, die	Мертвонароджена дитина
Totschlag, der; -(ä) e	Убивство без обтяжувальних обставин
Tötung, die -en	Вбивство
Tötungsdelikte, die	Вбивство
Touristen und Gäste in der Schweiz, auf der Suche nach einer Versicherungslösung, die	Туристи та гості Швейцарії в пошуках страхового рішення
toxikodynamische und -kinetische Prozesse, die	Токсикодинамічні та -кінетичні процеси
Toxikologie, die	токсикологія
toxisch	токсичний
Toxisches Schock-Syndrom, das	Синдром токсичного шоку
Toxoplasmose, die	Токсоплазмоз
Trachealkanülen	Трахеальні трубки
Tracheotomie, die	Трахеостомія
Traditionelle chinesische Medizin, die	Традиційна китайська медицина
traditionelle Medizin, die	Народна медицина
tragbare Sauerstoffversorgung, die	Портативна подача кисню
tragbare Wickelunterlage, die	Практична дитяча одноразова пелюшка
Trage, die	Ноші
tragen, bei sich	мати при собі
Trägerhemd, das	Нагрудник-сорочка
Trägerschaft, die	Фінансування
Tragetuch, das	Косиночна пов'язка
Trägheitsmoment, der -e	Момент інерції
trainieren	тренувати
Training, das -s	Тренування
Trainingsdurchführung, die -en	Проведення тренування

ISBN: 978-3-96213-490-7

Trainingseinheit, die -en	Тренування
Trainingslehre, die	Теорія спортивного тренування
Trainingsplanung, die -en	Планування тренування
Trainingssteuerung, die -en	Контроль за тренуванням
Träne, die	Сльоза
Tränenbein, das -e	Слізна кістка
Tränende Augen, die	Очі, що сльозяться
Tränendrüse, die	Слізна залоза
Tränenkanal, der	Слізний канал
Tränensäcke, die	Мішки під очима
Transaktionskosten, die	Витрати за операцією
transdermale Pflaster, die	Трансдермальні пластирі
Transduktion, die -en	Трансдукція
Transfektionstechnologien, die	Трансфузійні технології
Transfusion, die	Переливання крові
Transfusionsmedizin, die	Трансфузійна медицина
transitorisch	транзиторний
Transkription, die -en	Транскрипція
Transkulturelle Pflege	Транскультурний догляд
Transkutane Elektrische Nervenstimulation (TENS), die	Транскутанна електрична стимуляція нервів
Translation, die -en	Перенесення
Transmittersysteme, die	Передавальні системи
Transösophageale Echokardiographie, die	Черезстравохідна ехокардіографія
Transparenz, die	Прозорість
Transparenzgebot, das	Вимога транспарентності
Transpiration, die	Транспірація

Transplantation, die	Трансплантація
Transplantationsgesetz, das	Закон про трансплантацію
Transplantationsnachsorge, die	Післяопераційний догляд після трансплантації
Transport- und Fahrtkosten, die	Транспортні витрати та дорожні витрати
Transport, der -e	Транспорт
Transporter, der -	Транспорт
Transportkosten, die	Транспортні витрати
Transportvorgänge, die	Транспортні процедури
Transrektale Prostatabiopsie: Prostatabiopsie, die	Трансректальна біопсія простати: біопсія простати
transtheoretisch	транстеоретичний
Transtheoretisches Modell	Транстеоретична модель
Transtheoretisches Modell, das	Транстеоретична модель
Transthorakale Echokardiographie, die	Трансторакальна ехокардіографія
Trapezmuskel, der	Трапецієподібний м'яз
Trauer, die	Журба
Traum, der; -(ä) e	Мрія
Trauma, das	Травма
Traumamangement, das -s	Лікування травм
Traumata, die	Травми
traumatisch	травматичний
Traumatologie, die	Травматологія
träumen von	мріяти про
traurig	сумний
traurig adj.	сумний
Traurigkeit, die	Смуток
Traurigkeit, die	Смуток

Fachwörterbuch für Pflege- und Gesundheitsberufe Deutsch-Ukrainisch
ISBN: 978-3-96213-490-7

Trauring, der -e	Обручка
Trauung, die -en	Шлюб
Trembleuse	Тремблез
Tremor : Zittern, der	Тремор: тремтіння
Trennmethoden, die	Методи сепарації
Trennung von Grund- und Zusatzversicherung, die	Розмежування основного та додаткового страхування
Trennung, die -en	Розлучення, поділ
Treppenlifttyp, der	Тип сходового ліфту
treten	ступати
treu	вірний
Treue, die	Вірність
Treue, die	Вірний
Treuhänder, die	Особа з правом власності на майно
treulos	невірний
Trichomonaden-Infektion, die	Трихомонадна інфекція
Trieb, der -e	Інстинкт
triebhaft	інстинктивний
Trimester, das	Триместр
Tripper, der	Гонорея
Trisomie 21, die	Трисомія 21
Trisomie, die	Трисомія
Trittstufe (Fahrzeug)	Сходинка (транспортний засіб)
Trizeps, der	Тріцепс
trocken	сухий
trocken reiben, sich	протерти насухо
Trockene Augen, die	Сухість очей
Trockene Haut, die	Сухість шкіри

Trockene Lippen, die	Сухість губ
Trockene Nase, die	Сухість у носі
Trockener Mund (Mundtrockenheit), die	Сухість у роті
Trockenfrüchte, die	Сухофрукти
trocknete ab	висохлий
Trommelfell, das -e	Барабанна перетинка
Trommelfellperforation, die	Перфорація барабанної перетинки
Tropentauglichkeitsuntersuchung, die	Випробування на тропікостійкість
Tropf, der	Крапля
tropfen	капати
Tropfen für trockene Augen, die	Краплі від сухості очей
tropfenweiser Urinabgang, der	Підтікання сечі
Tropfenzähler	Крапельниця
Tropfflasche	Флакон-крапельниця
Trüber Urin (Harntrübung), der	Каламутна сеча (помутніння сечі)
Trunkenbold, der -e	П'яниця
Tubargravidität, die	Трубна вагітність
Tubenendometriose, die	Трубний ендометріоз
Tuberkulose, die	Туберкульоз
Tuberkulose, die	Туберкульоз
Tuchsitz	Тканинне сидіння
Tugend, die -en	Чеснота
tugendhaft	доброчесний
Tüll, der	Тюль
Tumor der Schilddrüse , der	Пухлина щитовидної залози
Tumor, der	Пухлина

Fachwörterbuch für Pflege- und Gesundheitsberufe Deutsch-Ukrainisch
ISBN: 978-3-96213-490-7

Tumorabwehrsystem, das	Система захисту від пухлин
tumorbedingt	пов'язані з пухлиною
Tumorbehandlungsdisziplin, die	Дисципліна "Лікування пухлин"
Tumorbehandlungsmethode, die	Метод лікування пухлин
Tumorbiologie, die	Біологія пухлин
Tumorchirugie, die	Хірургія пухлин
Tumore der Mundhöhle, die	Пухлини ротової порожнини
Tumorentfernung, die	Видалення пухлин
Tumorerkrankungen, die	Пухлинні захворювання
Tumorforschung, die -en	Дослідження пухлин
Tumorgenetik, die	Генетика пухлин
Tumorheilung, die	Загоєння пухлин
Tumorherde, die	Пухлинні ділянки
Tumorkrankheit, die	Онкологічне захворювання
Tumorleiden, das	Онкологічна хвороба
Tumornachsorge, die	Післяопераційний контроль перебігу онкологічного захворювання
Tumorpatient, der	Онкологічний пацієнт
Tumortherapie, die -n	Терапія пухлин
Tumorwachstum, das	Ріст пухлин
Tumorzellen, die	Пухлинні клітини
Tumorzytogenetik, die	Цитогенетика пухлин
Tupfer, der	Тампон (для обробки ран)
Tupferzange	Щипці для тампонів
türkische Bad, das	Турецька лазня
türkisches Bad, das	Турецька лазня
Turnstunde, die	Урок фізкультури
Tweed, der	Твід

Tympanometrie, die	Тимпанометрія
Typ, der -en	Тип
Typhus, der	Тиф
Typisierungen, die	Уніфікації
übel sein	бути злим
Übel, das-	Зло
Übelkeit, die	Нудота
übelnehmen	ображатися
übelreichend	смердючий
übelriechend	смердючий
Übelwollen, das	бути недоброзичливим
übelwollend	бути недоброзичливим
üben	практикувати
über	більш ніж
über 38°C ansteigende Körpertemperatur	Підвищення температури тіла вище 38°C
über die Hände gezogen	натягнутими на руки
über Kreuz legen	покласти що-небудь хрест-навхрест
Über-, Unter, Fehlversorgung, die	Надмірний, недостатній, відсутній догляд
Überaktive Blase, die	Гіперактивний сечовий міхур
Überanstrengung, die	Перенапруження
Überblick, der -e	Огляд
überbringen	передавати (новину, вітання)
Überdosierung, die -en	Передозування
übereifriges Immunsystem, das	Надмірна активність імунної системи
Überempfindlichkeit, die	Гіперчутливість
Überempfindlichkeitsreaktion, die	Реакція надчутливості
Überforderungsklausel, die	Застереження про непомірне навантаження

Fachwörterbuch für Pflege- und Gesundheitsberufe Deutsch-Ukrainisch
ISBN: 978-3-96213-490-7

Überführung, die	Передача
Übergabe (Kranken- und Altenpflege)	Передача (догляд за хворими та за людьми похилого віку)
Übergabe (Pflege)	Передача (догляд)
Übergabe bekommen	передавати
Übergang von Ersatzansprüchen, der	Передача права на компенсацію
Übergangsgeld, das	Одноразова грошова допомога
übergeben, , sich	блювати
übergeben, sich	передавати
übergeordnet	вищий (про інстанцію)
Übergewicht, das	Надмірна вага
Überlebenszeit, die	Час між отриманням летальної дози опромінення і настанням смерті
überleiten	переводити
Überleitungspflege	Перехідний догляд
überliefern	передавати
Übermässiges Schwitzen, das	Надмірне потовиділення
übermorgen	післязавтра
Übermut, der	Запал
übernachten	залишитися на ніч
überprüfen	перевіряти
Überraschende Klauseln, die	Несподівані пункти
überregional	надрегіональний
überregionale Kampagne, die	Надрегіональна кампанія
Überschussbeteiligung, die	Пайова участь застрахованого в доходах фірми
Überschußbeteiligung, die	Пайова участь застрахованого в доходах фірми
Überschusseinkunftsarten, die	Види надлишкових доходів

Überstundenvergütung, die	Оплата надурочних робіт
übertönen	заглушити
Überträger, der/die	Переносник (інфекції)
Übertragungswert, der	Перехідна вартість
Übertretung, die -en	Порушення
Überversorgung, die	Надлишкове постачання
überwachen	наглядати
Überwachung, die	Моніторинг
Überweisung, die	Направлення
Überweisungsschein, der	Направлення
Überzeugungen, die	Переконання
Überzug, der	Чохол
üble Nachrede, die -n	Наклеп
Übung, die	Вправа
Übungsstunde, die	Урок фізичної підготовки
Uhr, die -en	Годинник
Ulcer, das	Виразка
Ulcus cruris, das	Виразка ноги
Ulcus duodeni	Виразка дванадцятипалої кишки
Ulcus molle, die	Виразка Молле
Ulkus, das	Виразка
Ulnafraktur, die	Перелом ліктьової кістки
Ultraschall, der	Ультразвукове дослідження
Ultraschallaufnahme, die	Ультразвуковий знімок
Ultraschalluntersuchung, die	Ультразвукове дослідження
um Aufmerksamkeit zu erlangen	привернути увагу
Um- und Neulernen, das	Перенавчання та переосмислення
umdrehen	перевертати

ISBN: 978-3-96213-490-7

Umfang, der	Обсяг
umfassen, sich	охоплювати
Umfeld-Einflüsse, die	Вплив на навколишнє середовище
Umgang mit dem Tod, der	Мати справу зі смертю
Umgang mit Krisen	Подолання кризових ситуацій
Umgang mit Leid	Робота зі стражданнями
Umgang mit Psychopharmaka	Робота з психотропними препаратами
Umgang, der; -(ä) e	Поводження
Umgebung, die -en	Навколишнє середовище
umgehen	обходити
Umlagefinanzierung, die	Фінансування за принципом "pay as you go
Umlagen, die	Накладні витрати
Umlagerungen, die	Перекладання
Umlageverfahren, das	Метод отримання фінансових коштів шляхом розподілу грошових зборів серед певного кола осіб
Umsatzprozess, der -e	Процес обороту
Umwelt- und Umfeldfaktoren, die	Екологічні та навколишні фактори
Umwelt, die -en	Навколишнє середовище
Umweltanalytik, die -en	Екологічна аналітика
Umweltbedingungen, die	Умови навколишнього середовища
Umweltepidemiologie, die -n	Екологічна епідеміологія
Umweltmedizin, die	Екологічна медицина
Umweltschutz, der	Захист навколишнього середовища
Umzug, der	Переїзд
Unabhängige Patientenberatung (UPD), die	Незалежне консультування пацієнтів
unangenehm	неприємний
unannehmbar	неприйнятний

Unannehmlichkeit, die -en	Прикрість
unauffällig	непомітний
Unaufmerksamkeit, die	Неуважність
unbedingt	обов'язково
unbefangen	неупереджений
unbewusst	несвідомо
Unbezahlter Urlaub, der	Відпустка без збереження заробітної плати
Undank, der	Невдячність
undankbar	невдячний
Undankbarkeit, die	Невдячність
unduldsam	нетерпимий
Unduldsamkeit, die	Нетерпимість
unechtes Unterlassungsdelikt, das -e	Злочин, який може бути вчинений як шляхом бездіяльності, так і шляхом дії
Unehre, die	Безчестя
unehrlich	нечесний
Unehrlichkeit, die	Нечесність
Uneigennützigkeit, die	Безкорисливість
unempfindlich	нечутливий
unentschlossen	нерішучий
Unerwünschte Arzneimittelwirkungen	Побічні реакції лікарського засобу
Unfall und Verletzung, der/ die	Нещасний випадок і травми
Unfall- und Notfallambulanz, die	Відділення швидкої та невідкладної допомоги
Unfall, der	Нещасний випадок
Unfallchirurgie, die	Невідкладна хірургія
Unfalldeckung, die	Страхування від нещасних випадків

Fachwörterbuch für Pflege- und Gesundheitsberufe Deutsch-Ukrainisch
ISBN: 978-3-96213-490-7

Unfallhergang, der	Обставина нещасного випадку
Unfallopfer, der	Потерпілий від нещасного випадку
Unfallort, der	Місце аварії
Unfallverhütungsvorschriften der Berufsgenossenschaften	Правила попередження нещасних випадків товариства страхувальників
Unfallversicherung, die -en	Страхування від нещасних випадків
Unfallversicherung, gesetzliche, die	Страхування від нещасних випадків, обов'язкове
Unfruchtbarkeit, die	Безпліддя
Ungeduld, der	Нетерпіння
Ungeduld, die	Нетерпіння
ungeduldig	нетерплячий
Ungehorsam, der	Непокора
ungelegen	незручний
ungepflegt	недоглянутий
Ungerechtigkeit, die	Несправедливість
ungeschickt	невправний
Ungestüm, das	Запал
ungesund	нездоровий
ungewöhnlich	нестандартний
Ungleichheit, die -en	Нерівність
Unglück, das	Нещастя
unheilbare Erkrankung, die -en	Невиліковна хвороба
unhöflich	неввічливий
Unisex-Tarife, die	Тарифи для осіб обох статей
Universitätsklinikum, das	Університетська лікарня
unkontrolliertes Urinieren, das	Неконтрольоване сечовипускання
Unmäßigkeit, die	Нестриманість

unordentlich adj.	неохайний
Unordnung, die	Безлад
Unpünktlichkeit, die	Непунктуальність
unregelmäßig	нерегулярний
Unregelmäßiger Stuhlgang, der	Нерегулярні випорожнення
Unreine Haut	Проблемна шкіра
Unruhe, die -n	Неспокій
unruhig	неспокійний
unruhig fühlen, sich	відчувати себе неспокійно
Unruhige Beine, die	Неспокійні ноги
Unschuld, die	Невинність
unschuldig	невинний
unsicher	ненадійний
unsichtbar	невидимий
unsittlich	аморальний
Unsittlichkeit, die	Аморальність
unter	нижчий
unter allen Umständen	за будь-яких обставин
unter der Dusche reinigen, sich	помитися під душем
unter der Haut	підшкірний
unter freiem Himmel schlafen	спати під відкритим небом
Unterarm, der	Передпліччя
Unterarm, der -e	Передпліччя
Unterarmbruch, der	Перелом передпліччя
Unterarmgehstütze	Підлокітні милиці
Unterarmschmerzen, die	Біль у передпліччі
Unterbauch (Unterleib), der	Нижня частина живота
unterbrechen	переривати

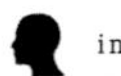
interkulturaverlag.de
Fachwörterbuch für Pflege- und Gesundheitsberufe Deutsch-Ukrainisch
ISBN: 978-3-96213-490-7

unterbringen, sich	розміщуватися
Unterbringungseinrichtung, die	Житлове приміщення
Unterbringungsgesetz (Österreich)	Закон про примусову госпіталізацію (Австрія)
unterdrücken	пригнічувати
untere Aorta abdominalis, die	Нижній відділ черевної аорти
untere Hohlvene, die	Нижня порожниста вена
untere Teil des Bauches, der	Нижня частина живота
Untergewicht : Gewichtsabnahme, das	Дефіцит ваги: схуднення
unterhalten mit, sich	поговорити з
Unterhaltspflicht, die	Обов'язок утримувати
Unterhaltssicherung / USG, die	Забезпечення утримання (непрацездатних)
Unterhaut, die	Внутрішній шар шкіри
Unterkiefer, die	Нижня щелепа
Unterkieferbein (Unterkiefer), das	Нижньощелепна кістка
Unterkühlung, die	Гіпотермія
Unterlage, die	Підкладка
Unterlassungsdelikt, das -e	Злочин, скоєний шляхом бездіяльності
Unterleib, der	Нижня частина живота
Unterleibsschmerzen Frau, die	Біль у нижній частині живота у жінки
Unterleibsschmerzen Mann, die	Біль у нижній частині живота у чоловіка
Unterleibsschmerzen, die	Біль у нижній частині живота
Unterlippe, die	Нижня губа
Unternehmen, das -	Компанія
Unternehmensfinanzierung, die	Корпоративні фінанси
Unternehmensplanung, die -en	Корпоративне планування
Unternehmenspolitik, die	Корпоративна політика

Unterrichtung des Krankenhauspatienten, die	Інформування пацієнта стаціонару
Unterschenkel, der	Гомілка
Unterschenkelfraktur, die	Перелом гомілки
Unterschied aufweisen, den	показати різницю
Unterschiede, die	Різниця
Unterschiedsbinde	Диференційна пов'язка
unterschreiben	підписувати
Unterschrift im Antrag, die	Підпис у заяві
Unterschrift, die -en	Підпис
unterstützen	підтримувати
unterstützen, sich	підтримувати
Unterstützung alter Menschen bei Prävention und Rehabilitation	Підтримка людей похилого віку у профілактиці та реабілітації
Unterstützung bei der Selbstpflege	Підтримка при самодогляді
Unterstützung bei der Tagesgestaltung und selbst organisierte Aktivitäten	Підтримка в організації дня та самоорганізованих заходів
Unterstützung, die -en	Підтримка
untersuchen	обстежити
Untersuchung des Darms, die	Обстеження кишечника
Untersuchung, die -en	Дослідження
Untersuchungseinheit, die -en	Елементарна одиниця
Untersuchungsergebnis, das	Результат обстеження
Untersuchungshaft, die	Тримання під вартою
Untersuchungsmethode, die	Методи обстеження
Untersuchungsmethoden, die	Методи досліжень
Untersuchungsort, der -e	Місце обстеження
Untersuchungspläne, die	Плани обстеження

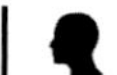
interkulturaverlag.de
Fachwörterbuch für Pflege- und Gesundheitsberufe Deutsch-Ukrainisch
ISBN: 978-3-96213-490-7

Untersuchungsraum, der	Кабінет діагностики
Untersuchungstisch, der	Стіл, на якому лежить обстежуваний пацієнт
Unterversorgung, die	Недостатнє постачання
Unterwäsche, die	Нижня білизна
unterwürfig	покірний
unterzeichnen	підписувати
Unterzucker, der	Гіпоглікемія
Unterzuckerung bei Zuckerkrankheit, die	Гіпоглікемія при цукровому діабеті
Unterzuckerung, die	Гіпоглікемія
untreu adj.	невірний
Untugend, die -en	Недолік
unvermeidlich	неминучий
Unvermögen, das	Нездатність
unverschämt	безсоромний
Unverständnis, das	Нерозуміння
Unverträglichkeit, die	Несумісність
unvorhergesehene	непередбачений
unwillkürlich	мимоволі
unwohl	ніяково
Unwohlsein, das	Нездужання
unwürdig	невартий
unzufrieden	незадоволений
Unzufriedenheit über etwas äußern	Висловлення незадоволення чимось
Unzufriedenheit, die	Незадоволеність
Unzuverlässigkeit, die	Ненадійність
Up-coding, das	Перекодування

Urämie, die	Уремія
Uratmosphäre, die -n	Первинна атмосфера
Urbanisierung, die -en	Урбанізація
Ureter, der	Сечовід
Urheberrecht, das	Авторське право
Urin, das	Сеча
Urinbefund, der	Результати аналізу сечі
Urinbehälter, der	Контейнер для збору сечі
Urinbeutel	Пакет для збирання сечі
Urinflasche, die	Сечоприймач
urinieren	мочитися
Urininkontinenz, die	Нетримання сечі
Urinprobe, die	Аналіз сечі
Urkunden, die	Посвідчення
Urlaubsgeld, das	Відпускні
	Медичне страхування на час відпустки
Urogenitalsystem, das -e	Сечостатева система
Urographie, die	Урографія
Urologe, Urologin, der/die	Лікар-уролог
Urologie, die	Урологія
Urologische Krankheiten	Урологічні захворювання
Urometer, der	Урометр
Ursache unbekannt	Причина невідома
Ursache, die -n	Причина
Ursachenforschung, die -en	Дослідження причин
Urseli, das	Ячмінь
Ursprung, der -(ü) e	Походження
Ursprungsidee, die	Оригінальна ідея

ISBN: 978-3-96213-490-7

Urtikaria, die	Кропив'янка
Utensil, das	Приналежність
Uterus, die	Матка
Uterusexstirpation (Gebärmutterentfernung), die	Екстирпація матки (видалення матки)
Uteruskarzinom, das	Карцинома матки
Uterusmyom, das	Міома матки
Utilitarismus, der	Утилітаризм
Uveitis, die	Увеїт
Vagina, die	Вагіна
Vaginale Blutung, die	Вагінальна кровотеча
Vaginaler Ausfluss, der	Вагінальні виділення
Vaginalinfektionen, die	Вагінальні інфекції
Vaginalkarzinom, das	Карцинома піхви
Vaginalkrebs, der	Рак піхви
Vaginalmykose, die	Вагінальний мікоз
Vaginismus (Scheidenkrampf), der	Вагінізм (кольпоспазм)
Vaginitis, die	Вагініт
Vakuumtherapie	Вакуумна терапія
Vakzin, das	Вакцина
Vakzination, die	Вакцинація
Validation (Pflege)	Валідація (догляд)
Validation, die	Валідація
Valva	Клапан
Varikozele, die	Варикоцеле
Variola, das	Натуральна віспа
Varizellen, die	Вітряна віспа
Varizen, die	Варикозні вузли

Vasektomie, die	Вазектомія
vaskulär	судинний
Vaskuläre Demenz, die	Судинна деменція
Vasodilatation, die	Вазодилатація
Vasokonstriktion, die	Звуження судин
Vaterliebe, die	Батьківська любов
Vatermord, der -e	Батьковбивство
Vaterschaftsnachweis, der	Доказ при встановленні батьківства
Vaterschaftstest, der	Тест на батьківство
Vaterslandliebe, die	Любов до батьківщини
vegetativ	вегетативний
Vegetative Dystonie, die	Вегетосудинна дистонія
Vegetatives Nervensystem, das	Вегетативна нервова система
Vena, die	Вена
Venenentzündung, die	Запалення вен
Veneninsuffizienz, die	Венозна недостатність
Venenschwäche, die	Слабкість вен
Venenstauer	Джгут венозний
Venenthrombose, die	Венозний тромбоз
Venerologie, die	Венерологія
Ventilation, die -en	Вентиляція
Ventilationsverhältnis, das -se	Коефіцієнт вентиляції
Ventrikel, der	Шлуночок
Ventrikeldruck, der	Шлуночковий тиск
Verabreichen von Arzneimitteln	Приймання ліків
Verabreichen von Nahrung	Приймання їжі
verabreichen, sich	вводити (препарат)
verachten	нехтувати

Fachwörterbuch für Pflege- und Gesundheitsberufe Deutsch-Ukrainisch
ISBN: 978-3-96213-490-7

Verachtung, die -en	Презирство
verändern	змінити
Veränderung, die -en	Зміна
Veränderungen der weiblichen Brust gutartig, die	Зміни в жіночих молочних залозах доброякісного характеру
Veränderungsprozesse, die	Процеси змін
verängstigt sein	заляканий
veranlassen	спонукати
veranlassen, sich	давати привід
Veranlassung des Arztes, die	Вказівка лікаря
verantwortlich sein	бути відповідальним
Verantwortlichkeit, die -en	Відповідальність
Verantwortung, die -en	Відповідальність
verantwortungsbewusst	відповідальний
Veranwortung, die -en	Відповідальність
Verarbeitung, die -en	Оброблення
Verarbeitungsprozesse, die	Процеси обробки
verärgert sein	бути роздратованим
verbal	вербальний
Verband (Medizin)	Бинт (медицина)
Verband der privaten Krankenversicherung e.V., der	Асоціація приватних медичних страхових компаній
Verband Forschender Arzneimittelhersteller, der	Асоціація дослідницьких фармацевтичних компаній
Verband, der	Асоціація
Verbandbuch, das	Журнал реєстрації нещасних випадків
Verbände der Krankenkassen, die	Асоціації лікарняних кас
Verbände wechseln, die	змінити асоціації
Verbandklammer	Затискач для бинта

Verbandmittel, das	Перев'язувальні матеріали
Verbandpäckchen	Перев'язувальний пакет
Verbandschrank, der	Аптечка першої медичної допомоги
Verbandskasten, der	Аптечка першої медичної допомоги
Verbandskoffer, der	Валіза для перев'язувального матеріалу
Verbandsmaterial, das	Перев'язувальний матеріал
Verbandstoff, der	Перев'язувальний матеріал
Verbandtuch	Серветка перев'язувальна
Verbandwatte	Медична вата
verbessern, sich	виправлятися
Verbesserungsvorschläge, die	Пропозиції щодо покращення
verbinden, sich	з'єднувати
Verbindungen, die	З'єднання
Verbot, das -e	Заборона
Verbotsirrtum, der -(ü) er	Помилка щодо дозволеності дії
Verbotsvorbehalt, der	Застереження щодо заборони
Verbraucherinformation, die	Інформація для споживачів
Verbraucherleitbild, das -er	Споживча модель
Verbraucherrecht, das -e	Споживче право
Verbraucherschutz und -beratung, der	Захист прав споживачів та консультування
Verbraucherschutz, der	Захист прав споживачів
Verbraucherzentrale, die	Центр консультування споживачів
Verbrechen, das	Злочин
Verbrecher, der -	Злочинець
verbrecherlich	злочинний
Verbreitung, die	Поширення
Verbrennung, die	Опік

Fachwörterbuch für Pflege- und Gesundheitsberufe Deutsch-Ukrainisch
ISBN: 978-3-96213-490-7

Verbrennungen, die	Опіки
Verbrennungsschmerzen, die	Біль від опіку
verbringen	проводити
verdächtig	підозрілий
verdauen	дайджест
verdauen	перетравлювати
Verdauung, die	Травлення
Verdauung, die -en	Травлення
Verdauungsapparat, der -e	Травний апарат
Verdauungsdrüse, die	Травна залоза
Verdauungsorgane, die	Органи травлення
Verdauungsphysiologie, die	Фізіологія травлення
Verdauungsprozesse, die	Процеси травлення
Verdauungssystem, das -e	Травна система
Verdauungstrakt, der -e	Травний тракт
Verderbheit, die	Псування
Verderbnis, die	Зіпсованість
verderbt	зіпсований
Verdienst, das -e	Заслуга
verdienstlich	гідний
Verdienstmöglichkeiten, die	Можливості для заробітку
verdorben	зіпсований
verdorbenen Magen haben, einen	мати зіпсований шлунок
Verdrehung des Hodens, die	Перекрут яєчка
Verdruss, der; -(ü) e	Прикрість
Vererbung, die -en	Спадковість
Verfahren, das	Процедура
Verfallsdatum, das	Термін придатності

Verfassung, die	Емоційний стан
verfließen	протікати (про час)
verfügbar	доступний
Verfügung, die	Розпорядження
verführen	спокушати
Verführer, der-	Спокусник
Vergaberecht, das	Законодавство про державні закупівлі
vergangen	минулий
vergehen	мучитися (від спраги, туги тощо), проходити (про час)
Vergehen und Verbrechen	Провина та злочин
Vergehen, das	Провина, злочин
vergehen, sich	скоїти злочин
vergesslich	забудькуватий
Vergesslichkeit, die	Забудькуватість
Vergesslichkeit, die	Забудькуватість
vergewaltigen	зґвалтувати (жінку)
Vergewaltigung, die	Зґвалтування
Vergiftung, die	Отруєння
Vergiftungszentralen, die	Центри боротьби з отруєннями
Vergleich, der -e	Порівняння
Vergleichprogramm, das	Програма порівняння
Vergnügen, das -	Задоволення
vergrößert	збільшений
Vergütung nichtärztlicher Leistungserbringer, die	Оплата праці постачальників немедичних послуг
Vergütung, die -en	Винагорода, оплата праці
Vergütungssysteme, ambulante, die	Системи оплати праці в амбулаторній практиці

Fachwörterbuch für Pflege- und Gesundheitsberufe Deutsch-Ukrainisch
ISBN: 978-3-96213-490-7

Vergütungssysteme, die	Системи оплати праці
verhalten	стримувати
Verhalten, das -	Поведінка
Verhaltens- und Lebensstile, die	Поведінка та спосіб життя
Verhaltens- und Verhältnisprävention	Поведінкова та ситуаційна профілактика
Verhaltensänderung, die -en	Зміна поведінки
Verhaltensänderungen, die	Зміни поведінки
Verhaltensauffälligkeit, die	Розлад поведінки
Verhaltensbesonderheiten, die	Поведінкові особливості
Verhaltensdimension, die -en	Поведінковий вимір
Verhaltensprävention, die -en	Поведінкова профілактика
Verhaltensstile, die	Поведінкові стилі
Verhaltenstherapie, die -n	Поведінкова терапія
Verhandlungstechnik, die -en	Техніка ведення переговорів
verhasst	ненависний
verhindern	запобігати
Verhinderungspflege (Ersatzpflege), die	Заміщення особи, яка здійснює догляд
Verhinderungspflege, die	Заміщення особи, яка здійснює догляд
Verhornungsstörung der Haut, die	Порушення ороговіння шкіри
Verhütung, die	Профілактика
Verhütungsmittel, das	Протизаплідний засіб
Verjährung, die	Установлений законом строк
Verkauf, der -(ä) e	Продаж
Verkaufsförderung, die -en	Стимулювання збуту
Verkehrsunfall, der; -(ä) e	Дорожньо-транспортна пригода
verkehrt	зворотний

Verkehrtheit, die -en	Збочення
verkrüppelt	покалічений
Verkühlung, die	Застуда
Verladerampe	Завантажувальна рампа
verlängerte Mark, das	Довгастий мозок
verlängertes Rückenmark, das	Довгастий мозок
Verlauf, der	Перебіг
verlaufen, sich	спадати
verlaufend	той, що проходить
verletzte Stelle am Körper, die	Травмована частина тіла
Verletzte, der/die	Поранений
Verletztengeld, das	Допомога у зв'язку з непрацездатністю внаслідок травми
Verletzung an der Wirbelsäule, die	Травма хребетного стовпа
Verletzung, die	Травма
verleumden	обмовляти
verleumderisch	наклепницький
Verleumdung, die -en	Наклеп
verlief	пройшов
Verlobte, die -n	Наречена
Verlobung, die -en	Заручини
Verlorene Lebensjahre	Втрачені роки життя
Verlust der Oberhaut, der	Втрата епідермісу
Verlust Versicherungsschutz, der	Втрата страхового покриття
Verlustrechnung, die	Звіт про збитки
Vermehrter Durst	Підвищена спрага
vermeiden	уникати
Vermeidung, die -en	Уникнення

Fachwörterbuch für Pflege- und Gesundheitsberufe Deutsch-Ukrainisch
ISBN: 978-3-96213-490-7

vermindert	знижений
Verminderte Erwerbsfähigkeit, die	Зменшена працездатність
vermindertes Hörvermögen, das	Зниження слуху
vermissen	сумувати
vermissen, sich	сумувати
Vermögensbildung, die	Нагромадження капіталу
vermutlich	напевно
Vernachlässigung, die	Нехтування
vernarbt	вкритий шрамами
Vernarbung, die	Рубцювання
Vernetzung	Нетворкінг
Vernichtung von Arzneimitteln	Знищення лікарських засобів
vernünftig	розумний, поміркований
Verordnung über die Unfallversicherung (UVV), die	Постанова про страхування від нещасних випадків
Verordnung, die	Постанова
Verpflegung, die	Харчування
Verpflegungsmehraufwendungen (Spesen), die	Додаткові витрати на харчування (витрати)
Verrat, der	Зрада
verraten	зраджувати
Verräter, der -	Зрадник
Verrechnung, die	Розрахунок
Verrechnungsstellen, privatärztliche, die	Приватні медичні розрахункові центри
Verrenkung, die	Вивих
Verrichtungen des täglichen Lebens, die	Повсякденна життєдіяльність
verringerter Antrieb zur Nahrungsaufnahme, der	Зменшення бажання їсти

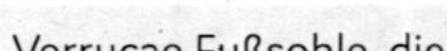

Verrucae Fußsohle, die	Підошовна бородавка
verrückt	божевільний
verrückt adj.	божевільний
Versandhandel, der	Посилкова торгівля
Verschaltung, die -en	Помилкове з'єднання
Verschiebebahnhof, der	Сортувальна станція
verschieden	різний
verschlechtern, sich	погіршуватися
Verschlechterung, die	Погіршення
verschlossen	закритий
verschlucken	проковтнути
verschlucken, sich	захлинутися
Verschluss durch, der	Оклюзія внаслідок
Verschluss, der	Оклюзія
verschnupft	ображений
verschränken, sich	переплітатися
verschreiben	прописувати (ліки)
verschreiben von Medikamenten, das	Виписування рецептів на ліки
Verschreibungspflicht, die	Норми відпуску лікарських засобів
Verschreibungspflichtige Arzneimittel, das	Рецептурні препарати
Verschulden und Haftung	Провина та відповідальність
verschwenderisch	марнотратний
Verschwendung, die -en	Марнотратство
verschwiegen	мовчазний
Verschwiegenheit, die	Мовчазність
verschwinden	зникати

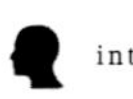

interkulturaverlag.de
Fachwörterbuch für Pflege- und Gesundheitsberufe Deutsch-Ukrainisch
ISBN: 978-3-96213-490-7

verschwommen	розмитий
verschwommene Sehen, das	Нечіткість зору
versetzen	переміщати
Versetzung, die -en	Переведення
Versicherte Person, die	Застрахована особа
Versicherte, der -n	Страхувальник
Versichertenältester, der	Консультант страхувальника
Versichertenkarte, die	Rартка медичного страхування
Versicherter, der	Страхувальник
Versicherung gegen Einmalbeitrag, die	Страхування за єдиним внеском
Versicherung, die -en	Страхування
Versicherungsantrag, der	Заява на страхування
Versicherungsarten, die	Види страхування
Versicherungsaufsichtsgesetz (VAG), das	Закон про страховий нагляд
Versicherungsbeginn, der	Початок страхування
Versicherungsbeitrag, der -(ä) e	Страховий внесок
Versicherungsende, das	Закінчення страхування
Versicherungsfall, der	Страховий випадок
Versicherungsfreiheit in der gesetzlichen Krankenversicherung, die	Звільнення від страхування у загальнообов'язковому державному медичному страхуванні
Versicherungsfreiheit, die	Звільнення від страхування
Versicherungsfremde Leistungen, die	Нестрахові виплати
Versicherungsgesellschaft, die -een	Страхова компанія
Versicherungsjahr, das	Страховий рік
Versicherungskarte, die	Страхова картка

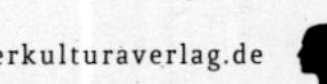

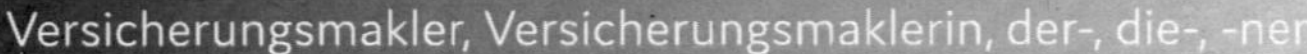

Versicherungsmakler, Versicherungsmaklerin, der-, die-, -nen	Страховий брокер,
Versicherungsmodelle, die	Моделі страхування
Versicherungsnachweis, der	Страховий сертифікат
Versicherungsnummer, die	Страховий номер
Versicherungsökonomik, die -en	Економіка страхування
Versicherungspflicht für Krankenversicherung, die	Обов'язкове медичне страхування
Versicherungspflicht in der GKV, die	Обов'язковість державного медичного страхування
Versicherungspflicht in der PPV, die	Обов'язковість страхування на випадок потреби в сторонньому догляді
Versicherungspflicht Studenten, die	Обов'язкове страхування студентів
Versicherungspflicht, die	Обов'язковість страхування
Versicherungspflicht, die	Обов'язковість страхування
Versicherungspflichtgrenze, die	Рівень зарплати, нижче якого здійснюється обов'язкове медичне страхування
Versicherungsprinzip, das	Принцип страхування
Versicherungsschaden, der -(ä)	Страховий збиток
Versicherungsschein, der	Страховий поліс
Versicherungsschutz, der	Страховий захист
Versicherungssteuer, die	Податок на страхування
Versicherungssumme, die -n	Страхова сума
Versicherungsträger, die	Страховий орган
Versicherungsvereine, die	Страхові об'єднання
Versicherungsverhältnisse, die	Умови страхування
Versicherungsvertrag, der	Договір страхування

ISBN: 978-3-96213-490-7

Versicherungsvertragsgesetz (VVG), das	Закон про договір страхування
Versicherungsvertreter, Versicherungsvertreterin, der-, die-, -nen	Страховий агент
Versicherungswirtschaft, die	Страховий бізнес
Versicherungszweige, die	Страхові філії
versöhnen	примиритися
Versöhnung, die	примиритися
versorgen, sich	забезпечувати себе
versorgt	забезпечений
Versorgung alter Menschen in vernetzten Strukturen	Догляд за людьми похилого віку в мережевих структурах
Versorgung eines Patienten mit flüssigen Stoffen, die direkt in eine Ader geleitet werden, die	Забезпечення пацієнта рідкими речовинами, які вводяться безпосередньо у вену
Versorgung, die -en	Постачання, догляд
Versorgungsalltag, der	Щоденний догляд
Versorgungsangebote, die	Пропозиції щодо догляду
Versorgungsausgleich, der	Компенсація за догляд
Versorgungsbedarf, der	Потреба в догляді
Versorgungsform, die	Форма догляду
Versorgungsforschung, die -en	Дослідження медичного обслуговування
Versorgungsgrad, der	Рівень догляду
Versorgungskonzepte, die	Концепції догляду
Versorgungsprobleme, die	Проблеми з доглядом
Versorgungsprofile, die	Профілі догляду
Versorgungsprozesse, die	Процеси догляду
Versorgungsqualität, die -en	Якість догляду
Versorgungssektoren, die	Сектори догляду

Versorgungssituationen, die	Ситуації з доглядом
Versorgungsstrukturen, die	Структури догляду
Verspannung, die	Напруга
verspotten	знущатися
versprechen	обіцяти
verständigen mit, sich	порозумітися з
Verständigung mithilfe von, die	Взаєморозуміння за допомогою
Verständigung, die	Взаєморозуміння
verstauchen	розтягти (зв'язки)
Verstauchung, die	Розтягнення
Verstehbarkeit, die	Зрозумілість
Verstehens- und Entscheidungsmodell, das -e	Модель розуміння та прийняття рішень
Versteifung, die	Скутість рухів
verstellbares Krankenbett, das	Регульоване лікарняне ліжко
Verstimmung, die	Обурення
verstopft	закладений
Verstopfte Nase, die	Закладеність носа
Verstopfung, die	Запор
Verstorbene, der -n	Небіжчик
verstört	зніяковілий
verstreichen	текти (про час)
versuchen	намагатися
Versuchsplanung, die -en	Планування експерименту
Vertebra, der	Хребець
vertebrale Fraktur, die	Перелом хребців
Verteilung, die -en	Розподіл

Fachwörterbuch für Pflege- und Gesundheitsberufe Deutsch-Ukrainisch
ISBN: 978-3-96213-490-7

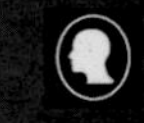

Verteilungs- und Steuerungswirkungen, die	Ефекти розподілу та контролю
Vertiefung, die -en	Поглиблення
Vertigo, die	Запаморочення
Verträge, die	Договори
vertragen, sich	ладнати
verträglich	лагідний
Vertragliche Pflichtverletzung	Порушення договірних зобов'язань
Vertragsänderungen, die	Зміни до договору
Vertragsarzt, der	Лікар, який працює за договором зі страховою компанією
Vertragsarzt/Vertragsärztin, der/die	Лікар, який працює за договором зі страховою компанією
Vertragsärztliche Vergütung, die	Оплата праці лікаря за договором
Vertragsdauer, die	Термін дії договору
Vertragswettbewerb, der	Конкурс на укладання договорів
Vertrauen, das	Довіра
vertrauen, sich	довіряти один одному
vertrauensvoll	довірливий
vertraulich	конфіденційний
Vertraulichkeit, die -en	Конфіденційність
vertraut	втаємничений (у щось)
Vertreter, der	Представник
Vertreterversammlung (VV), die	Збори представників
verursachen	спричиняти
Verursachungsfaktoren, die	Причинні фактори
vervollkommnen, sich	удосконалюватися
Verwachsungen, die	Спайки
Verwaltung, die -en	Управління

Verwaltungsakt, die	Дія адміністрації
Verwaltungskosten, die	Адміністративні витрати
Verwaltungsrat, der	Правління
Verwaltungsverfahren, das -	Адміністративна процедура
Verwandte, die	Родич
verwechseln	переплутати
Verwechslung, die	Плутанина
Verwegenheit, die	Зухвалість
verweigern	відмовляти
Verweildauer, die	Тривалість перебування
Verweis, der -e	Догана
verwirrt	збити з пантелику
verwirrt sein	бути розгубленим
Verwirrung, die	Плутанина
verwünschen	проклинати
Verzeichnis der Anwesenden, das	Список присутніх
verzeihen	вибачати
Verzeihung, die	Пробачення
Verzerrung, die -en	Спотворення
Verzichtserklärung, die	Заява про відмову
verzweifelt	зневірений
verzweifelt adj.	зневірений
Verzweifelung, die -en	Відчай
Vestibularisschwannom, das	Вестибулярна шваннома
Videostroboskopie: Stroboskopie, die	Відеостробоскопія: стробоскопія
vielleicht	можливо
Vielzahl	Безліч

Fachwörterbuch für Pflege- und Gesundheitsberufe Deutsch-Ukrainisch
ISBN: 978-3-96213-490-7

Vier Aspekte einer Nachricht	Чотири аспекти повідомлення
vier Monate	Чотири місяці
vier Monate hindurch	протягом чотирьох місяців
vier und zwanzig-Stunden-Betreuung	Цілодобовий нагляд
Vierteljahr, das -e	Квартал
Viertelstunde, die -n	Чверть години
Vigilanz, die	Пильність
viral	вірусний
Viren, die	Віруси
Virologie, die	Вірусологія
Virulenz, die	Вірулентність
Virus, der	Вірус
Viruserkrankung, die	Вірусне захворювання
Viruzid, das	Противірусне
Visite, die	Лікарський обхід
Viskose, die	Віскоза
Viskosität, die	В'язкість
Visualisierung, die -en	Візуалізація
Visuelle Analogskala	Візуальна аналогова шкала
Visusminderung, die	Зниження гостроти зору
Viszeralchirurgie, die	Черевна хірургія
Vitalität, die	Життєва сила
Vitalwert, der	Показник життєво важливих функцій
Vitalzeichen, die	Життєвий показник
Vitamin	Вітамін
Vitamin-D-Mangel, der	Дефіцит вітаміну D
Vitamin, das	Вітамін

Vitiligo, die	Вітіліго
vivo, in	в природних умовах
Vlieskompresse, die	Флісовий компрес
VOC-Lenkungsabgabe, die	Регулюючий збір за викидами летких органічних сполук
Vogelgrippe, die	Пташиний грип
Vokabular, das	Словниковий запас
Volksgesundheit, die	Громадське здоров'я
Volkskrankheiten, die	Розповсюджені захворювання
Volle Freizügigkeit, die	Повна свобода пересування
Völlegefühl: Blähungen, das	Відчуття важкості (у шлунку): метеоризм
völlig	повний
volljährige	повнолітній
Volljährige, der	Повнолітній
Vollkaskoversicherung, die -en	Страхування каско транспортних засобів
Vollnarkose, die	Загальний наркоз
Vollremission, die	Повна ремісія
Vollstationäre Pflege in der PPV, die	Повне стаціонарне лікування згідно страхування на випадок потреби в догляді
Vollstationäre Pflege, die	Повне стаціонарне лікування
Vollversicherungskosten, die - die	Повна вартість страхування
Volumen, das -	Обсяг
Volumenzunahme, die	Збільшення обсягу
vom Alter abhängig	в залежності від віку
vom Arzt betreuen, sich	під наглядом лікаря
vom Hörensagen	за чутками
Vom Wirkstoff zum Arzneimittel	Від активної речовини до лікарського засобу
Vomitus : Übelkeit, der	Блювота: нудота

Fachwörterbuch für Pflege- und Gesundheitsberufe Deutsch-Ukrainisch
ISBN: 978-3-96213-490-7

Vomitus, der	Блювота
von der Leber frei sprechen	висловлюватися відверто
von einer Grippe ausgelöst	спричинені грипом
von jetzt an	відтепер
von Keimen befreien, sich	позбутися від мікробів
von Krankheitserregern befreien, sich	позбутися хвороботворних мікроорганізмів
von Tag zu Tag	з дня на день
von Zeit zu Zeit	час від часу
vor (unter) meinen Augen	перед моїми очима
vor Christi Geburt, vor Christus	до Різдва Христового
vor einem Jahr	рік тому
Vor- und nachstationäre Krankenhausbehandlung, die	До- та післястаціонарне лікування
Vorabend, der -e	Переддень
Voranfrage, die	Попередній запит
Voraussetzungen für die Rehabilitation	Передумови для реабілітації
Vorbehalte, die	Застереження
vorbeigehen	проходити повз
vorbeugen, sich	попередити
Vorbeugung der Thrombose, die	Профілактика тромбозу
Vorbeugung, die	Профілактика
vorder	передній
Vordere Backenzähne, die	Передні корінні зуби
vordere Seite des Rumpfes bei Mensch und Wirbeltieren	Передня сторона тулуба у людини та хребетних тварин
Vorerkrankung und Ablehnungsdiagnose, die	Супутнє захворювання та діагностика відхилень
Vorerkrankung, die	Супутнє захворювання

Vorfall, der	Випадок
Vorfreude, die -n	Передчуття радості
Vorfußknochen, die	Кістка передплесна
Vorgaben, die	Вимоги
Vorgang, der	Процес
vorgeburtlich	передпологовий
Vorgeburtliche Untersuchung, die	Допологове обстеження
Vorgefühl, das	Передчуття
Vorgeschichte der Krankheit, die	Передісторія захворювання
Vorgesetzte, der/die	Керівник
vorhaben	планувати
Vorhang, der	Завіса
Vorhaut, die	Крайня плоть
Vorhautentzündung, die	Баланіт
Vorhofflattern, das	Тріпотіння передсердь
Vorhofflimmern, das	Миготлива аритмія
vorig	минулий
vorigen Monat	минулого місяця
Vorinvalidität, die	Передінвалідність
vorletzt	передостанній
Vormittag, der -e	Перша половина дня
Vormund, der; -(ü) er	полудень
Vormund, die	Опікун
Vormundschaft, die -en	Опіка та піклування
Vorname, der -n	Ім'я
vornehmen, sich	мати намір
Vorrichtung, die	Пристрій
Vorsatz, der	Намір

Fachwörterbuch für Pflege- und Gesundheitsberufe Deutsch-Ukrainisch
ISBN: 978-3-96213-490-7

Vorschlag, der	Пропозиція
vorschlagen	запропонувати
Vorsicht, die	Обережність
Vorsicht, die	Обережність
vorsichtig	обережний
Vorsorge, die	Передбачливість
Vorsorgebezüge, die	Платня за профілактичне обстеження
Vorsorgehöchstbetrag, der	Максимальна плата за профілактичне обстеження
Vorsorgeleistungen, die	Послуги профілактичного обстеження
Vorsorgepauschale, die	Паушальна сума на соціальне забезпечення
Vorsorgeuntersuchung, die	Профілактичний медичний огляд
Vorsorgeversicherung, die	Попереджувальне страхування
Vorsorgevollmacht, die	Довіреність на медичне обслуговування
vorspringend	видатний
Vorstadium, das	Рання стадія
Vorsteherdrüse, die	Передміхурова залоза
Vorstellung, die -en	Презентація
Vorteile - Private Krankenversicherung, die	Переваги приватного медичного страхування
vorteilhaft	корисний
Vortrag, der	Доповідь
vorübergehender	тимчасовий
Vorwand, der; -(ä) e	Привід
vorwärts gehen	просуватися вперед
vorzeitig	передчасно
vulnerable	вразливий
vulnerable Lebensphase	Вразливий етап життя

Vulva, die	Вульва
Waage, die -n	**Ваги**
Waagenschale, die -n	Чаша для ваг
wach	**бадьорий**
wachen	не спати
Wachkoma	**Апалічний синдром**
Wachkoma, das -s/-ta	Апалічний синдром
wachliegen	**не спати**
Wachsamkeit, die	Пильність
wachsen	**зростати**
Wachstum, das	Зростання
Wachstumsablauf, der	**Процес зростання**
Wachstumshormonmangel, der '	Дефіцит гормону росту
Wachstumsmodelle, die	**Моделі зростання**
Wachstumsphase, die	Фаза росту
Wachstumsschmerzen, die	**Хвороба росту**
Wachstumsstörung, die	Порушення росту
Wachstumsverhalten, das	**Поведінка в умовах зростання**
Wade, die -n	Литка
Wadenbein, das -e	**Малогомілкова кістка**
Wadenkrampf : Muskelkrämpfe, der	Судома литкових м'язів
Wadenmuskel, der	**Литковий м'яз**
Wadenmuskulatur, die	Литковий м'яз
Wadenschmerzen, die	**Біль в литці**
Wadenwickel bei Kindern, der	Компрес на литку для дітей
Wadenwickel, der	**Компрес на литку**
Wagnis, das	Ризикована справа

Fachwörterbuch für Pflege- und Gesundheitsberufe Deutsch-Ukrainisch
ISBN: 978-3-96213-490-7

Wahl des Behandlers, die	Вибір практикуючого лікаря
Wahl des Krankenhauses, die	Вибір лікарні
Wahl, die -en	Вибір
Wahlärztliche Leistungen, die	Вибір медичних послуг
wählen	обирати
Wahlleistung, die	Додаткова послуга
Wahlleistungen im Krankenhaus, die	Додаткові послуги у лікарні
Wahlrecht, das	Право вибору
Wahltarife, die	Додаткові тарифи
Wahn	Манія
während	під час
Wahrheitsverständnis, das -se	Розуміння істини
Wahrnehmung und Beobachtung	Сприйняття та спостереження
Wahrnehmungsfehler, der	Помилка сприйняття
Wahrnehmungsstörung, die	Порушення сприйняття
wahrscheinlich	напевно
Wahrscheinlichkeit, die	Ймовірність
Waise, die -n	Сирота
Waisekind, das -er	Сирота
Wallung, die	Прилив крові
Wandel, der	Зміна
Wange (Kinnbacke, Backe), die -n	Щока
Wange, die -n	Щока
Wangenknochen, die	Вилична кістка
Warme Extremitäten, die	Теплі кінцівки
Wärmekapazitäten, die	Теплові потужності
Wärmekollaps, der	Тепловий колапс

Wärmelehre, die	Теорія теплоти
Wärmeleitung, die -en	Теплопровідність
Wärmetherapie, die	Теплотерапія
Warnschutzhose, die	Штани підвищеної видимості
Warnschutzjacke, die	Куртка підвищеної видимості
Warnschutzkleidung, die	Захисний одяг підвищеної видимості
Warnschutzweste, die	Жилет підвищеної видимості
Warnsignale, die	Попереджувальні сигнали
Warnung, die -en	Попередження
Warnweste, die	Попереджувальний жилет
Wartezeit für die private Krankenversicherung, die	Період очікування для приватного медичного страхування
Wartezeit, die	Час чекання
Wartezimmer, das	Приймальня
Warzen, die	Бородавки
Warzenhof, der -(ö) e	Ареола
Was tun wir mit den Augen?	Що ми робимо з очима?
Waschbecken, das -	Умивальник
Wäschekorb, der	Кошик для білизни
waschen	мити
waschen, , sich	мити
Waschhandschuh, der	Рукавичка для миття
Waschlappen, der	Ганчірка
Waschmaschine, die	Пральна машина
Waschpulver, das	Пральний порошок
Waschschüssel	Таз
Waschtisch, der -e	Умивальник
Wasser im Bauch, das	Вода в животі

ISBN: 978-3-96213-490-7

Wasser im Ohr, das	Вода у вусі
Wasser in den Beinen : Geschwollene Beine	Вода в ногах: набряклі ноги
Wasser- und Salzhaushalt, der	Водно-сольовий баланс
Wasser, das	Вода
Wasser, das	Вода
Wasseransammlung, die	Утримання води
Wasserbehandlung, die	Гідротерапія
Wasserbruch im Hoden, der	Водянка оболонок яєчка
Wassereinlagerung : Wasseransammlung, die	Затримка рідини
Wassereinlagerungen, die	Затримка рідини
Wasserfeuerlöscher, der	Водний вогнегасник
Wasserglas mit automatischer Füllung, das	Стакан для води з автоматичним наповненням
Wasserhahn, der	Водопровідний кран
Wasserharnruhr, die	Дисфункція водно-сечовидільної системи
Wasserhaushalt, der	Водний баланс
Wasserkanne, die -n	Глечик для води
Wassermannsche Blutprobe, die	Аналіз крові RW
Wasserstoffatemtest: der	Dодневий дихальний тест
Wasserstoffperoxid, das	Перекис водню
Wassersucht : Geschwollene Beine, die	Водянка: набряклість ніг
Wassersucht : Wasseransammlung, die	Водянка: скупчення води
Waterlow-Skala	Шкала ватерлоу
Watte, die	Вата
Watteböllchen, die	Ватні кульки
Wattebausch, der	Ватяний тампон

Wattepad, das	Ватний диск
Wattestäbchen, die	Ватна паличка
Watzlawicks Axiome, die	Аксіоми Вацлавіка
WC-Reiniger, der	Засіб для чищення унітазу
WC-Reiniger, der	Засіб для чищення унітазу
WC-Sicherheitsrahmen, die	Каркас безпеки для унітазу
Wechsel der Trachealkanül	Зміна трахеальної канюлі
Wechseljahre (Klimakterium), die	Менопауза (клімакс)
Wechseljahre, die	Менопауза
Wechselkurse, die	Курси валют
Wechseln, das	Зміна
Wechselwirkungen der Organsystem	Взаємодія системи органів
Wechselwirkungen von Arzneimitteln	Взаємодія з іншими лікарськими засобами
Wechselwirkungen, die	Взаємодія
wecken	будити
Wegeunfall, der	Нещасний випадок, що стався дорогою на роботу або з роботи
Weglaufschutzsystem	Система захисту від вибігу
wegmachen	прибирати
Weh, das	Біль. сум
Wehenschreiber: Kardiotokographie, der	Кардіотокограф: кардіотокографія
Wehmut, die	Сум
Wehr- und Zivildienstleistende, die	Військовозобов'язані та особи, які проходять цивільну альтернативну службу
Wehrpflichtige und Zivildienstleistende, die	Військовозобов'язані та особи, які проходять громадські роботи
Weib, das -er	Жінка

Fachwörterbuch für Pflege- und Gesundheitsberufe Deutsch-Ukrainisch
ISBN: 978-3-96213-490-7

weiblich adj.	жіночий
weibliche Brust, die	Жіночі груди
weich	м'який
weich, mollig	м'який, пухкий
Weichteiltumor der Haut, der	Пухлина м'яких тканин
Weichteiltumor gutartig, der	Доброякісна пухлина м'яких тканин
Weihnachtsgeld, das	Різдвяна премія
Weile, die -n	Якийсь час
Weinen, das	Плач
weise	мудрий,
Weisheit, die -en	Мудрість
Weisheitszahn, der	Зуб мудрості
Weiße Flecken auf den Zähnen	Білі плями на зубах
Weißer Hautkrebs, der	Базаліома
Weissfleckenkrankheit, die	Хвороба білих плям
Weite Pupillen	Широкі зіниці
Weiterbildung, ärztliche, die	Медичне підвищення кваліфікації
Weiterbildung, die	Підвищення кваліфікації
Weiterbildungsordnung, die	Положення про підвищення кваліфікації
Weitere Nährstoffe	Інші поживні речовини
Weiterentwicklung, die -en	Подальший розвиток
Weiterleben wie bisher	Продовження життя, як і раніше
Weiterversicherung gesetzliche Krankenversicherung, die	Продовження державного медичного страхування
Weiterversicherung, die	Продовження страхування
weitsichtig	далекоглядний
weitsichtig	далекоглядний
Weitsichtigkeit, die	Далекозорість

Weitung, die	Розширення
Welle, die -n	хвиля
Weltgeltung, die	Світове значення
Weltgesundheitsorganisation, die	Всесвітня організація охорони здоров'я
Wendl-Tubus	Трубка Вендля
wenigstens	принаймні
Werktag, der -e	Робочий день
Werkzeug, das -e	Інструмент
Werkzeug, das -e	Інструмент
Wernicke-Enzephalopathie, die	Енцефалопатія Верніке
Wert feststellen, einen	визначити значення
Wert, der	Значення
Werte in der Altenpflege	Цінності у догляді за людьми похилого вік
Wertigkeit, die -en	Значимість
Wertschätzung, die	Повага
Wertschöpfungsanalyse, die -n	Аналіз створення вартості
Wertumlaufprozess, der -e	Процес кругообігу вартості
Wesen, das	Сутність
Wesensart, die	Склад характеру
Wespengiftallergie, die	Алергія на осину отруту
Wespenstich, der	Укус оси
West-Nil-Fieber, das	Лихоманка Західного Нілу
Wettbewerb in der gesetzlichen Krankenversicherung, der	Конкуренція в обов'язковому медичному страхуванні
Wettbewerb, der -e	Конкуренція
Wettbewerbsmärkte, die	Конкурентні ринки
Wettbewerbsrecht, das	Конкурентне право
Wettbewerbsstärkungsgesetz, das	Закон про посилення конкуренції

ISBN: 978-3-96213-490-7

Wetteifer, der	Дух суперництва
WHO-Konzept, das	Концепція ВООЗ
wichtig	важливий
wichtige Information, die	Важлива інформація
Wichtige rechtliche Hinweise, die	Важлива юридична інформація
Wichtigste, das	Найважливіше
Wickelkommode, die	Столик для сповивання (немовлят)
Wickeln (Kind)	Пеленання (дитяче)
Wickeltasche, die	Пеленальна сумка
Widerrufsrecht und Widerspruchsrechte, das	Право на розірвання договору та право на заперечення
Widerrufsrecht, das	Право на розірвання договору
Widerspruch, der	Заперечення
Widerspruchsrecht, das	Право на заперечення
Widerstandsquellen, die	Джерела опору
Widerwille, der -n	Відраза
wie lange?	Як довго?
wie oft?	Як часто?
wieder aufzubauen, sich	відбудовувати
Wiederaufbau, der	Відбудова
Wiederbelebung, die	Реанімація
Wiedereingliederung, die	Реінтеграція
Wiederherstellung, die	Відновлення
wiederholen, sich	повторюватися
Wiederverschlechterung, die	Екзацербація
wiegen	важити
Wilde Blattern, das	Вітряна віспа
Wille, der	Воля

Willenserklärung, die	Волевиявлення
Willensfreiheit, die	Свобода волі
willig	згодний
Willkür, die	Ввавілля
willkürlich	довільний
Wimper, die -n	Вія
Wimpernseren, das	Сироватки для вій
Wimperntusche, die	Туш для вій
Wimpernzange, die	Щипці для завивки вій
Windel	Підгузок
Windel-Dermatitis	Пелюшковий дерматит
Windel, die -n	Підгузок
Windeldermatitis, die	Пелюшковий дерматит
Windelsoor, der	Пелюшковий кандидоз
Windpocken, die	Вітряна віспа
Winter, der -	Зима
Winterdepression, die	Зимова депресія
Wirbel, der	Хребець
Wirbel, der -	Хребець
Wirbelbruch, der	Перелом хребця
Wirbelgelenkblockaden, die	Блокади хребетних суглобів
Wirbelknochen, der	Хребець
Wirbelkörperfraktur, die	Перелом тіла хребця
Wirbelsäule (Rückrat, das), die -n	Хребет
Wirbelsäule, die -n	Хребет
Wirbelsäulenverkrümmung, die	Викривлення хребта
wirklich	дійсно
Wirkmechanismen, die	Механізми дії

Fachwörterbuch für Pflege- und Gesundheitsberufe Deutsch-Ukrainisch
ISBN: 978-3-96213-490-7

Wirksamkeit, die	Ефективність
Wirksamkeitsforschung, die -en	Дослідження ефективності
Wirksamkeitsnachweise, die	Докази ефективності
Wirkstoff, der	Діюча речовина
Wirkstoffnamen – Arzneimittelnamen	Назви діючих речовин – Назви лікарських засобів
Wirkung, die -en	Ефект
Wirkungsanalyse	Аналіз впливу
Wirkungsforschung, die -en	Дослідження ефективності
Wirkungsketten, die	Ланцюги впливу
Wirkungsweise, die -n	Принцип дії
Wirtschaftlichkeitsgebot, das	Принцип економічної ефективності
Wirtschaftlichkeitsprüfung, die	Перевірка ефективності
Wißbegier, die	Допитливість
wissenschaftliche Wissen, das	Наукові знання
Wissenschaftlichkeitsklausel, die	Положення про науковість
Wissenschaftsparadigma, das	Наукова парадигма
Witwe, die -n	Вдова
Witwer, der -	Вдівець
Woche, die -n	Тиждень
Wochenbettbetreuung, die -en	[illegible]
Wochenbettdepression, die	Післяпологова депресія
Wochenende, das -n	Вихідні дні
wöchentlich	щотижня
Wohlfahrtshilfe, die	Соціальна допомога
Wohlfahrtspflege, die	Благодійна допомога
Wohlfahrtsverband, der	Спілка благодійних організацій
wohlriechend	запашний

wohlriechend	запашний
wohlschmeckend	смачний
Wohlwollen, das	Доброзичливість
wohlwollend	доброзичливо
Wohn- und Betreuungsvertragsgesetz	Закон про житло та закон про договірне надання послуг з догляду
Wohn- und Teilhabegesetz (Nordrhein-Westfalen)	Закон про житло та закон про залученість (Північний Рейн-Вестфалія)
Wohn- und Teilhabegesetz (Sachsen-Anhalt)	Закон про житло та закон про залученість (Саксонія-Ангальт)
Wohn-, Teilhabe- und Pflegegesetz	Закон про житло, закон про залученість та закон про догляд
Wohnberatung strukturell	Структурна консультація з питань житла
Wohnberatung und Wohnungsanpassung	Консультація з питань житла та житлова адаптація
Wohnen im Alter	Життя в похилому віці
Wohnform, die	Тип житла
Wohngruppen in stationären Einrichtungen	Житлові групи в стаціонарних закладах
Wohnheim für junge Erwachsene, das	Гуртожиток для молоді
Wohnort, der -e	Місце проживання
Wohnprobleme und Lösungen	Житлові проблеми та шляхи їх вирішення
Wohnraumberatung, die -en	Консультація з питань житла
Wohnraumgestaltung, die -en	Дизайн житлового приміщення
Wohnstift, der	Резиденція
Wohnstifte/Seniorenresidenzen	Житлові будинки / будинки для людей похилого віку
Wohnumfeld- und Arbeitsplatzanalysen, die	Аналіз житлового середовища та робочого місця
Wohnumfeld, das -er	Житлове середовище

Fachwörterbuch für Pflege- und Gesundheitsberufe Deutsch-Ukrainisch
ISBN: 978-3-96213-490-7

Wohnungsanpassung, die	Адаптація житла
Wohnungstausch	Обмін житлової площі
Wohnungswechsel, der	Зміна місця проживання
Wohnzufriedenheit hält gesund	Задоволеність житлом зберігає здоров'я
Wolff-Parkinson-White-Syndrom (WPW-Syndrom), das	Синдром Вольфа-Паркінсона-Уайта
Wolle, die	Шерсть
wollen	бажати
Wonne, die -n	Насолода
Work-Life-Balance	Баланс між роботою та особистим життям
Wortfindungsstörung, die	Порушення знаходження слів
Wozu dient das?	З якою метою?
Wucherung, die	Розростання
Wuchs, der	Ріст
Wundabstrich: Abstrich, der	Мазок з рани: мазок
Wundauflage oder feuchter Umschlag, die	Пов'язка на рану або волога припарка
Wundausschneidung, die	Висічення рани
Wundbehandlung, die	Лікування ран
Wunddokumentation, die	Документація по пораненням
Wunde behandeln, die	обробити рану
Wunde, die	Рана
wunderlich	дивакуватий
Wundgel, das	Гель для обробки ран
Wundheilung, die	Загоєння ран
Wundheilungsstörungen, die	Порушення процесу регенерації ран
Wundinfektion, die	Ранова інфекція
Wundliegen, das	Пролежні

Wundmanagement, das	Лікування ран
Wundpflaster, das	Пластир раневий
Wundplatte, die	Поверхня рани
Wundprotokoll, das	Протокол лікування рани
Wundrand, der	Край рани
Wundrose, die	Бешиха
Wundsalbe, die	Мазь для лікування ран
Wundschmerzen, die	Біль у рані
Wundschnellverband, der	Швидка перев'язка ран
Wundspüllösung, die	Розчин для зрошення ран
Wundstarrkrampf, der	Правець
Wundumgebung, die	Оточення по краям рани
Wundversorgung, die	Догляд за раной
Wunsch, der; -(ü) e	Бажання
wünschen	бажати
Würde, die -n	Гідність
würdig	шанований
Würdigung, die -en	Визнання
würgen	душити
Würgereflex, der	Глотковий рефлекс
Wurm, der	Хробак, глист
Würmer, die	Хробаки, глисти
Wurmerkrankung, die	Гельмінтоз
Wurmfortsatz, der	Червоподібний відросток
Wurzel, die	Корінь
Wurzelbehandlung, die	Лікування кореня (зуба)
Wurzelheber (Stößel), der	Кореневий елеватор
Wurzelkanal, der	Кореневий канал

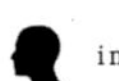
interkulturaverlag.de
Fachwörterbuch für Pflege- und Gesundheitsberufe Deutsch-Ukrainisch
ISBN: 978-3-96213-490-7

Wut, die	Гнів
Wutanfall, der	Приступ сказу
wütend	Порив гніву
X-Beine, die	Х-образні ноги
X-Ray, der	Рентген
Xylit, das	Ксиліт
Yersina pestis-Infektion, die	Інфекція Yersina pestis
Yoga, das/der	Йога
Young Carers	Молоді опікуни
Zahl, die -en	Кількість
Zahlungspflicht, die	Обов'язок здійснити платіж
Zahlungsverzug, der	Прострочення платежу
Zahlungsweise, die	Вид оплати
Zahn, der; (ä) e	Зуб
Zahnarzt, Zahnärztin, der/die	Стоматолог
Zahnarztbesuch, der -e	Візит до стоматолога
Zahnärzte-Zulassungsverordnung, die	Постанова про ліцензування стоматологічної практики
Zahnärzte, die	Стоматологи
Zahnarztgerät, das	Стоматологічний інструмент
Zahnarzthelfer, der	Асистент стоматолога
Zahnarztkosten	Стоматологічні витрати
zahnärztlich	Стоматологічний
Zahnärztliche Behandlung, die	Стоматологічне лікування зубів
zahnärztliche Betreuung	Стоматологічна допомога
Zahnärztliche Leistungen, die	Стоматологічні послуги
Zahnärztliche Versorgung, die	Стоматологічна допомога
Zahnarztregister, das	Реєстр стоматологів

Zahnausfall, der	Випадіння зубів
Zahnbehandlung, die	Лікування зубів
Zahnbein, das	Дентин (зуба)
Zahnbelag, der	Зубний наліт
Zahnbürste, die -n	Зубна щітка
Zahnchirurg, der	Хірург-стоматолог
Zahncreme, die	Зубна паста
Zahncreme, die -s	Зубна паста
Zähne, die	Зуби
zähnefletschend	що оскалив зуби
Zähneklappern, das	Скреготіння зубами
Zähneknirschen, das	Шліфування зубів
zahnen	робити зубці
Zahnen, das	Прорізування зубів
Zähneputzen, das	Чищення зубів
Zähneputzen, das	Чищення зубів
Zahnerkrankung, die	Захворювання зубів
Zahnersatz - Härtefallregelung, die	Програма зубопротезування в екстреному порядку
Zahnersatz Bonusregelung, die	Бонусна програма зубопротезування
Zahnersatz, der	Зубний протез
Zähneziehen, das	Видалення зубів
Zahnfäule, die	Карієс
Zahnfleisch, das	Ясна
Zahnfleischbehandlung, die	Лікування ясен
Zahnfleischbluten, das	Кровоточивість ясен
Zahnfleischentzündung, die	Запалення ясен
Zahnfüllung, die	Пломбування зубів

Fachwörterbuch für Pflege- und Gesundheitsberufe Deutsch-Ukrainisch
ISBN: 978-3-96213-490-7

Zahngesundheit, die	Здоров'я зубів
Zahngrösse, die	Розмір зуба
Zahnhals, der	Шийка зуба
Zahnheilkunde, die	Стоматологія
Zahnhygiene, die	Гігієна порожнини рота
Zahnklinik, die	Стоматологічна клініка
Zahnkranz, die	Коронка на зуб
Zahnkronen, die	Зубні коронки
Zahnlaborkosten, die	Витрати на зуботехнічну лабораторію
Zahnlaut, der	Зубний звук
Zahnleistung, die	Стоматологічна послуга
zahnlos (Adj.)	беззубий
Zahnlosigkeit, die	Беззубість
Zahnlücke, die	Проміжок між зубами
Zahnmedizin, die	Стоматологія
Zahnmediziner, der	Стоматолог
zahnmedizinisch (Adj.)	стоматологічний
Zahnpasta, die	Зубна паста
Zahnpastatube, die	Тюбик зубної пасти
Zahnpaste, die -n	Зубна паста
Zahnpflege, die	Догляд за зубами
Zahnplombe, die	Зубна пломба
Zahnprophylaxe, die	Профілактика зубів
Zahnprothese, die	Зубний протез
Zahnrad, das	Зубчасте колесо
Zahnreinigungsinstrumente, die	Інструменти для чищення зубів
Zahnring, der	Зубчасте кільце
Zahnschäden, die	Пошкодження зубів

Zahnschmerz, der	Зубний біль
Zahnseide, die	**Зубна нитка**
Zahnseidenhalter, der	Тримач для зубної нитки
Zahnspange, die	**Брекети**
Zahnstaffel, die	Стоматологічна шкала
Zahnstatus, der	**Стан зубів**
Zahnstein, der	Зубний камінь
Zahnsteinentfernung, die	**Видалення зубного каменю**
Zahnstellung, die	Розташування зубів
Zahnstocher, der	**Зубочистка**
Zahnstumpf, der	Культя зуба
Zahntechnik, die	**Техніка для зубного протезування**
Zahntechniker, der	Зубний технік
Zahntechnische Leistungen, die	**Стоматологічні технічні послуги**
Zahntumor	Зубна пухлина
Zahnung, die	**Прорізування зубів**
Zahnuntersuchung, die	Стоматологічне обстеження
Zahnverschiebung, die	**Зміщення зубів**
Zahnversicherung, die	Стоматологічне страхування
Zahnvorsorge, die	**Стоматологічна допомога**
Zahnwechsel, der -	Зміна зубів
Zahnweh : Zahnschmerzen, das	**Зубний біль**
Zahnwurzel, die	Корінь зуба
Zahnwurzelentzündungen, die	**Запалення кореня зуба**
Zahnzement, der	Цемент зуба
Zahnzyste, die	**Кіста зуба**
Zange, die	Плоскогубці
Zank, der	**Сварка**

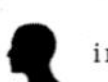

interkulturaverlag.de
Fachwörterbuch für Pflege- und Gesundheitsberufe Deutsch-Ukrainisch
ISBN: 978-3-96213-490-7

zanken, sich	лаятися
Zäpfchen, das -	Язичок
Zäpfchen, die	Язичок
zartfühlend	ніжний
Zartgefühl, das	Чуйність
zärtlich	ніжний
Zärtlichkeit, die -en	Ніжність
Zeckenbiss-Fieber, das	Кліщова лихоманка
Zedent, das	Цедент
Zeh, der -en	Палець на нозі
Zeh, großer	Великий палець на нозі
Zehenknochen, die	Кістка пальця ноги
Zehennagel, der	Ніготь на нозі
Zeichen, das -	Знак
Zeichentheorie, die	Теорія знаків
Zeigefinger, der	Вказівний палець
Zeigefinger, der -	Вказівний палець
Zeit verbringen	проводити час
Zeit vertreiben	коротати час
Zeit, die -en	Час
Zeitalter, das -e	Вік
Zeitgenosse, der -n	Сучасник
zeitliche Aufwand, der	Витрати часу
Zeitrahmen, der -	Часова рамка
Zeitspanne, die	Проміжок часу
Zeittarif, der	Погодинний тариф
Zell- und Gewebelehre, die	Теорія клітин і тканин
Zell- und Organfunktion, die -en	Функція клітин та органів

Zellabstrich: Abstrich, der	Мазок
Zellbiologie, die	Клітинна біологія
Zelldiskriminierung, die -en	Дискримінація клітин
Zelldynamik, die	Клітинна динаміка
Zelle, die -n	Клітина
Zellerkennung, die -en	Розпізнавання клітин
Zellkern, der	Ядро клітини
Zellkultur, die	Культура клітин
Zelllehre, die	Клітинна теорія
Zelllinien, die	Клітинні лінії
Zellmembran, die	Клітинна мембрана
Zelloberfläche, die -n	Клітинна поверхня
Zellorganellen, die	Клітинні органели
Zellphysiologie, die	Фізіологія клітини
Zellproliferation, die	Проліферація клітин
Zellteilung, die -en	Поділ клітин
Zelltherapie, die	Клітинна терапія
zelluläre Kompartimente, die	Клітинні відсіки
zelluläre Neurobiologie, die	Клітинна нейробіологія
Zellulartherapeutika, die	Клітинна терапія
Zellzyklus, der -en	Клітинний цикл
Zentimeter, der - (cm)	Сантиметр
Zentner, der - (50 kg)	Центнер
zentral	центральний
zentrale Einrichtung, die	Центральний орган
Zentrale Instrumente, die	Центральні інструменти
Zentrale Konzepte, die	Центральні концепції
Zentrale Venenkatheter (ZVK)	Центральний венозний катетер

Fachwörterbuch für Pflege- und Gesundheitsberufe Deutsch-Ukrainisch
ISBN: 978-3-96213-490-7

Zentrales Nervensystem, das	Центральна нервова система
Zentralinstitut für die kassenärztliche Versorgung, das	Центральний інститут медичної допомоги лікарів лікарняних кас
Zentren, die	Центри
Zentrum für Qualität in der Pflege	Центр якості сфери догляду
zerebral	церебральний
Zerebralparese, die -n	Дитячий церебральний параліч
Zerrung, die	Розтяг
zerstreut	неуважний
Zerstreutheit : Aufmerksamkeitsstörung, die	Неуважність: порушення уваги
Zerstreutheit, die	Розсіяність, неуважність
Zertifizierung, die -en	Сертифікація
Zervikalstütze, die	Шина-комір
Zervikalsyndrom : Nackenschmerzen, das	Шийний синдром : Біль у шиї
Zervix, die	Шийка матки
Zervixabstrich, der	Мазок з шийки матки
Zervixkarzinom, das	Рак шийки матки
Zervixschleimprobe, die	Аналіз слизу з шийки матки
Ziehen im Hoden, das	Тягнучі відчуття в яєчках
Ziehen im Unterleib, das	Тягнучі відчуття в області живота
Ziehen in der Brust, das	Тягнучі відчуття в грудній клітці
Ziehen in der Leiste, das	Тягнучі відчуття в паху
Ziehen spüren, ein	відчувати тягу
ziehen, sich	тягне
Ziel, das	Мета
Ziel, das -e	Мета
Ziele der Rehabilitation	Цілі реабілітації

Ziele von Beschäftigungsangeboten	Цілі пропозицій щодо працевлаштування
Zielfindung, die -en	Постановка цілей
Zielgruppe einer - Private Krankenversicherung, die	Цільова група приватного медичного страхування
Zielgruppen, die	Цільові групи
Zielgruppenspezifische Prävention, die -en	Профілактика, орієнтована на цільові групи
zielorientiert	цілеспрямований
Zielorientierte Planung, die	Планування, орієнтоване на досягнення цілей
Zielorientiertes Management, das	Управління, орієнтоване на цілі
Zielsetzung, die -en	Постановка цілей
Ziererei, die	Манірність
Zigarettenkonsum, der	Вживання сигарет
Zilien, die	Вії
Zimmer, das	Кімната
Zinsrechnung, die	Нарахування відсотків
Zinssatz, der -(ä) e	Відсоткова ставка
Zirbeldrüse, die	Шишковидна залоза
Zirkumzision, die	Обрізання
Zirrhose, die	Цироз
Zittern, das	Тремтіння
zitternd vor Angst	тремтячи від страху
Zivilisationserkrankungen, die	Хвороби цивілізації
Zivilrecht, das	Цивільне право
ZNS-Lymphome, die	Лімфоми ЦНС
zögern	вагатись
Zöliakie, die	Целіакія

ISBN: 978-3-96213-490-7

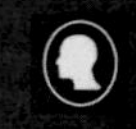

Zonen, die	Зони
Zorn, der	Гнів
zornig	сердитий
Zoster, der	Оперізувальний лишай
zu Bett gehen	лягати спати
zu gleicher Zeit	у той же час
zu rechter Zeit	в потрібний час
zu ungelegener Zeit	у непідходящий момент
Zucker im Urin (Glukosurie)	Цукор у сечі (глюкозурія)
Zucker, der	Цукор
Zuckerbelastungstest, der	Глюкозотолерантний тест
Zuckerbestimmung, die	Визначення вмісту цукру
Zuckergehalt des Blutes, das	Вміст цукру в крові
Zuckergehalt, das	Вміст цукру
Zuckerkrank	Цукрова хвороба
Zuckerkrankheit Typ 1, die	Цукровий діабет 1 типу
Zuckerkrankheit, die	Цукровий діабет
Zuckerprobe, die	Глюкотест
Zuckungen : Krampfanfall, die	Посмикування: судомні напади
Zuckungen im Arm, die	Посмикування в руці
Zuckungen im Bein, die	Посмикування в нозі
zudecken, sich	укриватися
zudringlich	нав'язливий
Zufall, der; -(ä) e	Випадок
zufällig	випадковий
Zufallsfehler, die	Випадкова похибка
zufrieden	задоволений
zufrieden sein	бути задоволеним

Zufriedenheit, die	Задоволеність
Zufuhrempfehlungen, die	Рекомендації щодо годівлі
Zugang und Umgang mit Arzneimitteln	Доступ до лікарських засобів та їх використання
Zugangsweg, der -e	Під'їзний шлях
Zugangswege, die	Шляхи під'їзду
Zugelassene Krankenhäuser, die	Затверджені лікарні
Zuhause, das	Оселя
zuheilen, sich	зцілити
Zukunft, die	Майбутнє
zukünftig	майбутній
Zukunftspläne, die	Плани на майбутнє
Zukunftssicherung, die	Забезпечення майбутнього
Zulassung von Arzneimitteln, die	Дозвіл на реалізацію лікарських засобів
Zulassung zur vertragsärztlichen Tätigkeit, die	Дозвіл на право займатися лікарською практикою
Zulassung, die	Дозвіл
Zulassungsausschuss, der	Ліцензійний комітет
Zulassungsbeschränkungen, die	Обмеження доступу
Zulassungsbezirk, der	Реєстраційний округ
Zulassungsordnung, die	Положення про допуск
Zulassungssperre, die	Заборона на в'їзд
Zulassungsverordnung für Vertragsärzte, die	Постанова про ліцензування лікарів, які працюють за договором із медичною страховою компанією
Zulassungsverordnung für Vertragszahnärzte, die	Постанова про ліцензування стоматологів, які працюють за договором із медичною страховою компанією
Zulassungsverordnung, die	Положення про допуск, положення про реєстрацію
Zuneigung (zu), die	Схильність (до)

Fachwörterbuch für Pflege- und Gesundheitsberufe Deutsch-Ukrainisch
ISBN: 978-3-96213-490-7

Zunge, die -n	Язик
Zungenbelag, der	Наліт на язиці
Zungenbrennen, das	Глосит
Zungenkrebs, der	Рак язика
Zungenschwellung, die	Набряк язика
Zungenspatel, der	Шпатель для язика
zur Zeit Napoleons	за часів Наполеона
zurechtfinden, sich	розбиратися
zurechtkommen mit	впоратися з
zurückhalten	стримувати
zurückhaltend	стриманий
Zurückhaltung, die	Стриманість
zurückzuführen sein, auf etwas	відбуватися через
zurückzuhalten, sich	утримуватися
Zusammenhangsanalyse, die -n	Контекстний аналіз
zusammenrollen	згортати (трубкою)
zusammensetzen	скласти
Zusammensetzung, die -en	склад, структура
Zusammenziehung, die	Підведення підсумків
Zusatzbeitrag, der -(ä) e	Додатковий внесок
Zusatzbezeichnungen im Überblick, die	Короткий огляд додаткових позначень
Zusatzinformation, die	Додаткова інформація
Zusatzleistungen bei besonderem Pflegebedarf, die	Додаткові послуги за особливі потреби у догляді
zusätzlich	додатковий
Zusätzlicher Beitragssatz, der	Додатковий тариф страхового внеску
Zusatzstoffe, die	Добавки

Zusatzverkäufe, die	Додаткові продажі
Zusatzversicherung kündigen, die	розірвати договір додаткового страхування
Zusatzversicherung, die	Додаткове страхування
Zusatzweiterbildung, die	Додаткове навчання
Zuschlagsdiagnose, die	Діагностика за додаткову плату
Zuschreibung zu den Alterungsrückstellungen, die	Дооцінка відрахувань до пенсійного резервного фонду
Zustand, der	Стан
Zuständige Krankenkasse, die	Відповідальна каса медичного страхування
zuständige staatliche Stelle, die	Компетентний державний орган
Zustimmung, die	Згода
zuverlässig	надійний
Zuverlässigkeit, die	Надійність
Zuzahlung, die	Доплата
Zuzahlungen zu Krankenkassenleistungen, die	Доплати за медичне страхування
Zuzahlungsbefreiung, die	Звільнення від доплат
zuziehen, sich	підхопити (хворобу)
Zuzügler, der	Приїжджий
zuzüglich	включно
Zwang, der	Примус
Zwangsstörung, die	Обсесивно-компульсивний розлад
Zweck, der -e	Призначення
Zwei-Klassen-Medizin, die	Ліки двох класів
Zweibettzimmer mit Privatarzt, das	Двомісна палата з приватним лікарем
Zweifel, der	Сумнів
Zweigpraxis, die	Галузева практика

Fachwörterbuch für Pflege- und Gesundheitsberufe Deutsch-Ukrainisch
ISBN: 978-3-96213-490-7